쏙쏙 들어오는

# 산 염기와 전해질 강의

군자출판사

# 쏙쏙 들어오는 산 염기와 전해질 강의

첫째판 1쇄 인쇄 | 2008년 7월 20일
첫째판 1쇄 발행 | 2008년 7월 25일
첫째판 2쇄 발행 | 2016년 9월 10일
첫째판 3쇄 발행 | 2019년 2월 26일

지 은 이 이현
발 행 인 장주연
편집디자인 김성아
표지디자인 이지선
발 행 처 군자출판사(주)
등 록 등록 제 4-139호(1991. 6. 24)
본사 (10881) **파주출판단지** 경기도 파주시 회동길 338(서패동 474-1)
전화 (031) 943-1888 팩스 (031) 955-9545
홈페이지 | www.koonja.co.kr



ISBN 978-89-6278-005-5

정가 25,000원

# 머리말

내과학을 공부하는 일은 마치 무라카미 하루끼의 단편 소설 제목인 "4월의 어느 해맑은 아침, 100퍼센트의 여자아이를 만나는 일" 같았습니다. 의과대학 2학년에 처음 산 빨간색 표지의 Harrison's internal medicine 15판은 얼마나 멋져 보였는지 모릅니다. 누군가의 심장 소리를 듣는 일과 호흡음을 듣는 일은 낭만적이기까지 했습니다. 하지만 내과학을 공부하는 일은 퍽이나 쉽지 않았고, 소설의 첫 문장, "4월의 어느 아침, 나는 하라주쿠의 뒤안길에서 100퍼센트의 여자아이와 엇갈린다." 에서와 같이 엇갈려 누군가를 짝사랑하는 애 태우는 심정이었습니다.

내과학 중에서도 신장학을 공부하는 일은 매우 어려운 일이었습니다. ABGA 뿐만 아니라 전해질 장애의 알고리즘들은 왜 이렇게 이해하기가 어려웠는지 모릅니다. 내가 이해하지 못하고 어려워 했던 부분들을 하나씩 해결하고 정리하다 보니 이렇게 작은 책 한 권이 나오게 되었습니다. 나는 신장내과전문의가 아닐 뿐 아니라 내과 전문의도 아닌 일반의입니다. 따라서 제가 저술한 이 책은 신장학 공부에 어려움을 느끼고 있는 의대생과 인턴선생님들이 주된 대상입니다. 그러나 신장학의 기초가 약해 공부를 다시 시작해야 하는 내과 전공의 선생님께도 일부 도움이 될 수 있었으면 합니다. 책의 일부가 된 초고는 현재 인턴인 제 후배들이 의과대학 2학년 때 신장학 참고서로 사용했었고, 책의 많은 내용들은 인터넷 블로그에 기재하여 이해하기 쉽다는 호응을 얻었습니다. 따라서 기초가 부족한 학생들에게 많은 도움이 될 것으로 생각됩니다.

책은 두 편으로 나누어져 있습니다. 첫 편에서는 산염기 평형의 장애를 다루며, 둘째 편에서는 전해질의 평형의 장애를 다룹니다. 책은 중요한 개념을 설명하고 요약을 한 후에, 문제풀이를 첨가하여 여러분들의 이해를 쉽게 하였습니다. 또한 평소에 많은 학생들이 궁금해 하는 내용들을 책 길목에 "더 알고 싶은 사람만!" 이라는 내용으로 정리하였으니 많은 도움이 되었으면 합니다.

이 글을 빌려 책을 출판하는데 도움을 주신 장주연 사장님과 박현숙 과장님께 많은 감사를 드리며, 수 차례의 번거로운 퇴고를 기꺼이 해 준 김성아, 김영선씨께 미안함과 고마움을 전하고 싶습니다

또한 본과 3학년 겨울에 어머니께서 돌아가셔서 참으로 어려웠을 때 도움을 주셨던 문성중 선생님과 안준호 선생님 내외분, 주현자 선생님께 그리고 어려운 시절을 잘 넘겨준 지혜와 아버지께 감사함을 전합니다. 그리고 지난해 겨울 내 아내가 되어 준 고운 사람 지미숙에게 사랑하는 마음을 전합니다. 마지막으로 이 책을 세상에서 가장 사랑하는 어머니께 바칩니다.

2008년 6월 1일

이현

전북대학교 의과대학 졸업
서울아산병원 인턴과정 수료
현재 육군훈련소 군의관

# 추천사

처음으로 신장 내과의 복잡한 문제들을 접하는 학생들은 상당히 고민이 많을 것이다. 시험까지 시간이 촉박한 상황 속에서 얼마나 이해를 하고 이 학문을 넘길 수 있을까에 대해 고민하다가 결국 무작정 족보를 외우고 시험을 통과하는 사람들도 꽤나 많을 것으로 생각된다.

그나마 다행인 것은 같은 고민을 먼저 한 선배들이 자신들의 고민을 그대로 겪을 후배들을 위해 그 당시에는 그냥 지나쳐야만 했던 것들에 대해서 고민하고 여러 저명한 책자들을 공부해서 그 분야에 개념조차 잡히지 않는 사람들이 읽어도 편안하게 읽어나갈 수 있도록 만든 이런 책들이 하나 둘씩 늘어간다는 점이다.

이 책은 신장내과의 어려운 전공 서적이 아니다. 오히려 가장 기본적인 질문에서부터 출발하는 기본서이다. 하지만 결코 내용이 가볍지는 않다. 외국의 유명한 책들과 저명한 잡지의 리뷰 저널 등에서 다룬 심화된 내용들까지도 일부 설명하고 있다. 또한, 교과서에서 나올법한 어려운 말들을 쉬운 언어로 논리적으로 표현해 내고 있다. 독자들은 여기서 저자의 무수한 노력과 깊이 있는 이해를 충분히 느낄 수 있을 것이며, 이것이 이 책의 가장 큰 장점이라 하겠다. 이 책은 학문을 이제 막 시작하는 의과 대학 학생들에게는 의학의 재미를, 그리고 원숙함이 묻어나는 임상 의사들에게는 재창조의 원천을 제공해줄 것으로 확신한다.

산, 염기, 전해질 등 복잡한 내용들에 대한 자세한 사실들이 궁금해서 밤잠을 설쳐가며 여러 외국의 책들을 보던 때가 있었다. 참 좋은 국내 정리서적이 있었으면 좋겠다고 얼마나 많이 생각했는지 모른다. 물론 이 책이 완벽할 수는 없겠지만, 어려운 내용을 공부하는데 있어 든든한 초석이 되리라 확신한다. 이런 좋은 책들을 바탕으로 우리나라의 여러 좋은 서적들이 더 많이 나오길 기대한다.

마지막으로 항상 열정적이며, 의학도로서 모범적인 모습을 보여준 이현 선생님의 노고에 박수를 보내는 바이다.

전북대학교 병원
인턴 정재석

# 목차

## *part 1*
## 산 염기 평형의 장애



## *part 2*
## 전해질 장애

# part 1
# 산 염기 평형의 장애

# 산염기 평형의 장애를 시작하기 전에

의과대학 2학년 1쿼터 진단학 시험은 유난히 힘들었던 기억이 납니다. 진단학은 호흡기, 심혈관, 신장 내과의 노교수님 세분께서 번갈아가며 임상 총론에 대해 강의를 하셨는데 하루 종일 도서관에서 공부를 해도 이해할 수 없는 내용들 뿐이었습니다. 그 중에서도 으뜸이었던 내용은 심혈관 내과의 murmur와 신장 내과의 산 염기의 장애였는데, 공부하는 내내 '아! 이해할 수 없다. 휴학을 할까?' 라는 회의감까지 들기도 했습니다. 결국 족보와 답만 외우는 무리에 끼어 "마법의 공식" 과 "Metabolic acidosis 의 보상 공식" 만을 외우고 시험장에 들어가 겨우 재시험을 면했던 기억이 납니다. 부끄러운 이야기이지만 그 때 친구들과 외웠던 마법의 공식은 "Modified Henderson equation" 이었답니다.

2학년 방학 기간을 이용해서 기초부터 천천히 공부를 한 후에 깨달은 것은 산염기 평형의 장애를 공부하기 위해 암기해야 할 공식이 고등학교 1학년 때 외워야 했던 수학공식의 절반도 되지 않는다는 것과 신장의 구조와 기능을 이해한다면 그다지 어렵지 않게 공부할 수 있다는 것이었습니다. 하지만 잘 이해하지 못했던 "$K^+$과 산염기 평형의 장애와의 관계" 등은 여러 책을 찾아 공부한 다음에야 정리할 수 있었습니다.

아직도 산염기 평형의 장애를 이해하기 쉽게 정리한 책은 좀처럼 찾기 어려워 많은 의과대학 학생들이 족보와 답만 외우고 시험을 치루고 있습니다. 이 책의 산염기 평형의 장애편은 학생들 입장에서 이해하기 힘들어하는 내용들을 쉽게 설명했기 때문에, 여러분들이 공부를 하다 헤매는 부분에서 좋은 길잡이가 될 수 있을 것입니다.

# 제 1 장
# Nephron physiology

신장의 기본 단위인 nephron은 왜 "U"자 모양의 고리(loop)를 가진 독특한 구조로 되어 있을까요? 그것은 바로 소변을 만들고 산 염기의 평형을 조절하기 위해서 입니다. 대부분의 책에서 nephron을 복잡하게 proximal tubule, Henle' s loop, distal convoluted tubule, collecting duct로 나누어 설명하는 것은 소변을 만들고, 산 염기를 조절하기 위해 이네들이 서로 다른 기능을 가지고 있기 때문입니다.

단순히 신장이 다음의 2가지 기능을 통해서 산염기를 조절할 수 있다는 개념만 가지고 있어도, 산염기의 장애를 공부 하는데 전혀 어려움을 느끼지 않을 것입니다.

- Proximal tubule에서는 $HCO_3^-$의 재흡수가 일어난다.
- Collecting duct에서는 $H^+$의 secretion이 일어난다.

하지만 구조를 알면 기능을 이해하는데 큰 도움이 되기 때문에 산염기 장애를 본격적으로 공부하기 전에 nephron physiology에 대해 간단히 살펴보도록 하겠습니다. Nephron의 세부구조와 그 기능에 대해 잘 알아둔다면 여러분들이 가장 어려워하는 이뇨제와 신세뇨관 질환을 이해하는데도 큰 도움을 줄 것입니다.

조금 생소하겠지만 다른 책에서와는 다르게 **nephron의 기능을 설명하면서, 각 부위에 작용하는 이뇨제와 각 부위에 발생할 수 있는 질병을 함께 설명**했습니다. 이뇨제와 질병까지 공부하기 어렵다면 우선 nephron의 기능만 먼저 살펴보고 넘어가도 됩니다.

# 1. Proximal tubule

Glomerulus를 여과한 물질들이 가장 먼저 지나는 부위가 proximal tubule입니다. Proximal tubule은 glomerulous를 통과한 **대다수의 물질을 재흡수**하는 부분입니다. 이런 기능이 존재하는 것은 신장이 필요 없는 물질만 버리는 것이 아니라, 몽땅 다 버렸다가 필요한 것들을 다시 줍기 때문입니다. 흡수하는 물질들을 살펴보면 아래과 같습니다.

- Glucose, amino acid(영양소)
- Sodium($Na^+$), bicarbonate(중탄산염)
- Citrate, phosphorus, uric acid

또한 산 염기 대사에 매우 중요한 염기인 **ammonia의 생성**이 proximal tubule에서 일어납니다.

위에서 언급한 proximal tubule의 여러 가지 기능 중에 산 염기의 장애에 중요한 기능은 **bicarbonate의 재흡수와 ammonia의 생성**입니다. 이 기능들을 그림 1-1과 그림 1-2를 통해 자세히 알아봅시다.

## 1) Bicarbonate의 재흡수

그림 1-1은 proximal tubule 의 세포를 간략하게 그린 그림입니다. Lumen은 소변이 되는 부분이고 apical side라

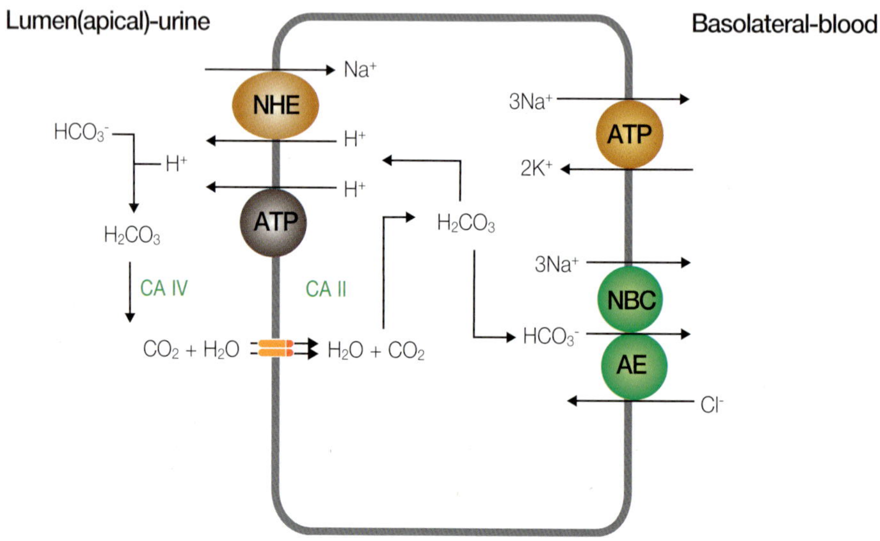


그림 1-1. Proximal tubule에서 일어나는 bicarbonate($HCO_3^-$)의 재흡수 과정

고도 합니다. 반대쪽은 basolateral side라고 하는데 모세혈관 쪽입니다. Lumen으로 분비되는 물질들은 소변으로 배설이 되는 반면, basolateral 쪽으로 흡수되는 물질들은 모세혈관을 통해 우리몸으로 흡수가 됩니다.

그림 1-1은 proximal tubule에서 일어나는 $Na^+$재흡수와 $HCO_3^-$재흡수를 묘사하고 있습니다. 각각의 pump의 약자는 NHE($Na^+/H^+$ exchanger), NBC($Na^+$/Bicarbonate exchanger), AE(ainon exchanger)입니다. 특별히 이들 pump를 외울 필요는 없습니다.

그러나 효소 하나는 알아둡시다. CA라고 표시되어 있는 효소는 carbonyl anhydrase의 약자인데, $H_2CO_3$를 분해해서 $HCO_3^-$를 재흡수하는 역할을 합니다. 이효소를 억제하는 이뇨제가 **acetazolamide(type II renal tubular acidosis를 일으킬 수 있음)**입니다. 또한 proximal tubule이 기능을 하지 못하여 발생하는 질환에는 **Fanconi' s syndrome(type II renal tubular acidosis 포함)**이 있습니다. 자세한 내용은 8장 신세뇨관 질환과 산 염기 장애에서 공부하도록 하겠습니다.

## 2) Ammonia 생산

그림 1-2 는 proximal tubule의 ammoniagenesis를 나타내고 있습니다. Collecting duct에서 $H^+$를 ammonium($NH_4Cl$)으로 분비하기 위해서는 proximal tubule에서 ammonia($NH_3$)를 생산해서 공급해주어야 합니다. 자세한 과정은 생략하고 glutamine을 분해해서 만든다는 것만 알아둡시다.

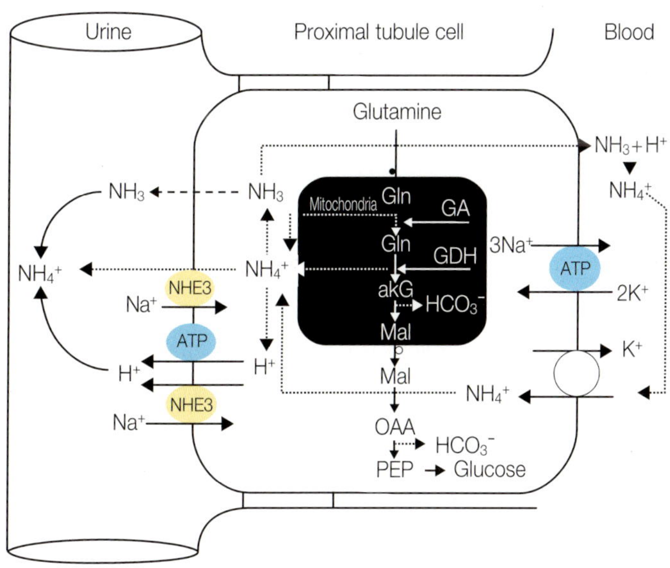


그림 1-2. Proximal tubule에서 일어나는 ammonia의 생산

## 요점정리

**■ Proximail tubule의 기능**

1) Glucose, AA의 흡수
2) $Na^{+}$과 bicarbonate의 흡수
3) Citrate, phosphate의 흡수
4) Ammonia의 생성

**■ 공부하다 보면 가끔 혼동이 되는 용어 정리**

1) Luminal, apical – 소변으로 배설되는 쪽
2) Basolateral – 우리몸으로 흡수하는 쪽

## Q & A 문제풀이

**문제 1. Proximal tubule에 작용하는 이뇨제를 하나만 적으시오.**

풀이) Acetazoliamide는 proximal tubule의 CA(carbonyl anhydrase)를 억제하여, bicarbonate의 재흡수를 억제합니다.

**문제 2. Actezolamide는 $HCO_3^-$의 재흡수를 억제하는 약물이다. 부작용으로 우리 몸에는 어떤 산염기 질환이 나타날까?**

풀이) 염기인 $HCO_3^-$를 재흡수를 하지 못하니 대사성 산증이 나타나게 됩니다.

**문제 3. Fanconi' s syndrome은 proximal tubule의 전반적인 기능 소실이 나타나는 질환이다. 다음중 Fanconi' s syndrome의 증상이 아닌 것은?**

1) 아미노산뇨증(Aminoaciduria)
2) 포도당뇨증(Glycosuria)
3) 산증(Metabolic acidosis)
4) 요석(Urinary stone)
5) 저칼륨혈증(Hypokalemia)

풀이) Fanconi' s syndrome은 proximal tubule의 전반적인 기능 손상이 생기는 질환입니다. 따라서 아미노산이나 포도당 등이 소변으로 배설이 되며, bicarbonate 의 재흡수의 장애가 생겨 metabolic acidosis가 생기게 됩니다. Citrate는 소변에서 요석의 생성을 억제하는 물질로 칼슘 결정을 녹이는 역할을 합니다. 그러므로 citrate가 소변에 많아지는 Fanconi' s syndrome에서 stone은 잘 생기지 않습니다.

Hypokalemia는 nephron의 distal part로의 flow가 증가하는 모든 원인에 의해서 나타납니다. 예를 들어 potassium sparing diuretics를 제외한 모든 이뇨제는 collecting duct로의 flow를 증가시키기 때문에 hypokalemia를 일으킵니다. Potassium sparing diuretics(칼륨 보존 이뇨제)라는 이뇨제의 종류가 따로 있을 정도니 거의 모든 이뇨제의 부작용이 hypokalemia이겠지요?

**문제 4. Acetazolamide의 과용복용, type II RTA, Fanconi' s syndrome에 공통적으로 생길 수 있는 산염기 장애는?**

풀이) 모두 $HCO_3^-$의 흡수 장애가 일어나므로 대사성 산증이 생깁니다.

# 2. Henle' s loop

Proximal tubule에서 우리몸에 필요한 여러 물질들이 흡수가 된 여과액은 **요농축(urine concentration)과 산배설(ammonia저장)을 위한 환경**을 만들기 위해 Henle' s loop로 이동합니다.

## 1) 요농축환경조성(Urine concentration)

신장학을 포기한 학생들도 loop diuretics가 그 어떤 이뇨제보다 가장 강력한 이뇨효과를 가진 약물이라는 것을 알고 있을 겁니다. Loop diuretics는 어떻게 이런 강력한 기능을 하게 되는 걸까요? 간단하게 생각을 하면 loop

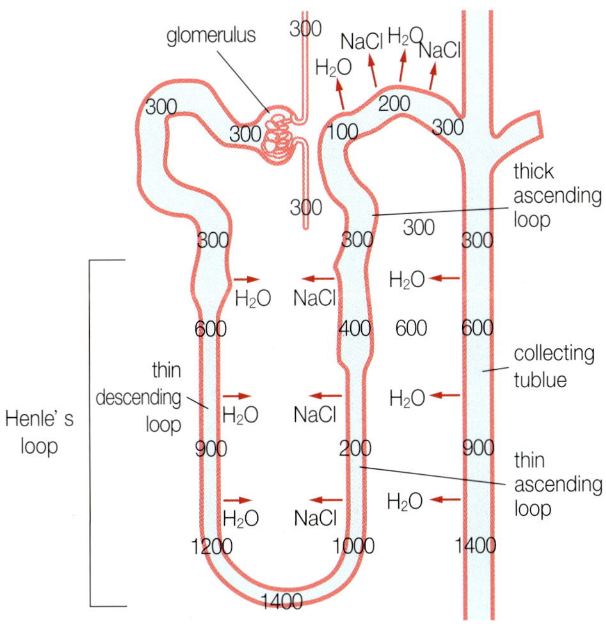


**그림 1-3. Henle' s loop의 구조**

**정답** 1. Acetazolamide 2. 대사성 산증 3. 4) 4. 대사성 산증

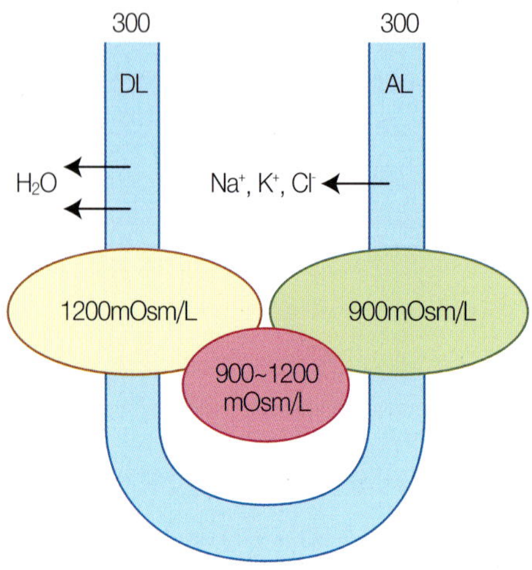


**그림 1-4. Henle' s loop에 의해 조성된 고농도의 환경**

의 기능이 바로 **urine concentration(실제로는 urine concentration을 위한 환경을 조성)**이기 때문입니다. 즉 loop diuretics는 loop의 unrine concentration을 막기 때문에 소변이 많이 나오게 되는 것입니다. 그렇다면 Henle' s loop는 어떤 기전으로 요농축 환경을 조성하는 것일까요?

Henles' s loop의 descending loop(이하 DL)는 주변으로 물만 흡수를 시키는 특성을 갖습니다. DL 주위는 물만 흡수를 하므로 U turn하는 꼭지점에서는 osmol이 무려 1400mosmol/L까지 증가를 합니다. 그 후 ascending loop(이하 AL)를 따라 올라가면서 $Na^+$, $K^+$, $Cl^-$을 주변으로 흡수시켜 AL 끝에서는 DL을 지나기 전 농도로 돌아옵니다. 따라서 실제로 Henle' s loop는 urine을 concentration시키는 부위는 아닙니다. Henle' s loop를 통과한 다음 osmol은 다시 원래대로 돌아가므로, **소변은 하나도 농축되지 않습니다**(그림 1-3).

그렇다면 Henle' s loop의 진짜 역할을 무엇일까요? Henle' s loop의 진짜 역할은 이런 특별한 구조를 이용하여 loop 주위의 osmol을 상승시켜, 이 부위를 통과하는 collecting duct에서 물을 빨아드릴 수 있도록 **고농도의 환경을 조성**하는 것입니다.

예를 들어 그림 1-4에서 DL의 물이 주변 capillaries로 재흡수되어 DL과 그 주변의 농도는 1200mosmol/L이 되었다고 합시다(물은 DL에서 interstisium으로 이동했다가 최종적으로 혈관을 통해 흡수가 되어 사라지므로 DL의 주변의 osmol은 DL의 osmol과 동일합니다). 이 동일한 부위에 AL은 $Na^+$, $K^+$, $Cl^-$을 주변 capillaries 로 재흡수 시켜 용질을 잃어버린 AL과 그 주변의 osmol을 떨어뜨립니다(마찬가지로 $Na^+$, $K^+$, $Cl^-$이 interstitium으로 이동한 후 최종적으로 혈관으로 흡수되기 때문에 AL주변의 osmol은 AL의 osmol과 동일합니다). 이때의 AL과 그 주변의 농도를 900mosmol/L이라고 합니다.

그렇다면 이 두 부분이 만나는 곳의 농도는 얼마가 될까요? 대략 900~1200mosmol/L사이가 될 것입니다. 약 1100mosmol/L이 되었다고 합시다. 만약 이곳에 collecting duct가 지나간다면 collecting duct의 osmol이 300mosmol/L정도 밖에 안되니, 물이 주변으로 흡수되게 됩니다. 그림 1-5에서 보는 바와 같이 Henle' s loop와 collecting duct의 협동으로 urine concentration 이 일어나게 됩니다.

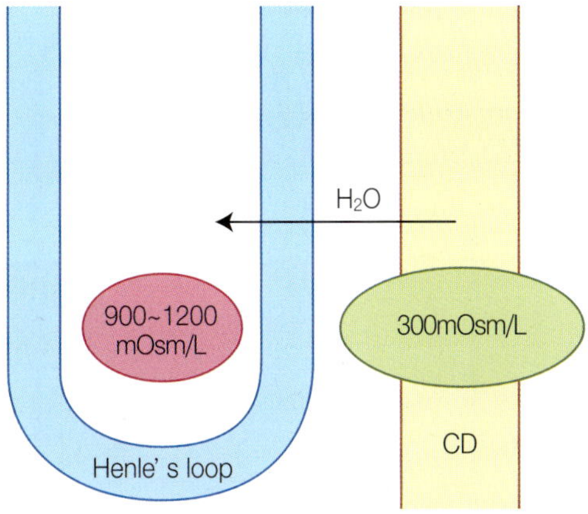


**그림 1-5. Henle' s loop와 collecting duct(CD)의 협동으로 일어나는 urine concentration의 기전**

## 2) 산배설 환경 조성(Ammonia 저장)

Collecting duct에서는 $H^+$의 배설이 일어나고 이 기능은 aldosterone에 의해 강화됩니다. 그런데 collecting duct에서 $H^+$을 배설하기 위해 필요한 물질이 있는데, 그 물질이 바로 $NH_3$(ammonia)입니다. 즉 $H^+$는 $NH_3$(ammonia)와 결합하여 $NH_4^+$(ammonium)형태로 배설이 됩니다.

1절에서 공부했듯이 ammonia는 proximal tubule에서 만들어져 lumen을 따라 이동을 하게 됩니다. 그런데 만약 이 ammonia를 저장하지 않고 collecting duct로 계속 이동시킨다면 어떻게 될까요? 암모니아와 결합을 시켜 산을 배설하는 기능은 크게 문제가 되지 않겠지만 효율은 크게 감소하게 됩니다. 산증이 생길 때마다 proximal tubule에서는 ammonia를 새로 만들어야 하니까요.

하지만 저장을 해 둔다면 갑작스럽게 산증이 발생하게 되더라도 저장된 것을 사용하고 천천히 만들어서 보충을 하면 되기 때문에 효율적이라고 할 수 있습니다. **산 염기의 조절에서 Henle' s loop의 기능은 loop 주위에 ammonia를 저장하는 일**입니다. 고농도의 ammonia 환경을 만들어 놓으면 collecting duct에서 필요할 때마다 ammonia를 이용할 수 있겠지요.

Ammonia의 농축 기전은 urine concnetraion에서와 거의 유사하므로 생략하도록 하겠습니다.

## 3) Henle' s loop와 관련된 이뇨제 및 질환

Henle' s loop의 descending loop는 물을 이동시키기는 간단한 구조로 되어 있는 반면, ascending loop는 다소 복잡한 구조를 가지고 있습니다. 이뇨제가 작용하는 부위가 바로 이 ascending loop에 있기 때문에 간단히 살펴보도록 하겠습니다.

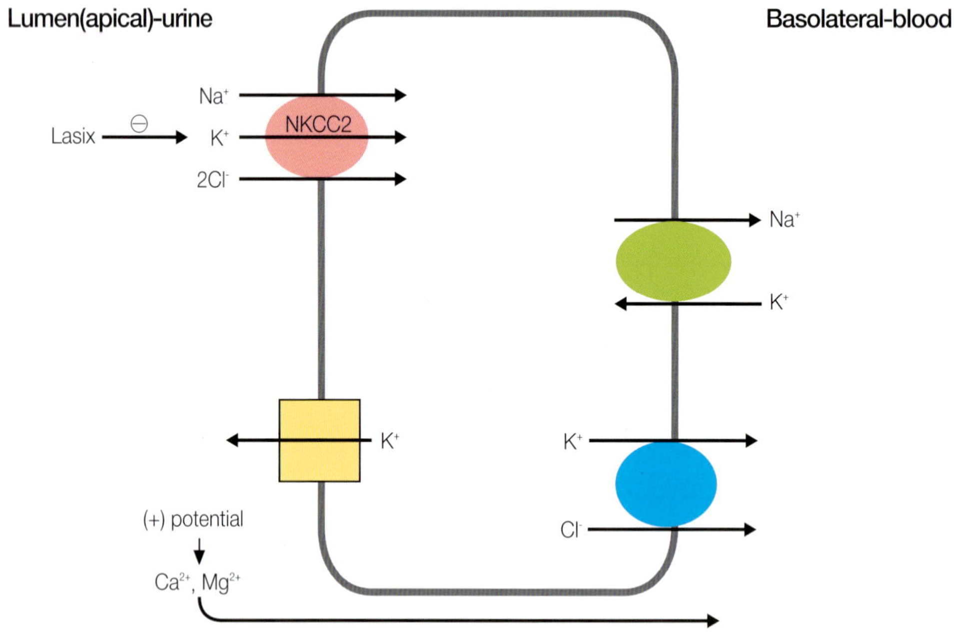


그림 1-6. Thick ascending loop of Henle의 NKCC2

그림 1-6은 ascending loop의 세포를 간략히 그린 그림입니다. 여러 가지 channel과 pump가 있지만, 이 중 반드시 **$Na^+/K^+/2Cl^-$ channel(NKCC2)**은 반드시 기억하고 있어야 합니다. 유명한 **Lasix(furosemide)를 포함한 loop diuretics(bumetanide, ethacrynic acid)**가 억제하는 channel이 바로 이 channel입니다. 그리고 이 channel에 선천적인 이상이 생겼을 때 **Bartter' s syndrome**이라는 병이 발생합니다.

눈치 빠른 사람은 이미 알아차렸겠지만, loop diuretics가 억제하는 channel과 Bartter's syndrome에서 이상이 있는 channel이 동일하기 때문에, Bartter' s syndrome은 마치 loop diuretics를 과복용한 듯한 임상양상을 나타냅니다.

## 요점정리

### ■ Henle' s loop의 기능

1) 요농축 환경조성
   (1) Henle' s loop는 요를 농축할 수 있도록 고농도의 환경을 조성합니다.
   (2) 이러한 환경을 이용하여 collecting duct에서 물의 흡수가 일어납니다.

2) 산배설 환경조성(Ammonia 저장)
   (1) Henle' s loop는 loop주위에 ammonia를 저장시킵니다.
   (2) Collecting duct에서 이 ammonia를 이용하여 산을 배설합니다.

이는 proximal tubule의 이뇨제인 acetazolamide와 type II renal tubular acidosis, Fanconi' s syndrome이 산염기 장애를 공유하는 것과 같은 이치입니다.

## Q & A 문제풀이

**문제 1. 요농축을 하는 신장의 부위는? (KMLE 98')**

가. Proximal tubule 나. Henle' s loop 다. Distal tubule 라. Inner medullary collecting duct

1) 가, 나, 다 2) 가, 다 3) 나, 라
4) 라 5) 가, 나, 다, 라

풀이) Henle' s loop는 고농도의 환경을 조성을 하고, 물의 흡수는 collecting duct(특히 inner medullary collecting duct)에서 일어납니다. 따라서 요농축을 하는 신장의 부위는 Henle' s loop와 collecting duct 입니다.

**문제 2. Lasix를 과용 복용하면 어떤 산염기 장애가 생길까?**

풀이) Lasix의 경우 직접 흡수를 억제하는 산이나 염기는 없습니다. 하지만 metabolic alkalosis가 생길 수 있습니다. 그 이유는 Lasix가 distal tubule로 flow를 증가시켜 $K^+$의 배설을 증가시키는데, distal tubule에서는 더이상의 $K^+$ 소실을 막기위해 $K^+$를 흡수하고 $H^+$를 배설시키기 때문입니다.

**문제 3. Bartter' s syndrome의 임상양상이 아닌 것은?**

1) Hypokalemia 2) Metabolic alkalosis 3) 다뇨증
4) Hypercaliuria 5) 고혈압

풀이) Lasix를 과량 복용했다고 생각을 하면 됩니다. Lasix만큼 효과적인 이뇨제가 없기 때문에, 당연히 다뇨증이 생깁니다. 또한 문제 2의 풀이에서 설명했듯이 hypokalemia, metabolic alkalosis 생깁니다. $Ca^{2+}$대사와 관련하여 생각해 보면, Lasix는 hypercalcemia의 치료제입니다. 따라서 칼슘은 소변에 과량 배설됩니다. Lasix가 hypercalcemia의 치료제라는 것은 국시에 여러 번 출제된 사항이니 반드시 기억해 두기 바랍니다. 혈압은 정상입니다. 고혈압 치료제 중에 이뇨제가 있지요? 이뇨제를 과량 복용하는 것과 동일한 증상이 나타나므로 고혈압은 나타나지 않습니다.

**정답** 1. 3) 2. Metabolic alkalosis 3. 5)

# 3. Distal convoluted tubule

Loop를 지나면서 요농축환경과 산배설환경을 만든 여과액은 distal convoluted tubule로 이동을 합니다. 이곳에서는 **$Na^+$와 $Cl^-$의 흡수**가 일어나며, **macula densa라는 변형된 세포가 존재하며 nephron의 flow를 감시**합니다. 만약 여과액이 많아 flow가 증가하면 GFR을 감소시키고 flow가 감소하면 GFR을 증가시켜 nephron의 flow를 일정하게 유지시킵니다. 자세한 내용은 더 알고 싶은 사람만 (1)에서 다루도록 하겠습니다. 또한 이곳에는 PTH(parathyroid hormone)의 receptor가 있어 **$Ca^{2+}$의 재흡수**가 일어납니다.

그림 1-7은 distal convoluted tubule의 세포입니다. 이 세포의 **$Na^+/Cl^-$ channel(NCC)**을 주목해 주세요. 이 channel에 작용하는 이뇨제가 **thiazide**이며, 이 channel에 이상이 있어 생기는 질환이 **Gitelman' s syndrome**입니다. Gitelman' s syndrome에서는 마치 thiazide를 과량 사용한 듯한 임상증상이 일으킵니다.

Thiazide의 부작용에는 어떤 것들이 있을까요? 산염기 장애와 $K^+$대사와 관련된 부작용부터 살펴보면 thiazide는 이들 대사에 직접적으로 영향을 미치지는 않지만, Lasix와 동일하게 distal tubule로의 flow를 증가시켜 $K^+$을 배설하기 때문에 hypokalemia와 metabolic alkalosis를 유발합니다. 즉 **thiazide와 Lasix는 산염기장애와 $K^+$대사에서 동일한 부작용**을 갖습니다. 따라서 이들 이뇨제의 부작용이 임상증상으로 나타나는 **Bartter's syndrome (Lasix)과 Gitelman's syndrome(thiazide)도 metabolic alkalosis와 hypokalemia를 일으킵니다**. 이렇게 두 질환이 매우 닮았기 때문에 병인이 밝혀지지 않았던 과거에는 많은 연구가들이 Gitelman's syndrome을 Bartter's syndrome의 아형으로 생각하기도 했습니다.

하지만 이 두 이뇨제는 $Ca^{2+}$대사와 관련된 부작용에서는 큰 차이점을 보입니다. 앞에서 공부했듯이 **Lasix는 $Ca^{2+}$의 배설을 증가시켜 hypercalciuria를 유발**하지만, **thiazide는 $Ca^{2+}$의 재흡수를 증가시켜 hypercalcemia와 hypocalciuria를 유발**합니다. 따라서 각각의 이뇨제의 부작용이 임상증상으로 나타나는 **Bartter's syndrome (Lasix)과 Gitelman's syndrome(thiazide)에서는 각각 hypercalciuria와 hypocalciuria가 발생**합니다(Gitelman's syndrome에서 hypercalcemia가 발생하지는 않습니다).

참고) PTH의 기능이 $Ca^{2+}$의 재흡수이지요? Thiazide의 부작용은 hypercalcemia입니다. **TH**를 연상하여 **th**iazide도 **PTH**와 같이 $Ca^{2+}$을 재흡수하여 체내 $Ca^{2+}$농도를 증가시킨다고 외웁시다.

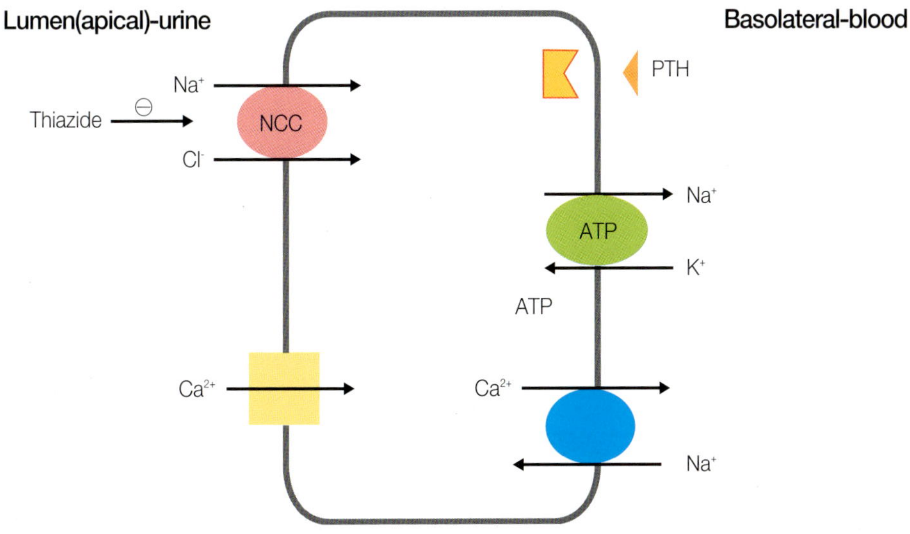


그림 1-7 Distal convoluted tubule의 NCC

## 요점정리

### ■ Distal convoluted tubule의 기능

1) Macula densa에 의한 nephrone의 flow인지
2) PTH(parathyroid hormone)에 의한 $Ca^{2+}$의 재흡수

### ■ Loop와 DCT(distal convoluted tubule)의 비교

| 위치 | 이뇨제 | 관련 질환 | $Ca^{2+}$ 대사 |
|---|---|---|---|
| Loop | Lasix | Bartter' s syndrome | Hypercalcemia의 치료제(hypercalciuria) |
| DCT | Thiazide | Gitelman' s syndrome | PTH의 작용지점(hypercalcemia) |

표 1-1. Loop와 DCT에 작용하는 이뇨제 및 관련 질환과 $Ca^{2+}$ 대사의 비교

## 더 알고 싶은 사람만(1)!!

**Q1** Loop diuretics인 Lasix는 용량을 증가시키면 용량에 비례하여 소변의 양이 증가합니다. 하지만 thiazide의 경우에는 어느 정도 소변의 양이 증가한 이후에는 더 이상 증가하지 않습니다. 왜 thiazide는 Lasix만큼 강력한 이뇨작용을 하지 못할까요?

**A** Lasix가 작용하는 loop의 기능이 요 농축 환경 조성이라는 것을 생각을 해 볼 때 Lasix는 요 농축 자체를 막아 소변이 더 많이 배설이 됩니다. 하지만 thiazide를 포함한 다른 이뇨제의 경우 요 농축 기능은 정상이므로 lasix만큼 강력하지 않습니다. 좀 더 자세히 설명을 하자면 TGF(Tubuloglomerular Feedback)라는 개념을 알아야 합니다. TGF는 GFR을 일정하게 유지시키는 기능을 합니다.

만약 **GFR이 감소**한다면 distal convoluted tubule의 세포인 **macula densa는 감소한 flow를 인식하여 RAA system을 작동**시키는데, 이 때 **생성되는 angiotensin II는 afferent arteriole을 약간 수축시키고 efferent arteriole을 많이 수축시켜 GFR을 유지**시킵니다. Glomerulus를 사이에 둔 두 arteriole의 수축으로 glomerulus의 압력이 증가하여 filtration이 증가하게 되는 것입니다(그림 1-8). 반대로 distal convduted tubule로 flow가 증가하면 macula densa에 의해 감지가 되는데, macula densa는 '물을 너무 많이 내보내고 있어!' 라고 생각하고 RAA system을 억제하여 GFR을 감소시킵니다(그림 1-9).

그런데 macula densa는 어떻게 flow가 많고 적음을 인식할까요? 여러분도 알다시피 nephron은 U자 모양입니다. 따라서 nephron의 시작인 사구체와 distal convoluted tubule은 다시 만나게 되는데, 사구체와 만나는 distal

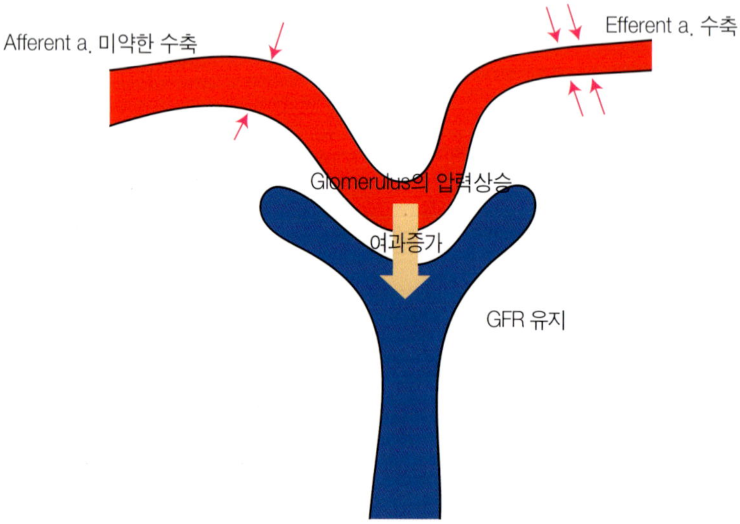


그림 1-8. Distal tubule로의 flow 감소 시 일어나는 TGF

convoluted tubule의 변형된 세포를 **macula densa**(그림 1-9의 ④)라고 합니다. Macula densa는 사구체와 만나고 있기 때문에 flow가 변화하면, flow를 인식하여 정보를 사구체의 afferent a.과 efferent a.보낼 수 있습니다.

한편 macula densa는 어떤 물질을 인식하여 flow가 많을 것을 인식할까요? 바로 **$Cl^-$**입니다. 만약 distal tubule로의 flow가 증가하면 물속에 포함되어있는 NaCl양도 증가합니다. Macula densa에도 Henle' s loop에 존재하는 Budesonide sensitive $Na^+/K^+/2Cl^-$ channel(NKCC2)이 존재하는데, $Cl^-$가 이 channel을 통과하여 macula densa는 flow가 많고 적음을 인식하게 되는 것입니다(그림 1-9).

즉, Lasix는 loop의 channel을 blocking 할 뿐만 아니라 macula densa의 channel도 막아 TGF를 할 수 없게 만듭니다. TGF를 할 수 없으니 TBW(total body water)가 감소된 상황에서도 GFR은 감소하지 않고, 이뇨효과는 계속되는 것이랍니다.하지만 thiazide를 사용하는 경우에는 이뇨제를 사용해 증가된 flow가 macula densa에 의해 인식이 되기 때문에 GFR이 감소되고 어느 정도에서 평형을 이루게 됩니다. 이것이 nephrotic DI 때 TOC(treatment of choice)로 thiazide를 사용하는 기전이기도 합니다. 너무 복잡하다구요? 수압이 너무 세면 수도꼭지를 잠가 물의 압력을 줄이듯이 신장도 그런 기능을 하는데, Lasix를 사용하게 되면 수도꼭지를 잠그는 기능을 망가뜨린다고 생각을 하면 조금 이해하기가 쉬울 것입니다.

## Q2 JGA(Juxtaglomerular apparatus)에는 무엇이 있으며 각각의 기능은 무엇일까요?

**A** JGA는 JGC(juxtaglomerular cell), macula densa, mesangial cell로 구성됩니다. 각각의 기능은 다음과 같습니다.

1) Juxtaglomerular cell(JGC)

Afferant arteriole의 변형된 cell입니다. Macula densa가 flow가 감소되었다는 신호를 전달해주면 renin을 분비해서 renin secreting cell이라고도 합니다(그림 1-10의 ③).

2) Macula densa

Distal convoluted tubule의 변화된 cell로서 flow를 인식하여, JGC에 신호를 보냅니다(그림 1-10의 ④).

3) Mesangial cell(Lacis cell=Polkissen cell)

Afferent arteriole과 efferent arteriole 사이에 있는 느슨한 세포 집단이여, erythropoietin을 분비합니다(그림 1-10의 ⑤).

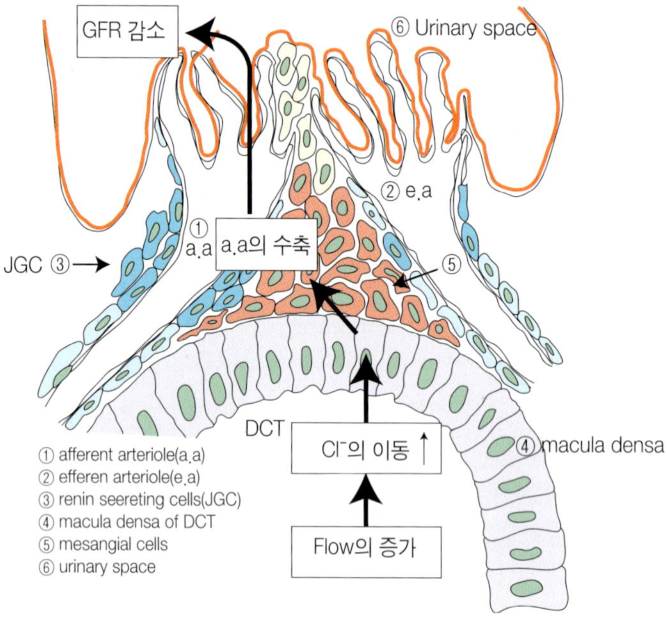


그림 1-9. Distal tubule로의 flow 증가 시 일어나는 TGF의 기전

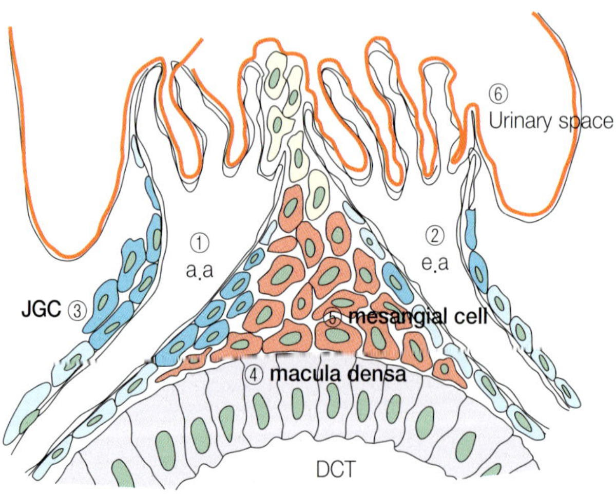


그림 1-10. Juxtaglomerular apparatus

# 4. Collecting duct

Distal nephron는 nephron의 proximal tubule, Henle' s loop를 통과하며 미처 **다 해결하지 못한 일들을 마무리하는 섬세한 부분**입니다. 요농축 과정을 예로 들어봅시다. 요농축을 위해 proximal tubule에서 약 65%의 NaCl를 흡수합니다. 이어 Henle' s loop에서는 25~35%의 NaCl를 흡수하며 소변농축을 위한 환경을 만듭니다. 이네들에 비해 distal nephrone에서는 단지 5%의 NaCl을 흡수하지만, loop가 조성한 고농도의 환경을 이용해서 선택적인 물의 재흡수(ADH에 의해)를 일으켜 최종적으로 요농축을 일으킵니다. 즉 distal nephron이전 구조들이 요농축을 위한 밑그림을 그리고 distal nephron에서 완성시키는 것입니다. 따라서 distal nephron에서 이런 섬세한 조절이 일어나지 않는다면 요농축은 일어나지 않습니다. Distal nephron에서는 **요농축 뿐만 아니라 산염기 조절과 potassium대사의 최종 조절**도 일어납니다(distal nephron 중 특히 collecting duct가 이들 기능을 위해 가장 중요하기 때문에 이후에는 collecting duct에 대해 다루도록 하겠습니다).

그렇다면 collecting duct의 어떤 세포들이 이러한 조절을 하는지 알아봅시다. 이네들에는 2가지 종류의 세포가 존재합니다. 그 중 하나가 principal cell이고 다른 하나가 intercalated cell입니다. **Principal cell**에서는 **ADH에 의한 요농축과 aldosterone에 의한 $Na^+$, $K^+$, $H^+$의 대사**가 조절됩니다. **Intercalated cell은 $H^+$을 secretion** 합니다.

참고) distal nephron은 distal convoluted tubule, connection segment(이전의 late distal tubule), cortical collecting tubule, medullary collecting tubule의 4개의 구조로 구성됩니다. 이 중 distal convoluted tubule은 3) distal convoluted tubule에서 다루었습니다.

## 요점정리

### ■ Collecting duct의 기능

1) 요농축(ADH)
2) Aldosterone의 작용 부위
   Aldosterone은 $Na^+$을 흡수하고 $K^+$와 $H^+$를 배설시킵니다.
   참고) $H^+$배설은 고농도의 aldosterone시에 일어남.

### ■ Collecting duct의 세포의 종류와 기능

1) Principal cell : 요농축과 aldosterone의 작용부위
2) Intercalated cell : $H^+$의 분비

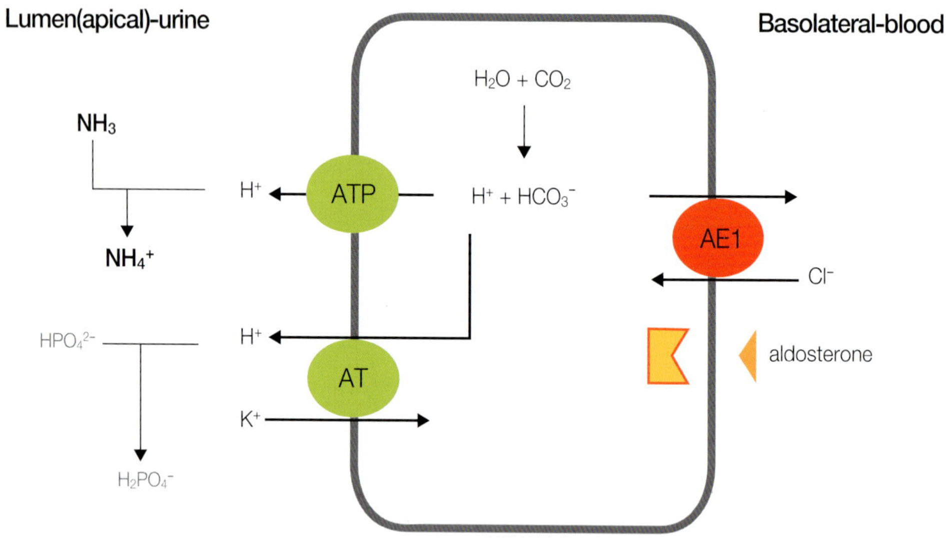


그림 1-11. Type A intercalated cell of collecting duct

## 1) Intercalated cell

두 세포 중, 산($H^+$)을 배설하는 역할을 하는 intercalated cell에 대해서 공부합시다. 산증이 생겼을 때, intercalated cell은 산을 주로 $NH_4^+$(ammonium)로 배설합니다. 우리 몸에서 산을 내보내는 방법에는 $NH_4^+$로 내보내는 방법과 $H_2PO_4^-$로 내보내는 방법이 있는데, **proximal tubule은 주로 $H_2PO_4^-$로, collecting duct에서는 주로 $NH_4^+$로 산을 배설**합니다(그림 1-11). 앞서 공부했듯이 collecting duct는 산을 배설할 때 Henle' s loop 주위에 저장된 $NH_3$을 이용합니다.

Collecting duct의 intercalated cell에 이상이 생기는 질환에는 무엇이 있을까요? **Type I RTA**가 있습니다. Type I RTA는 intercalated cell의 $H^+$ pump의 이상으로 산 배설이 일어나지 않기 때문에 생기는 질환입니다.

## 2) Principal cell

그림 1-12는 principal cell을 그린 그림입니다. Principal cell의 기능은 ADH와 aldosterone에 의해 나타납니다. 이네들의 기능은 아래와 같습니다.

### (1) ADH(Vasopressin)

ADH에 의해 collecting duct의 lumenal side에 water channel이 생성이 되어 물의 재흡수를 일어나게 됩니다. 만약 이 부위에 이상이 생기면 **요붕증**이 생기게 됩니다.

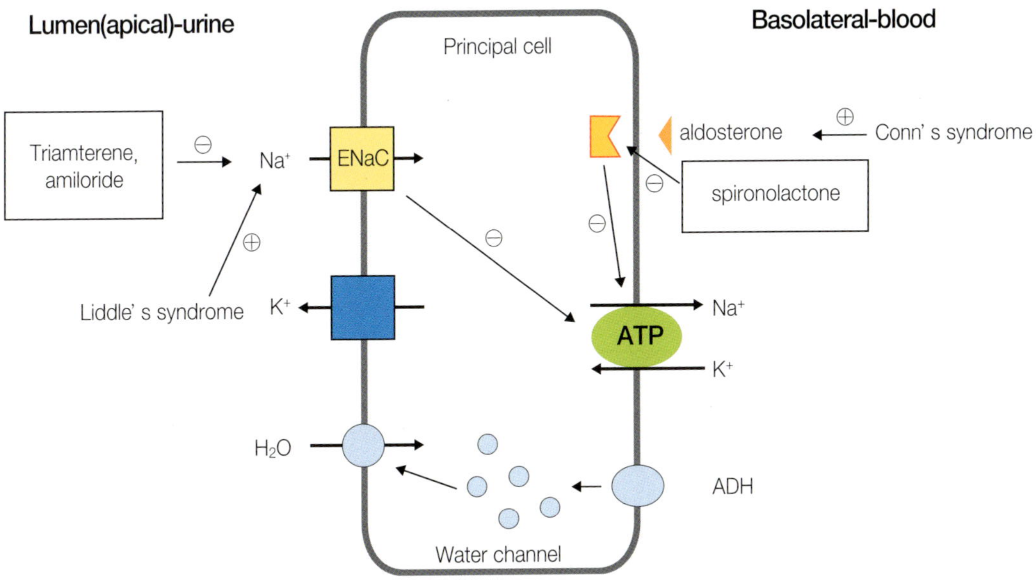


그림 1-12. Principal cell of collecting duct의 ENaC

### (2) Aldosterone

Aldosterone은 $Na^+/K^+$ pump의 활성을 증가시켜 $Na^+$를 흡수시키고 $K^+$, $H^+$을 배설하게 합니다.

i) **활성이 증가하면(hyperaldosteronism)** $H^+$의 배설이 증가하기 때문에 **metabolic alkalosis**가 발생하며, $K^+$의 배설이 증가하기 때문에 **hypokalemia**가 나타납니다.

**예) hyperaldosteronism과 같은 임상증상이 나타나는 경우**

**Conn' s syndrome과 Liddle' s syndrome**이 있습니다. Conn' s syndrome은 실제로 aldosterone이 증가하는 질환이고, Liddle' s syndrome은 principal cell의 $Na^+$ channel(ENaC)의 활성이 증가해서 마치 aldosterone의 활성이 증가한 것처럼 보이는 질병입니다.

ii) **활성이 감소하면(hypoaldosteronism)** 반대로 **metabolic acidosis**와 **hyperkalemia**가 나타납니다.

**예) hypoaldosteronism과 같은 임상증상이 나타나는 경우**

Aldosterone이 감소되는 임상증상이 나타나는 질환에는 **type IV RTA**가 있습니다. 이 병도 이곳에 작용하는 이뇨제를 사용하는 것과 비슷하냐구요? 네, 그렇습니다. **ACEi 또는 $K^+$-sparing diuretics의 사용**이 이 질환의 원인이 될 수도 있습니다. ACEi 는 RAA를 작동시키는 angiotensin converting enzyme을 억제하기 때문에 aldosterone의 합성이 감소합니다. Triamterene, amiloride 등은 ENaC를 통한 $Na^+$ influx를 막아 cell 내의 $Na^+$농도를 낮추므로 principal cell은 $Na^+/K^+$ pump를 돌려, $Na^+$를 흡수시킬 수 없게 됩니다. 즉 $Na^+/K^+$ pump가 작동하지 않으므로 hypoaldesteronism과 비슷한 상황이 됩니다. 유명한 약인 spironolactone은 aldosterone의 유사체로서 aldosterone antagonist입니다.

참고로 다른 RTA는 hypokalemia를 일으키는데, type IV RTA는 hyperkalemia를 일으킵니다.

## 요점정리

### ■ Proximal tubule(PT)과 Collecting duct(CD)에서 산($H^+$)을 배설하는 주된 방법

Proximal tubule(PT)—$H_2PO_4^-$ 배설
Collecting duct(CD)—$NH_4^+$ 배설

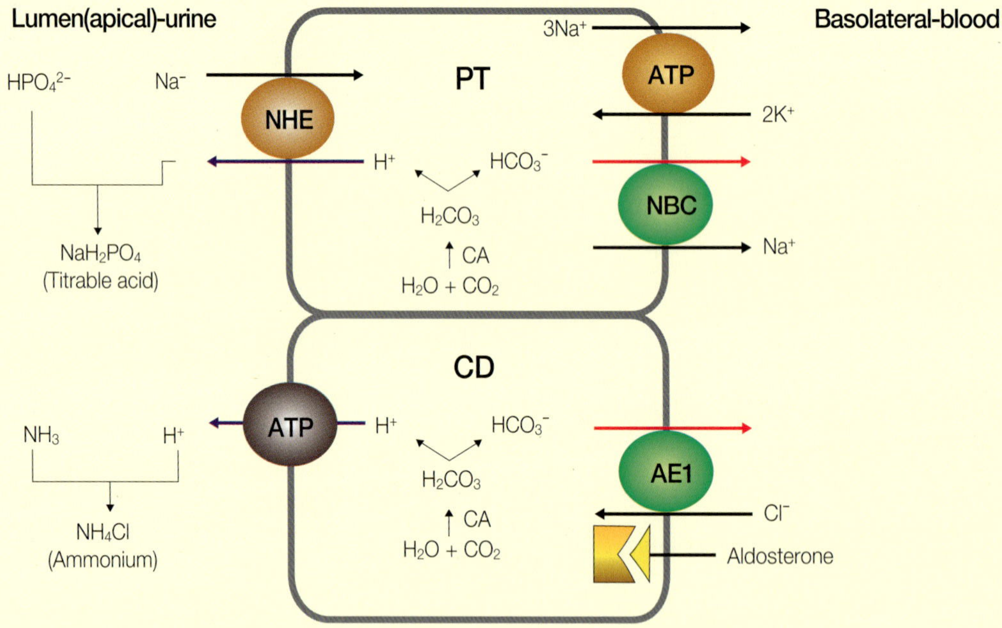


그림 1-13. Proximal tubule과 collecting duct에서의 산 배설 방법

### ■ Intercalated cell

기능 : $H^+$ secretion　　　　연관질환 : Type I RTA

### ■ Principal cell

| 호르몬 | 기능 | 연관질환 | |
|---|---|---|---|
| ADH | Free water 흡수 | 요붕증 | |
| Aldosterone | $Na^+$ 흡수<br>$K^+$, $H^+$ 배설 | Hyperaldosteronism | Conn' s syndrome |
| | | Hypoaldosteronism | Type IV RTA<br>이뇨제(ACEi, $K^+$-sparing diuretics) |

표 1-2. Principal cell에 작용하는 호르몬의 기능과 관련 질환

## Q & A 문제풀이

**문제 1. 다음 중 ACEi를 사용해서는 안 되는 경우는?**

1) 당뇨병 환자
2) 심근경색의 과거력이 있는 고혈압 환자
3) 임산부
4) 한쪽의 신혈관성 고혈압
5) 감기에 걸린 고혈압 환자

풀이) ACEi를 second & third trimester시에 사용시 ACEi fetopathy를 일으킵니다. 주된 임상은 renal tubular dysplasia이지만 hypocalvaria, intrauterine growth retardation(IUGR), patent ductus arteriosus(PDA)등을 만든답니다.

**문제 2. 다음 중 hypoaldosteronism의 임상양상이 나타나지 않는 경우는?**

1) ACEi 사용
2) Spironolactone 사용
3) Conn's syndrome
4) Type IV RTA
5) Amiloride 사용

풀이) Conn's syndrome과 Liddle's syndrome은 hyperaldosteronism의 임상양상을 일으킵니다.

**문제 3. Chronic cough를 evaluation하기 전에, 약물 Hx를 알아봐야 한다. 어떤 약을 사용하였는지 알아보아야 하는가?**

풀이) ACEi는 기침을 유발시킨답니다.

**정답** 1. 3) 2. 3) 3. ACEi

## 요점정리

| 위치 | 기능 | 작용이뇨제 | 관련질환 | 관련 효소, 세포, channel, pump |
|---|---|---|---|---|
| Proximal tubule | 1. 재흡수<br>Glucose, AA<br>Sodium bicarbonate<br>Citrate, Phosphorus, Uric acid<br>2. Ammonia 생성 | Acetazolamide | Fanconi' s syndrome<br>Type II RTA | CA |
| Loop | 1. 요농축환경조성<br>2. 산배설환경조성(암모니아저장) | Lasix | Bartter' s syndrome | NKCC2 |
| Distal convoluted tubule | 1. Calcium 재흡수<br>2. Macula densa에 의한 flow인식 | Thiazide | Gitelman' s syndrome | NCC |
| Collecging duct | 1. 요농축(ADH) | | Diabetes Insipitus | Principal cell: Aquaporin 2 |
| | 2. Aldosterone의 작용부위 | | | Principal cell: ENaC |
| | Hyperaldosteronism<br>: $Na^+$흡수, $K^+/H^+$ 분비<br>Hypokalemic alkalosis | | Hyperaldosteronism 임상양상<br>1) Liddle' s syndrome<br>2) Conn' s syndrome | |
| | Hypoaldosteronism<br>: $Na^+$배설, $K^+/H^+$ 흡수<br>Hyperkalemic acidosis | ACEi<br>Spironolactone<br>Amiloride | Hypoaldosteronism 임상양상<br>1) Type IV RTA<br>2) Addison' s disease | |
| | 3. $H^+$의 분비 | | Type I RTA | Intercalated cell의 $H^+$ pump |

**표 1-3. Nephrone의 위치와 기능, 이뇨제 및 연관 질환**

### 더 알고 싶은 사람만(2)!!

**Q1** ACEi에 의해 생기는 기침의 특징에는 무엇이 있을까요?

**A** Chronic cough의 evaluation에 ACEi의 기왕력을 알아봐야 하는 것은 다 아시지요? 학교 시험 문제에 종종 출제되어 ACEi가 기침을 일으킨다는 것은 대다수가 알고 있는데, ACEi에 의해 생기는 기침의 특징을 아는 사람은 많지 않습니다. ACEi는 당뇨환자나 CHF등의 환자에서 거의 대부분 쓰이는 약물이므로, 약물의 특성과 그 부작용을 잘 알고 있으면, 큰 도움이 될 것 같습니다. 아래의 (O,X) 문제를 풀어보면서 같이 공부해 봅시다.

(1) ACEi에 의한 기침은 밤에 더 심해진다. ( )
(2) 남자에게서 더 많이 나타난다. ( )
(3) 투약 후, 6~12개월 후에도 나타날 수 있다. ( )
(4) 투약을 중단한 후, 약 2주 후에 기침이 사라진다. ( )
(5) 다른 class의 ACEi로 바꾸어 투여하면 기침이 나타나지 않는다. ( )
(6) 천식 환자에서 ACEi를 사용하면 기침 발생이 증가한다. ( )
(7) ACEi는 bradykinin의 농도를 증가시킨다. ( )
(8) AECi에 의한 cough는 약물을 끊고 3~4일 후에 기침이 감소되는지를 관찰해서 진단을 내린다. ( )
(9) ACEi에 의한 기침은 antitussive agent에 반응이 좋으므로 dextromethrophan등의 약물을 처방한다. ( )
(10) NSAIDs도 ACEi에 의한 기침을 막는 효과가 있다. ( )

ACEi가 유발하는 기침은 dry cough이고 밤에 더욱 심해집니다. 여자에서 더 많이 나타나며, 기침의 발현은 투약 후 며칠에서 6~12개월 후에도 나타날 수 있습니다. 하지만 약물을 중단하면 1~4일 후에 사라집니다. 또한 Captopril에 의해 생긴 기침은 Captopril을 중단한 후 Enalapril로 약물로 변경해도 기침은 계속됩니다. 또한 천식 환자에서 사용했을 시에도 기침발생을 증가되지는 않습니다.

ACE는 kininase II로도 알려져 있는데 angiotesin I을 angiotensin II로 변환을 시킬 뿐 아니라, bradykinin과 substance P를 분해하는 역할을 합니다. 따라서 ACEi에 의해 ACE가 inhibition이 되면, bradykinin, substance P가 분해되지 않아 bradykinin, substance P가 증가하고 기침을 유발하는 것으로 알려져 있습니다.

한편 bradykinin은 prostaglandin의 농도를 높이는 것으로 알려져 있는데, prostaglandin 역시 기관지를 수축하여 기침이 잘 발생하게 합니다. 따라서 NSAIDs를 사용하면 prostaglanin의 농도가 감소하고 ACEi에 의한 기침을 억제할 수 있습니다.

## Q2 ACEi는 어떤 기전으로 기침을 유발할까요?

**A** ACEi에 의한 기침은 1) Kinin의 증가 2) 자극에 대한 감수성의 증가, 3) Substance P의 증가에 의해서 일어난다고 알려져 있습니다. 특히 1) Kinin의 증가가 가장 큰 역할을 할 것으로 알려져 있습니다. 그림 1-14을 보면 ACEi는 angiotensin I을 II로의 전환을 막을 뿐만 아니라, bradykinin의 분해도 막아 폐에는 bradykinin이 축적이 됩니다. 증가된 bradykinin은 unmyelinated afferent sensory C-fiber를 자극하여 cough reflex를 일으킵니다. 또한 bradykinin은 기관지 수축효과를 가지고 있답니다. 하지만 ACEi에 의해 증가된 bradykinin은 천식환자에서 기관지 경련은 일으키지 않는 것으로 알려져 있으니 참고하기 바랍니다.

**정답** **Q1.** (1) O, (2) X, (3) O, (4) X, (5) X, (6) X, (7) O,(8) O, (9) X, (10) O

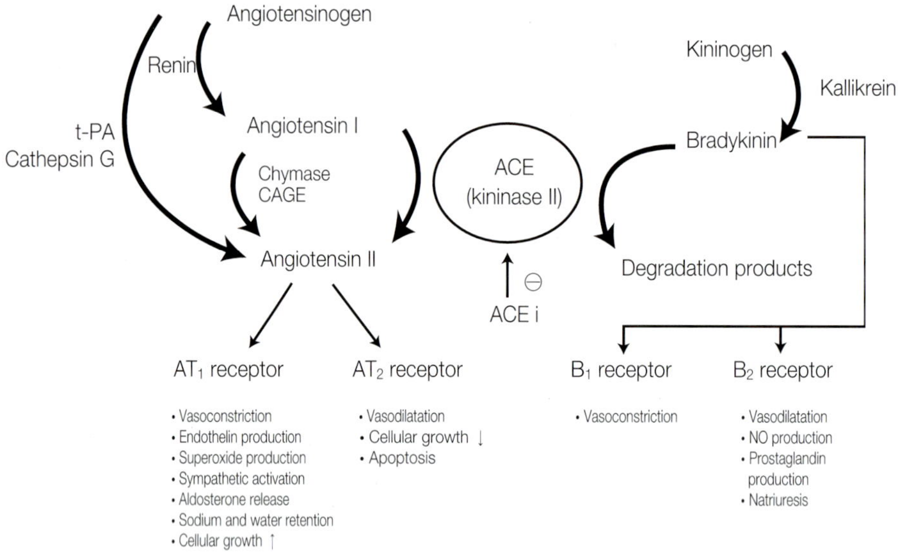


그림 1-14. RAA system과 kinin계에 미치는 ACEi의 영향

# 제 2 장
# 산염기 평형의 장애 총론

2장에서 다루는 내용은 산염기 장애의 가장 기본적인 개념이므로 여러 번 읽고 암기해야 합니다. 특히 제가 언급한 수치들은 반드시 외워야 합니다. 그림 2-1과 문제풀이를 여러 번 반복하세요. 2장의 내용을 완벽하게 공부하고 다음장으로 넘어가야 합니다.

1) 우리 몸에서 산과 염기의 기준이 되는 pH는 7.4입니다.
따라서 **pH 〈 7.4 이면 acidosis**이고, **pH 〉 7.4이면 alkalosis**입니다.

2) 우리 몸의 대표적인 **산으로는** $CO_2$가 있고, **염기에는** $HCO_3^-$가 있습니다.
**$CO_2$는 호흡**에 의해 조절됩니다.
**$HCO_3^-$는 대사**에 의해 조절됩니다.

3) 따라서 각각의 산염기 장애는 2)의 원인에 따라 이름을 붙입니다.
호흡성 산염기증의 기준이 되는 **$CO_2$의 정상치는 40mmHg**입니다
대사성 산염기증의 기준이 되는 **$HCO_3^-$의 정상치는 24mEq/L**입니다.

4) 산증의 접근
산증은 산이 증가하거나 염기가 감소한 경우에 생깁니다. 따라서 산증은 산인 $CO_2$가 증가하거나 염기인 $HCO_3^-$가 감소한 경우에 생깁니다.
산증인데 **$CO_2$가 증가되어 있으면 원인은 respiratory**이고, **$HCO_3^-$가 감소되어 있으면 원인은 metabolic** 입니다.

5) 염기증의 접근

염기증은 산이 감소하거나 염기가 증가한 경우입니다. 염기증인데 **$CO_2$가 감소되어 있으면 원인은 respiratory**이고, **$HCO_3^-$가 증가되어 있으면 원인은 metabolic**입니다.

6) 산염기 장애는 **보상이 일어나 pH의 변화를 최소화** 합니다.

- 호흡성 산염기 장애는 대사성 보상이 일어납니다.
  - 호흡성 산증($CO_2$ 증가): 염기인 bicarbonate의 증가
  - 호흡성 염기증($CO_2$ 감소): 염기인 bicarbonate의 감소
- 대사성 산염기 장애는 호흡성 보상이 일어납니다.
  - 대사성 산증($HCO_3^-$ 감소): 산인 $CO_2$의 감소
  - 대사성 염기증($HCO_3^-$ 증가): 산인 $CO_2$의 증가

참고) **보상이 적절히 이루어져 있을 때 $CO_2$와 $HCO_3^-$는 같이 증가하거나 같이 감소**합니다.

7) 산염기 장애의 기본적인 접근은 다음의 순서대로 합니다.

## 요점정리

**■ 산염기 장애의 기본적 접근**

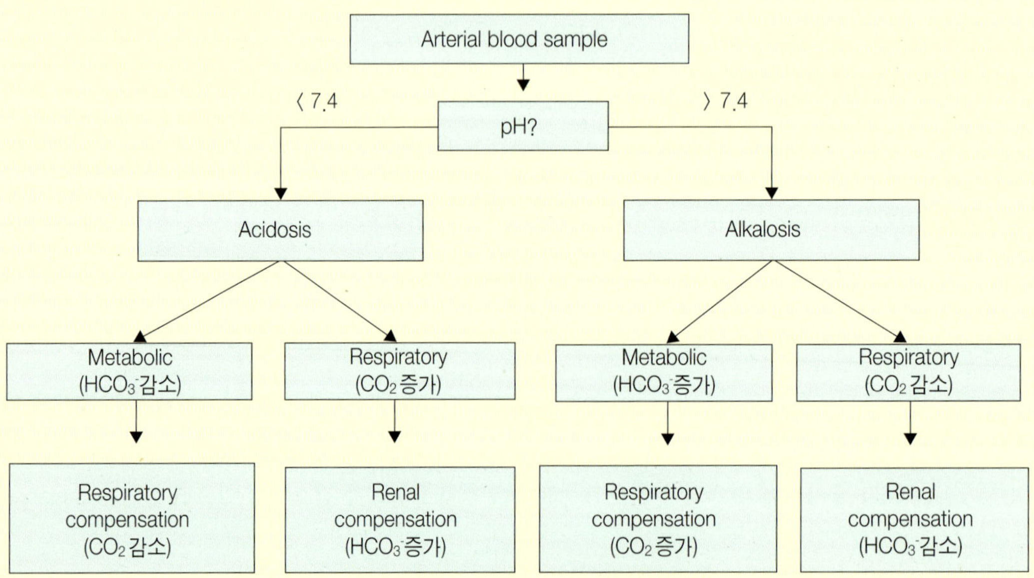


그림 2-1. 산염기장애의 기본적 접근

- pH로 산염기장애를 결정합니다.
- Primary cause(원인)가 무엇인지를 찾습니다.
- Compensation(보상)이 이루어져 있는지 확인합니다.
  - 호흡성산염기 장애: 대사성 보상(Bicarbonate)
  - 대사성산염기 장애: 호흡성 보상($CO_2$)

  참고) pH를 통해 primary cause를 먼저 찾고, 그 후에 compensation이 이루어져 있는지 살펴보면 됩니다.

## Q & A 문제풀이

**문제 1. 다음은 lobectomy를 받고 난 후, ICU로 나온 환자의 동맥혈검사 수치이다. 산염기 장애의 내용을 분석하시오.**

pH 7.14 $Pco_2$ 80mmHg $HCO_3^-$ 27mEq/L

풀이)

1) pH가 7.14로 산증입니다.
2) 원인은 무엇일까요?
   산증은 산인 $CO_2$가 증가하거나 염기인 $HCO_3^-$가 감소해야 합니다. 환자의 경우, 산인 $CO_2$가 증가되어 있으므로, 원인은 호흡성(respiratory)입니다.
3) 호흡성산염기 장애는 대사성 보상이 일어나야 합니다.
   호흡성 산증($CO_2$증가)이므로 보상적으로 염기인 bicarbonate의 증가합니다(보상이 적절히 일어났다면 $CO_2$와 $HCO_3^-$는 같이 증가하거나 감소합니다).
4) 따라서 호흡성 산증입니다.

**문제 2. 당뇨병 환자가 의식이 저하되어, 응급실에 내원하였다. 환자의 동맥혈 검사는 다음과 같다. 분석하시오.**

pH 7.24 $Pco_2$ = 24mmHg $HCO_3^-$ 10mEq/L

풀이)

1) pH가 7.24이므로 산증입니다.
2) 원인은 무엇일까요?
   산증은 산인 $CO_2$가 증가하거나 염기인 $HCO_3^-$가 감소해야 합니다. 환자의 경우, 염기인 $HCO_3^-$가 감소되어 있습니다. 따라서 원인은 대사성(metabolic)입니다.
3) 대사성 산염기 장애는 호흡성 보상이 일어나야 합니다.
   대사성 산증($HCO_3^-$ 감소)이므로 보상적으로 호흡성 산인 $CO_2$는 감소합니다.
4) 따라서 대사성 산증입니다.

**문제 3. 다음 환자의 동맥혈가스를 분석하시오.**

pH 7.62 $Pco_2$ 20mmHg $HCO_3^-$ 20mEq/L

풀이)

1) pH가 7.62이므로 염기증입니다.
2) 원인은 무엇일까요?
   염기증은 산이 감소하거나 염기가 증가해야 합니다. 환자의 경우, 호흡성 산인 $CO_2$가 감소해 있습니다. 따라서 원인은 호흡성(respiratory)입니다.
3) 호흡성 산염기 장애는, 대사성 보상이 일어나야 합니다.
   호흡성 염기증($CO_2$ 감소)이므로 보상적으로 염기인 $HCO_3^-$가 감소합니다.
4) 따라서 호흡성 염기증입니다.

**문제 4. 50세 남자가 최근 3일 동안 구토를 한 후 기진맥진한 상태로 병원에 왔다. 검사결과는 다음과 같다. 환자의 동맥혈가스를 분석하시오.**

혈청 $Na^+/K^+/Cl^-$ : 136/2.9/80mEq/L

동맥혈 pH-$Pco_2$-$Po_2$-$HCO_3^-$

7.58-51mmHg-90mmHg-40mEq/L

풀이)

1) pH 7.58이므로 염기증입니다.
2) 원인은 무엇일까요?
   염기증은 산이 감소하거나 염기가 증가해야 합니다. 환자의 경우, 염기인 bicarbonate가 40으로 증가해 있습니다. 따라서 원인은 대사성(metabolic)입니다.
3) 대사성 산염기 장애는 호흡성 보상이 일어나야 합니다.
   대사성 염기증($HCO_3^-$ 증가)이므로 보상적으로 호흡성 산인 $CO_2$가 증가합니다.
4) 따라서 대사성 염기증입니다.

**문제 5. 다음 중 적절한 보상이 이루어져 있지 않은 산염기 장애는?**

| | | |
|---|---|---|
| 1) pH 7.1 | $Pco_2$ 80mmHg | $HCO_3^-$ 28mEq/L |
| 2) pH 7.2 | $Pco_2$ 38mmHg | $HCO_3^-$ 20mEq/L |
| 3) pH 7.0 | $Pco_2$ 80mmHg | $HCO_3^-$ 10mEq/L |
| 4) pH 7.58 | $Pco_2$ 51mmHg | $HCO_3^-$ 40mEq/L |
| 5) pH 7.24 | $Pco_2$ 25mmHg | $HCO_3^-$ 10mEq/L |

풀이) 보상이 적절히 이루어져 있다면 정상치를 기준으로 $CO_2$의 변화 방향과 $HCO_3^-$의 변화 방향이 같아야 합니다. 1), 2), 4), 5)는 $CO_2$가 증가했을 때 $HCO_3^-$도 증가하고 $CO_2$가 감소했을 때 $HCO_3^-$는 감소해 있지만 3)은 $CO_2$가 증가했을 때 $HCO_3^-$가 감소해 있습니다. 따라서 3)은 적절한 보상이 이루어져 있지 않습니다.

**정답** 1. 호흡성 산증 2. 대사성 산증 3. 호흡성 염기증 4. 대사성 염기증 5. 3)

# 제 3 장
# 산 증(Acidosis)

## 1. 산증의 정의

산증은 왜 생길까요? 전 장에서 공부 했듯이 체내의 산이 증가하거나 염기가 감소하기 때문입니다. 따라서 **산증(acidosis)은 우리 몸에 산이 증가하거나, 염기가 감소한 상태로 정의**할 수가 있습니다.

① 산이 증가한 예

수술 후 마취에 덜 깬 환자는 호흡이 억제되어 산인 $CO_2$(산)를 배설하지 못해, $CO_2$가 증가된 호흡성 산증이 발생하게 됩니다.

② 염기가 감소한 예

Type II renal tubular acidosis는 proximal tubule의 bicarbonate($HCO_3^-$) 재흡수 장애로 bicarbonate(염기)가 감소해 발생하는 대사성 산증입니다.

### 요점정리

1) 산증은 산이 증가하거나 염기가 감소할 때 생기게 됩니다.

2) 산증을 공부하기 전에, 정상수치를 외웠는지 다시 확인해 봅시다.

우리 몸의 정상—pH : 7.4 　 $HCO_3^-$(bicarbonate) : 24mEq/L

$P_{CO_2}$ : 40mmHg 　 [$H^+$] : 40nmol/L

c.f. 우리몸의 정상 pH는 7.35~7.45사이 입니다. 하지만 외우기 쉽게 하기 위해서 7.4 라고 표기 하였습니다. 반드시 암기하세요!! 최소한 pH의 정상이 7.4 정도임을 알아야지만 환자의 pH가 7.2이면 산증인지 알 수 있지 않을까요?

## Q & A 문제풀이

**문제 1. 다음 빈칸에 적절한 숫자를 적으시오**

정상인의 체내 pH는 ______________

$Pco_2$는 ______________

$HCO_3^-$는 ______________

$[H^+]$는 ______________

풀이) 요점 정리 참고

**문제 2. 다음은 한 환자의 동맥혈 가스 검사 결과이다. 산증의 원인은 무엇인가?**

pH 7.25, $Pco_2$ 26mmHg, $Po_2$ 80mmHg, $HCO_3^-$ 10mEq/L

1) $CO_2$의 증가
2) $CO_2$의 감소
3) $HCO_3^-$의 증가
4) $HCO_3^-$의 감소
5) $O_2$의 감소

풀이)

1) pH 7.25는 산증입니다.

2) 원인(primary cause)은 무엇일까요?

산증일 경우 산인 $CO_2$가 증가하거나 염기인 $HCO_3^-$가 감소해야 합니다.

환자의 경우 염기인 $HCO_3^-$가 10mEq/L로 감소해 있으므로 $HCO_3^-$의 감소가 원인입니다.

c.f. 위 환자에서 primary cause가 $CO_2$의 감소로 염기증인데, 과보상이 일어나 $HCO_3^-$가 너무 많이 소실되어 산증처럼 보이는 것은 아닌지 고민한 학생들이 있을지도 모르겠습니다. 하지만 그런 일은 일어나지 않는데 그것은 **보상(compensation)이 원인(primary cause)을 극복할 수 없기 때문**입니다. 염기증의 보상이 아주 잘 이루어 졌다 하더라도 동반된 다른 산증이 존재하지 않다면 pH 〈 7.4인 acidosis가 될 수는 없습니다. 따라서 pH는 산증과 염기증을 구분하는 기준으로 사용하고, $Pco_2$와 $HCO_3^-$의 변화는 원인을 찾는 기준으로 사용합니다.

**문제 3. 당뇨병 환자가 구토와 과호흡을 주소로 응급실에 내원하였다. 동맥혈 가스 검사 결과는 pH 7.4, $Pco_2$ 20mmHg, $HCO_3^-$ 12mEq/L이었다. 다음 보기 중 옳은 설명은?**

1) $HCO_3^-$가 감소되어 있으므로 대사성 산증이다.
2) $CO_2$가 감소되어 있으므로 호흡성 염기증이다.
3) 대사성 산증 및 호흡성 알카로시스가 동반되어 있다.
4) pH가 정상이므로 산염기 대사의 장애는 없다.
5) 정답 없음

풀이)

1) pH가 7.4이므로 정상입니다.

pH가 정상이니까, 산염기 장애가 없는 걸까요? 산염기 장애가 없으니, primary cause가 무엇인지를 찾지 않아도 될까요? 하지만 산염기 장애의 정의는 $H^+$ 또는 $HCO_3^-$의 변화입니다. 환자의 경우 $CO_2$와 $HCO_3^-$의 변화가 있으므로 산염기의 장애가 분명히 존재합니다.

2) 하지만 primary cause(원인)를 찾을 수 없습니다.

3) 따라서 보상도 찾을 수 없습니다.

4) 답부터 말하면 위 환자의 경우는 호흡성 염기증($Pco_2$의 감소)과 대사성 산증($HCO_3^-$의 감소)이 동반되어 마치 pH가 정상처럼 보이는 것입니다. "pH가 정상이어도 산 염기 장애가 있을 수 있다!"는 것을 설명하기 위해 출제한 문제입니다. 이렇게 복잡한 혼합된 산염기 장애는 〈5장 산염기 장애의 접근법〉에서 자세히 공부하도록 하겠습니다.

## 2. 산증의 보상

우리 몸에 acidosis가 생겼을 경우 우리 몸에서는 pH의 homeostasis를 유지하기 위해 여러 가지 기전을 통해 보상을 합니다. 이러한 역할을 하는 system에는 **완충계(buffer system)와 호흡기계(respiratory system), 신장(kidney)**이 있습니다.

산증이 생기면 buffer system이 가장 먼저 작동합니다. Buffer system은 수소이온과 결합을 하여 pH가 급격히 변화하는 것을 막습니다. 그리고 이 후에 호흡기계와 신장은 산을 제거하거나 염기를 증가시키는 방법을 동원하여 pH의 변화를 최소화하고 우리 몸에 피해가 덜 가도록 합니다. 만약 산증이 보상이 되지 않는다면 어떻게 될까요? 아래 글을 읽어보면, '않좋겠지!' 라는 생각이 좀더 구체적으로 다가올 겁니다.

제가 학생 때 내분비학 수업시간에 DKA(diabetic ketoacidosis)에 대한 강의를 들었는데, 교수님께서 이런 말씀을 하셨습니다.

"DKA환자의 숨에서 쉰 냄새가 나는데, 환자의 몸 안에 ketone(산)이 형성되기 때문입니다."

제가 인턴은 하면서 직접 DKA 환자들을 보았을 때, 환자의 대부분은 hyperventilation을 하고 있었습니다. 숨을 가쁘게 몰어쉬는 환자가 많아서 그 시큼한 냄새를 쉽게 맡을 수 있었답니다. 그런데 만약 어떤 이유로 DKA환

**정답** **1.** pH 7.4, $Pco_2$ 40mmHg, $HCO_3^-$ 24mEq/L, $H^+$ 40nmol/L **2.** 3) **3.** 3)

자가 hyperventilation을 못한다면 어떻게 될까요? Ketone 냄새가 안 나서 진료하기 좋을까요? 그렇기도 하겠지만 산증이 악화되어 큰 문제가 발생하게 됩니다.

DKA는 당뇨병 환자의 몸에 여러 가지 종류의 산이 만들어지는 병입니다. 이러한 산을 배설하기 위해 환자가 hyperventilation을 하는 것이랍니다. 예를 들어, 산이 100만큼 생겼는데 20을 버려 80만큼만 변화가 되는 거지요. 그런데 만약 호흡기계의 이상이 있어 산을 배설하지 못한다면 100만큼의 피해를 그대로 받게 되는 거랍니다. 따라서 산증이 생겼을 때 보상을 하고 있는지 못하고 있는지를 알아보는 것은 굉장히 중요합니다. 이제 각각의 보상 system에 대해서 알아봅시다.

**요점정리**

■ **산증의 보상**

**산증의 발생**

↓

**보상작용의 작동**
1) 산의 제거
2) 염기의 보충

↓

**pH의 변화의 최소화**

## 1) 완충계(Buffer system)

Buffer system은 주로 수소이온을 중화시킬 수 있는 음이온들로 이루어진 집단입니다. **Buffer는 $H^+$을 체내에서 제거시키지는 못합니다.** 단지 **임시방편으로 급격하게 변화하지 못하게** 하는 것이랍니다. $H^+$의 제거는 호흡기와 신장을 통해서만 이루어집니다. 호흡기와 신장을 통해 $H^+$가 제거가 되면 다시 buffer의 회복이 이루어지게 됩니다. Buffer 는 ECF buffer와 ICF buffer로 나눕니다(표 3-1).

- ECF(extracellular fluid) buffer(약40%)
  - $HCO_3^-$(42%)
  - Plasma protein (1%)
- ICF(intracellular fluid) buffer(약60%)
  - Exchange with intracellular $Na^+$(30%)
  - Exchange with intracellular $K^+$(15%)
  - Hb(6%)
  - Phosphate

**표 3-1. Buffer의 종류**

## 요점정리

- Buffer system은 이온으로 이루어진 집단입니다.
- Buffer system은 $H^+$이온의 급격한 변화를 막을 뿐, $H^+$이온을 우리 몸으로부터 제거하지는 못합니다.

## Q & A 문제풀이

**문제 1. 세포외 buffer로 가장 중요하게 작용하는 것은? (KMLE 07')**

1) 단백질 2) 요산 3) 인산염 4) 중탄산염 5) 혈색소

풀이) ECF buffer 중에서 가장 중요한 buffer는 bicarbonate입니다

## 더 알고 싶은 사람만(3)!!

**Q1** 대부분의 acidosis는 hyperkalemia를 동반합니다. Acidosis는 어떻게 hyperkalemia를 일으키는 걸까요?

**A** 표3-1의 ICF buffer의 종류 중 exchange with intracellular $K^+$이 그 원인입니다. Acidosis가 생기면 세포는 수소 이온을 하나 흡수하고 $K^+$이온을 밖으로 내보내서 ECF의 수소농도를 감소시키는 대신에 $K^+$

정답 1. 4)

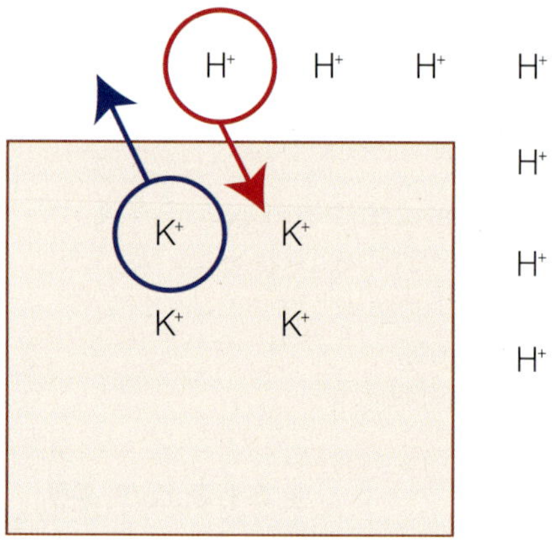


그림 3-1. 산증을 완화하기 위해 일어나는 ECF의 $H^+$와 ICF의 $K^+$의 교환

를 증가시켜 hyperkalemia를 일으킨답니다.

**Q2** 모든 acidosis에서 haperkalemia가 동반되는 것일까요?

**A** Acidosis와 hyperkalemia가 동반되어 있는 경우가 많지만, **항상 그런 것은 아닙니다**. 특히 **normal AG(Anion Gap) metabolic acidosis**의 경우는 GI tract나 신장을 통한 bicarbonate의 손실에 의해 발생하는데, potassium의 손실이 같이 일어나므로 hypokalemia가 동반됩니다. 예외적으로 normal AG acidosis 중 type IV RTA는 hypoaldosteronism의 임상양상이 일어나므로(aldosterone에 의한 $K^+$와 $H^+$의 배설이 일어나지 않음), hyperkalemia가 생깁니다. AG(Anion Gap)은 〈5절 Acidosis의 종류〉에서 공부하도록 하겠습니다.

## 요점정리

- Acidosis(normal AG metabolic acidosis 제외)—Hyperkalemia 동반
- Normal AG acidosis(type IV RTA 제외)—Hypokalemia 동반

## 2) 호흡기계와 신장

### (1) 호흡기계

**호흡기계는 $CO_2$의 배출로 산증을 보상**하게 됩니다. $CO_2$가 물에 녹으면 탄산이 됩니다. $CO_2$ = 산이기 때문에 과호흡(hyperventilation)을 하여 $CO_2$를 배출하면 산이 제거되는 것이지요. Carbonyl anhydrase(CA)는 폐의 alveloi에 가장 많이 존재합니다. 따라서 혈액을 통해 폐까지 이동된 이동된 탄산($H_2CO_3$)은 이 효소에 의해 $CO_2$와 $H_2O$로 분해가 되어 $CO_2$가 제거됩니다.

왜 산증이 발생했을 시, **호흡기계(respiratory system)가 kidney보다 더 빨리 기능**을 하게 될까요? 그 이유는 호흡기계는 숨만 빨리 내쉬거나 천천히 내 쉬는 방법으로 산증을 조절하기 때문입니다. 확실히 소변을 만들어 내는 과정보다 숨을 쉬는 과정이 더 쉬어 보이지 않나요?

### (2) 신장

**신장은 bicarbonate와 $H^+$이온을 재흡수 또는 배설하면서 산염기를 조절**하는데, **가장 늦게 작용**을 합니다.

## 3) 산증에 대한 보상 순서

이들이 작동하는 순서와 시간대별로 나열하면 다음과 같습니다.

① ECF buffer(1 min~ 30 min)

② Respiratory compensation(30 min~2 hrs)

③ ICF buffer(3~5 hrs)

④ Kidney regulation(2~7 days)

**요점정리**

- 우리 몸에는 pH를 일정하게 유지하기 위해 보상 작용이 존재합니다.
- 보상에는 buffer system, 호흡기계, 신장이 관여합니다.
- Buffer system, 호흡기계, 신장 순서로 보상작용이 이루어집니다.

## Q & A 문제풀이

**문제 1. 대사성 산증 조절 체내기전은? (KMLE 02')**

가. 중탄산염이 먼저 작용한다. 나. 호흡성 과호흡이 유발된다.
다. 혈액 $K^+$가 증가된다. 라. 소변 pH가 감소된다.

1) 가, 나, 다 2) 가, 다 3) 나, 라
4) 라 5) 가, 나, 다, 라

풀이)

1) ECF buffer중 bicarbonate가 가장 먼저 보상을 합니다.

2) 대사성 산염기 장애는 호흡성 보상이 일어납니다. 산증이니 과호흡이 일어나 $CO_2$를 배설해야 합니다.

3) ICF의 buffer중 exchange with $K^+$가 산증을 완화시키고 hyperkalemia를 유발합니다.

4) 산증이 생기면 소변 pH를 감소시켜 산을 배설시킵니다.

**문제 2. 다음 산염기 장애 중 보상이 가장 덜 이루어진 상태는 어느 것인가?**

1) 급성 호흡성 산증 2) 급성 호흡성 염기증
3) 만성 호흡성 산증 4) 대사성 산증
5) 대사성 염기증

풀이) 문제를 풀기 위해서는 다음 두 가지를 알고 있어야 합니다.

첫째, 만성질환에서 보상이 이루어질 시간이 충분하기 때문에 보상이 급성의 경우보다 잘 이루어지게 됩니다.

둘째, 보상순서는 1) buffer system, 2) 호흡기 보상, 3)신장 순서로 이루어집니다. 대사성 산염기증은 호흡성 보상이 일어나고 호흡성 산염기증은 대사성 보상이 일어나므로, 호흡성 보상이 일어나는 대사성 산염기증에서 보다 빠른 보상이 이루어집니다.

- 대사성 산염기 - 호흡성 보상 - 빨리 보상됨
- 호흡성 산염기증 - 신장 보상 - 늦게 보상됨

따라서 급성 호흡성 산증에서 가장 보상이 덜 이루어집니다.

**정답** 1. 5) 2. 1)

# 3. 호흡기계와 신장은 어떻게 Acidosis를 조절하는가?

## 1) Respiratory system

앞에서 설명했듯이 호흡기계는 $CO_2$의 배출로 산증을 보상하게 됩니다. $CO_2$가 물에 녹으면 탄산이 됩니다. 즉, $CO_2$ = 산이기 때문에 과호흡(hyperventilation)을 하여 산을 내 보내게 됩니다

## 2) Kidney

Acidosis가 발생했을 때, kidney는 **요를 산성화**시켜 산을 배설하게 됩니다. 요의 산성화는 **1) Proximal tubule에서 bicarbonate의 재흡수**와 **2) Collecting duct에서의 $H^+$ secretion**을 통하여 일어나게 됩니다.

### (1) Proximal tubule에서의 Bicarbonate의 재흡수

체내의 bicarbonate는 분자량이 작기 때문에 사구체에서 여과가 되는데, 여과된 bicarbonate는 proximal tubule에서 재흡수가 일어납니다. 이 때 proximal tubule에서는 여과된 bicarboante를 다시 흡수할 뿐 새로 생성하지는 못하기 때문에 이 과정을 bicarboante의 재흡수라고 부릅니다(길에서 주머니를 뒤지다가 동전을 여러 개 떨어뜨렸다고 생각해 보세요. 흘린 동전 이외에 새로운 동전을 주울 가능성이 조금이라도 있을까요? 떨어뜨린 것만 다 주어도 다행일 것입니다).

그러나 proximal tubule에서 일어나는 이 기전이 망가지게 되면 소변으로 bicarboante가 배설이 되어 소변이 알카리화 되고 우리 몸은 산성화가 되기 때문에 bicarbonate의 재흡수를 요산성화(urine acidification)의 중요한 기전 중 하나로 여기가 됩니다(실제로 proximal tubule의 bicarbonate의 재흡수에 장애가 생기면 type II RTA (renal tubular acidosis)가 발생하게 됩니다). 참고로 proximal tubule에서도 산의 배설이 일어나는데, 주로 $H_2PO_4^-$로 배설합니다.

그림 3-2는 사구체에서 여과된 bicarbonate가 CA(carbonyl anhydrae) IV에 의해 $CO_2$와 $H_2O$로 분해가 되는데, $CO_2$는 세포 내로 이동하여, CA II에 의해 다시 bicarbonate로 합성이 되어 재흡수 되는 것을 보여주고 있습니다.

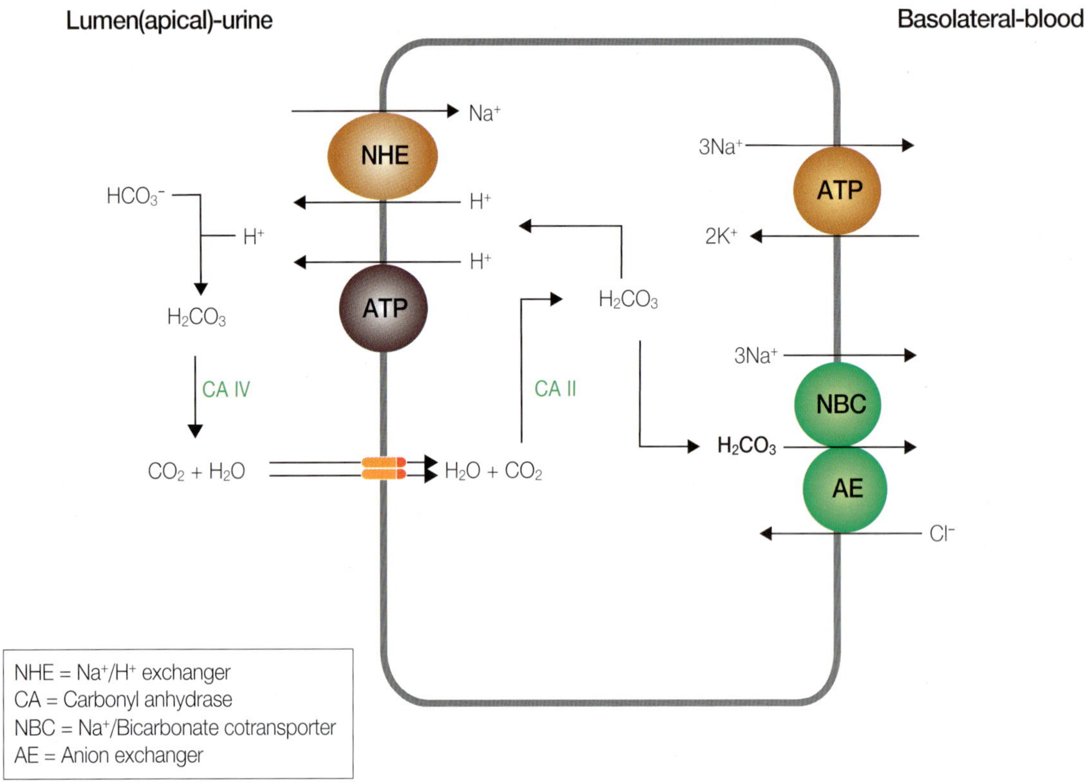


**그림 3-2. Proximal tubule에서 일어난 bicarbonate의 재흡수**

### (2) Collecting duct에서의 $H^+$ secretion

Collecting duct의 intercalated cell에는 두가지 type의 pump가 존재합니다. 하나는 $H^+$ pump이고 다른 하나는 $H^+/K^+$ pump입니다. 이 두 pump를 이용하여 우리 몸은 $H^+$를 배설하는데, lumen으로 배설된 $H^+$는 $NH_3$나 $HPO_4^{2-}$와 결합하여 소변으로 배설이 됩니다. **Proximal tubule에서는 주로 $H_2PO_4^-$로 배설하는 반면, collecting duct에서는 주로 $NH_4^+$로 배설**합니다.

또한 collecting duct에서는 $H^+$이온을 배설할 뿐만 아니라 bicarbonate를 새로 생성하여 흡수합니다. Proximal tubule에서는 bicarbonate를 단지 재흡수 할 뿐이지만, **collecting duct에서는 bicarbonate의 net gain이 있다**는 것을 다시 한 번 기억하기 바랍니다(그림 3-3).

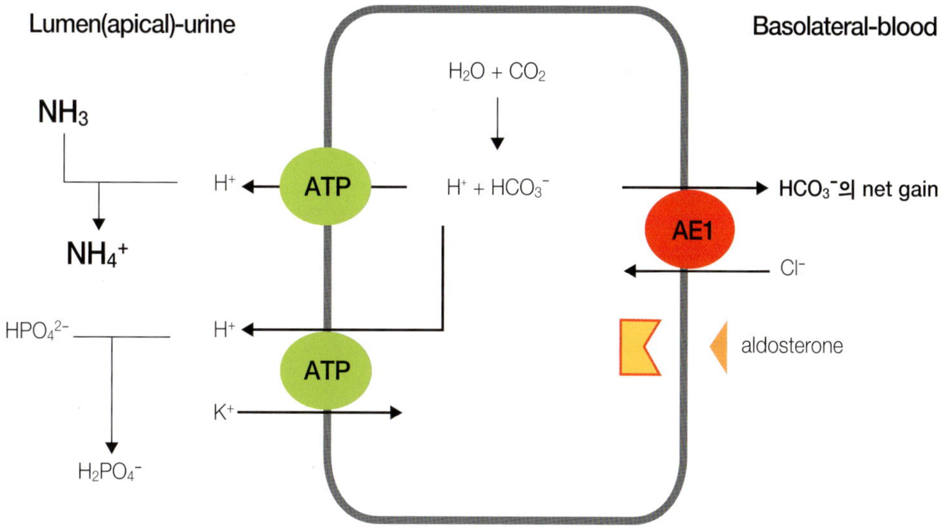


그림 3-3. Intercalated cell에서 일어나는 $H^+$ secretion 및 bicarbonate의 net gain

## 요점정리

**■ 요 산성화의 주된 기전**

1) Proximal tubule
   Bicarbonate의 재흡수
2) Collecting duct
   $NH_4^+$로 산 배설

## Q & A 문제풀이

문제. 요 산성화는 주로 어떤 기전에 의해 일어나는가?

풀이) 요 산성화는 proximal tubule의 bicarbonate 재흡수와 collecting duct의 $H^+$의 배설에 의해 일어납니다.

정답 Proximal tubule의 bicarbonate 재흡수와 collecting duct의 $H^+$의 secretion

# 4. 신장에서 얼마만큼의 산을 배설했을까?

## 1) NAE(Net acid excretion)

신장이 얼마만큼의 산을 배설할 수 있는지를 알기 위해 도입한 개념이 net acid excretion입니다. Net acid excretion은 신장의 산 배설 능력을 수치화 시킨 것인데, 신장에서 배설한 총 산의 양에서 염기인 bicarbonate의 양을 빼서 구합니다.

NAE = 신장에서 배설한 산의 총 양 − 소변으로 배설된 bicarbonate 양 -------------------------------- (1)

그렇다면, 신장에서 배설한 산의 총 양은 어떻게 구할 수 있을까요? 그림 3-4에서 보는 바와 같이 신장은 산을 $NH_4^+$와 titrable acid(주로 $H_2PO_4^-$)로 배설을 하는데, ammonium의 양은 ammonium을 침전시켜 측정하고, 나머지 산은 직접 측정할 수 없으므로 소변의 PH가 중성이 될 때까지 염기를 떨어뜨려 간접적으로 측정을 합니다.

Ammonium을 제외한 산은 이렇게 염기로 titration(적정)하여 측정을 하기 때문에 titrable acid라고 명명합니다. 대표적인 것으로 $H_2PO_4^-$가 있습니다. 따라서 신장에서 배설한 산의 총 양은 식(2)와 같습니다.

신장에서 배설한 산의 총 양 = $NH_4^+{}_{[urine]}$ + Titrable $acid_{[urine]}$ ------------------------------------------------ (2)

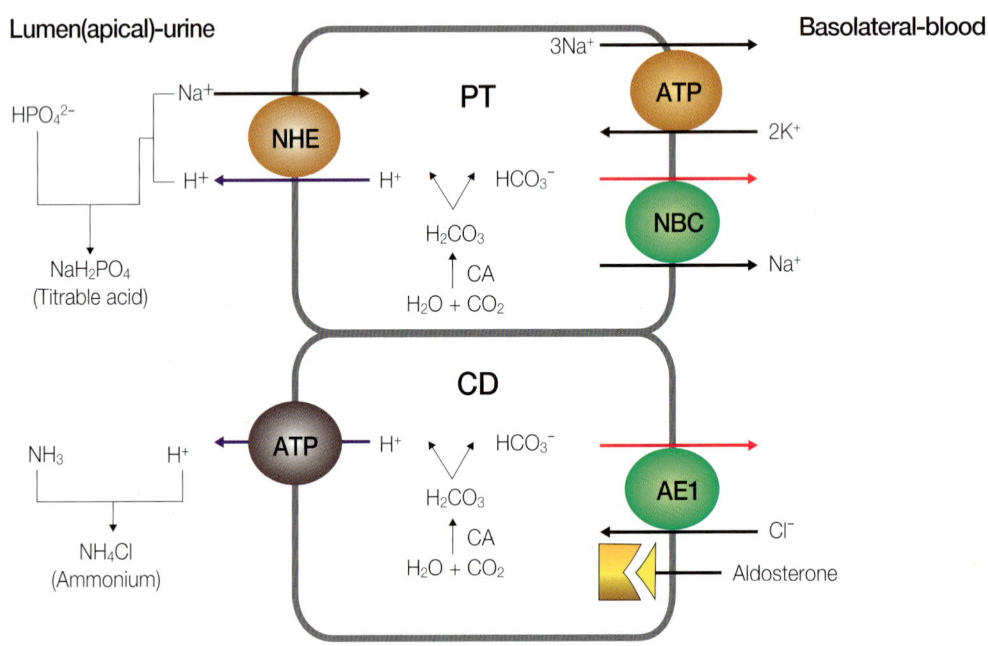


그림 3-4. Titrable acid 배설과 $NH_4^+$의 배설

(2)를 (1)에 대입하면, (3)이 유도가 됩니다.

**NAE = $NH_4^+$[urine] + Titrable acid[urine] - Bicarbonate[urine]** ---------------------------- (3)

참고로, 그림 3-4는 proximal tubule의 cell(PT)과 collecting duct(CD)의 intercalated cell을 함께 그려서 신장에서의 산 배설을 간략하게 표현한 그림입니다.

### 요점정리

Net acid excretion = $NH_4^+$[urine] + Titrable acid[urine] - Bicarbonate[urine]

### Q & A 문제풀이

**문제.** 어떤 환자의 24시간 소변 검사 결과가 TA 20mEq/24hr, $NH_4^+$ 40mEq/24hr, $HCO_3^-$ 1mEq/24hr였다. (1) NAE는 어떻게 계산하고, (2) 얼마인가?

풀이) NAE = $NH4^+$[urine] + Titrable acid[urine] - Bicarbonate[urine]입니다. 환자의 수치를 식에 대입을 하면 NAE = 40mEq/24hr + 20mEq/24hr - 1mEq/24hr = 59mEq/24hr 입니다.

## 5. Acidosis의 종류

Acidosis는 원인에 따라 (1) 호흡성 산증, (2) 대사성 산증, (3) 복합성 산증으로 나눌 수 있습니다. 호흡성 산증부터 순서대로 공부하도록 하겠습니다.

**정답** (1) = $NH_4^+$[urine] + Titrable acid[urine] - Bicarbonate[urine] (2) 59mEq/24hr

## 1) 호흡성 산증(Respiratory acidosis)

호흡성 산증은 일차적인 원인으로 **호흡성 산인 $CO_2$가 증가되어 일어나는 산증**입니다.

### (1) 호흡과 산증과의 관계

호흡성 산인 $CO_2$는 호흡에 의해 조절이 됩니다. Hypoventilation은 얕고 느리게 쉬는 숨이기 때문에 $CO_2$의 배설이 감소합니다. 따라서 체내에 호흡성 산인 $CO_2$가 축적이 되므로 호흡성 산증이 발생하게 됩니다. 반면에 hyperventilation은 깊고 빠르게 쉬는 숨이기 때문에 $CO_2$의 배설을 증가시킵니다. 따라서 체내에는 호흡성 산인 $CO_2$가 감소하고 호흡성 염기증이 발생하게 됩니다.

### (2) 호흡성 산증의 예

호흡성 산증은 **수술 후 환자에게 가장 흔히 발생**합니다. 마취제들은 respiratory drive를 억제하기 때문에 수술 후 환자에서는 흔히 hypoventilation이 일어나게 되고 호흡성 산증이 발생합니다. 임상실습을 하거나 인턴을 하게 되면 회복실로 환자를 옮기면서 "환자분! 숨 크게크게 쉬세요!" 라고 독려하는 모습을 쉽게 볼 수 있는데, 이는

**요점정리**

1) $CO_2$ = Acid

2) 호흡과 산염기의 장애

(1) Hypoventilation

숨을 얕고 천천히 쉼

↓

$CO_2$(산)를 배설하지 못함($CO_2$↑)

↓

체내에 산이 축적되어 호흡성 산증이 일어남

↓

신장의 보상에 의해 bicarbonate가 증가(bicarbonate↑)

(2) Hyperventilation

숨을 깊고 빨리 쉼

↓

$CO_2$(산)를 많이 배설($CO_2$↓)

↓

체내에 산이 감소되어 호흡성 염기증이 일어남

↓

신장의 보상에 의해 bicarboante가 감소(bicarbonate↓)

호흡성 산증이 생기는 것을 막기 위해서입니다. 또한 COPD나 asthma등이 악화되어 내원하는 환자에게도 발생합니다.

### (3) 호흡성 산증의 보상

호흡성 산증이 발생하게 되면 pH의 변화를 최소화하기 위해 염기인 bicarbonate가 증가하게 됩니다. 산증에 의해 일어나는 bicarbonate의 변화는 호흡성 산증이 발생한 기간에 따라 변합니다.

급성으로 호흡성 산증이 일어났을 때에는 $CO_2$가 10mmHg가 증가할 때마다 bicarbonate가 1mEq/L가 증가하고, 만성적으로 호흡성 산증이 일어났을 때에는 $CO_2$가 10mmHg가 증가할 때마다 bicarbonate가 3~5mEq/L씩 증가(3으로 외웁시다)하게 됩니다.

**호흡성 산증이 만성으로 갈수록 신장에서 보상하는 능력이 증가하는 이유는 산증의 발생 기간에 비례하여 신장에서 bicarbonate의 생성과 $H^+$의 배설을 증가시키기 때문**입니다. 따라서 호흡성 산증에서는 급성 보상과 만성 보상이 존재하게 됩니다.

하지만 **대사성 산증에서는 급성과 만성 보상의 개념이 존재하지 않습니다**. 그 이유는 대사성 산증은 호흡기계가 보상을 하는데, 대사성 산증이 오래 되었다고 hyperventilation을 더 잘 할 수는 없기 때문입니다. 마찬가지로 호흡성 염기증이나 대사성 염기증에도 위와 같은 동일한 개념이 적용됩니다.

#### 요점정리

1) **호흡성 산염기 장애의 보상** - 신장성 보상이 일어남
급성과 만성 보상이 존재

**대사성 산염기 장애의 보상** - 호흡성 보상이 일어남
급성과 만성 보상의 개념이 존재하지 않음

2) **호흡성 산증의 보상**($CO_2$ 10mmHg 증가시)
급성 호흡성 산증 - bicarbonate 1mEq/L 증가
만성 호흡성 산증 - bicarbonate 3mEq/L 증가

## Q & A 문제풀이

**문제 1. 다음은 lobectomy를 받고 난 후 ICU에 입원한 환자의 동맥혈검사 수치이다. 산염기 장애를 분석하시오.**

pH 7.14, $Pco_2$ 80mmHg, $HCO_3^-$ 28mEq/L

풀이)

1) pH가 7.14 이므로 acidosis입니다.
2) 산증의 원인은 $CO_2$의 증가이므로 호흡성 산증입니다.
3) 호흡성 산증을 보상하기 위해 염기인 bicarbonate가 28mEq/L로 증가했습니다.
4) 급성인지 만성인지 알아보기 위해 $HCO_3^-$의 보상 정도를 살펴봅시다.
   급성시 $Pco_2$가 10mmHg 증가할 때 $HCO_3^-$는 1mEq/L가 증가하고
   만성시 $Pco_2$가 10mmHg 증가할 때 $HCO_3^-$는 3~3.5mEq/L가 증가하는데,
   환자의 경우 $Pco_2$가 40(80-40)mmHg 증가했을 때 $HCO_3^-$는 4(28-24)mEq/L가 증가하여 $Pco_2$ 10mmHg당 $HCO_3^-$가 1mEq/L씩 증가했으므로 급성 호흡성 산증입니다.

**문제 2. 동맥혈 가스 검사 결과가 다음과 같다. 다음 보기 중 원인을 고르시오.**

pH 7.2, $Pco_2$ 62mmHg, $HCO_3^-$ 26mEq/L

1) 심한 설사(Severe diarrhea)
2) 심한 구토(Severe vomiting)
3) 천식의 급성 악화(Asthma attack)
4) 과호흡 증후군(Hyperventilation syndrome)
5) 신세뇨관산증(Renal tubular acidosis)

풀이)

1) pH 7.2는 acidosis입니다.
2) 산증의 원인으로 $CO_2$의 증가를 생각할 수 있으므로, 호흡성 산증입니다.
3) 호흡성 산증을 보상하기 위해 염기인 bicarbonate가 26mEq/L로 증가했습니다.
   $Pco_2$가 22(62-40)mmHg 증가할 때,
   $HCO_3^-$는 2(26-24)mEq/L가 증가해서 약 10:1의 변화를 보이므로, 급성호흡성 산증입니다.
4) 급성 호흡성 산증을 일으킬 수 있는 원인인 천식의 급성 악화가 답입니다. 참고로 과호흡 증후군은 급성 호흡성 염기증을 일으킵니다.

**정답** 1. 보상된 급성 호흡성 산증(Compensated acute respiratory acidosis) 2. 3)

## 2) 대사성산증(Metabolic acidosis)

### (1) 대사성산증이란?

대사성 산증은 일차적인 원인으로 **$HCO_3^-$가 감소하여 생긴 산증**입니다.

### (2) Metabolic acidosis의 원인? (표 3-2)

Bicarbonate 감소는 **gain of acid** 또는 **loss of bicarbonate**에 의해서 발생합니다. Gain of acid의 경우 섭취하거나 발생한 $H^+$가 bicarbonate와 결합하여, bicarbonate의 감소를 일으킵니다. 반면 loss of bicarbonate는 신장이나 장관을 통한 소실에 의해 발생합니다.

| 표 3-2. Metabolic acidosis의 원인 |
|---|
| Gain of acid : 섭취하거나 대사된 산의 증가 |
| ■ 산의 생성 증가<br>Ketoacidosis<br>Lactic acidosis<br>Salicylate intoxication(Aspirin)<br>■ 섭취된 독극물의 대사<br>Methanol<br>Ethylene glycol<br>Paraldehyde<br>■ 신장에서 산 배설의 감소<br>Uremic acidosis<br>RTA I(distal tubule에서 $H^+$ 배설 장애) |
| Loss of Bicarbonate : 신장이나 장관을 통한 소실 |
| ■ RTA II(proximal tubule에서 bicarbonate 재흡수 장애)<br>■ 설사 |

### (3) Metabolic acidosis의 보상

대사성 산염기증이 생기면 호흡성 보상을 합니다. Metabolic acidosis가 생기게 되면 호흡성 보상을 하는데, 산인 $CO_2$를 내보내어 산증을 보상 하게 됩니다. 예상되는 $P_{CO_2}$는 아래의 공식과 같습니다. 반드시 암기해야 합니다.

**예상되는 $P_{CO_2} = 1.5 \times [HCO_3^-]_{measured} + 8\ (\pm 2)$**

그런데 보상은 왜 꼭 **수치상으로 계산**을 해야할까요? 그것은 **숨어있는 산염기 장애가 있는지 알아보기 위해서**

입니다. 만약 metabolic acidosis인 환자의 ABGA에서 측정된 $Pco_2$가 위 공식보다 많거나 적으면 무엇을 의미할까요? 환자의 호흡기계가 정상이라면, 측정된 $Pco_2$는 계산된 수치의 오차 범위인 ±2 사이에 있을 것입니다. 하지만 호흡기계에 문제가 있는 환자(asthma, COPD, 의식소실 등)라면 호흡기계는 정상적으로 작동하지 못하므로, 측정된 $Pco_2$는 오차의 범위를 넘어서게 됩니다. 따라서 예상되는 $Pco_2$와 측정된 $Pco_2$의 수치가 다르다면 **호흡기계에 문제**가 있다는 것을 의미합니다. 그럼 각각의 경우에 어떤 문제가 있는지 알아봅시다.

① 측정된 $Pco_2$ 〉 예상되는 $Pco_2$(계산한 보상값)
측정된 $Pco_2$가 예상되는 $Pco_2$보다 많다면 호흡성 산인 $CO_2$가 더 많이 체내에 있다는 것을 의미하므로 **호흡성 산증이 동반**되어 있음을 의미합니다.

② $Pco_2$가 〈 예상되는 $Pco_2$(계산한 보상값)
측정된 $Pco_2$가 예상되는 $Pco_2$보다 적다면 호흡성 산인 $CO_2$가 체내에서 더 배설된 것을 의미하므로, **호흡성 알카리증이 동반**되어 있음을 의미합니다.

**표 3-3. 산염기 장애에서 예상되는 보상의 정도**

| 산염기 장애의 종류 | 예상되는 보상 정도 |
|---|---|
| Metabolic acidosis | $Pco_2$ = 1.5x[bicarbonate] + 8 ±2 |
| Metabolic alkalosis | $Pco_2$ = 40 + 0.7([bicarbonate] - 24) |
| Respiratory acidosis | |
| Acute | $Pco_2$ 10mmHg 상승시 bicarbonate 1mEq/L 증가 |
| Chronic | $Pco_2$ 10mmHg 상승시 bicarbonate 3~5mEq/L 증가 |
| Respiratory alkalosis | |
| Acute | $Pco_2$ 10mmHg 감소시 bicarbonate 1~2mEq/L 감소 |
| Chronic | $Pco_2$ 10mmHg 감소시 bicarbonate 5mEq/L 감소 |

다시 한 번 강조하지만 호흡성 산증에는 급성과 만성 보상이 있는 반면, 대사성 산증에는 급성과 만성 보상이 없고 단순히 공식만큼만의 보상을 할 뿐입니다.

제가 본과 4학년 실습을 돌 때 공부를 아주 잘 하는 한 학생이 "위 환자는 metabolic acidosis인데, 현재는 만성 상태라 보상상태가 양호할 것이라고 생각합니다." 라고 발표를 했습니다. 교수님께서 "Metabolic acidosis에는 그런 개념이 없지." 라고 핀잔을 줬더니, 발표가 끝난 후에는 심지어 "교수님이 잘 모르시는 거야." 라며 책을 뒤져보며 자신의 주장을 계속 했습니다. 제가 교과서를 찾아 표 3-3을 보여주었더니 고개를 갸우뚱 거리면서 "이상하네." 라고 말을 하더군요. 표 3-3은 각각의 산염기 장애가 발생시 예상되는 보상치를 정리한 표입니다. 호흡성 산염기증에 대해서는 acute와 chronic으로 나누어 보상식이 적혀있지만, 대사성 산염기증은 수식이 하나씩 밖에 없습니다.

## 요점정리

- **대사성 산증의 보상**
  예상되는 $Pco_2$ = 1.5 x [bicarbonate] + 8(±2) (외울 때에는 ±는 빼고 외웁시다)
- 측정된 $Pco_2$ 〉 예상되는 $Pco_2$ — 호흡성 산증 동반
  측정된 $Pco_2$ 〈 예상되는 $Pco_2$ — 호흡성 알카리증 동반
- 대사성 산염기 장애의 보상에는 급성 또는 만성 보상이라는 개념이 없습니다.

## Q & A 문제풀이

**문제 1. 보상된 대사성 산증에서 $HCO_3^-$가 14mEq/L이면 예상되는 $Pco_2$는 얼마인가?**

1) 52mmHg 2) 40mmHg 3) 28mmHg
4) 10mmHg 5) 18mmHg

풀이) 예상되는 $Pco_2$ = 1.5 × 14 + 8 ± 2 = 29(± 2)mmHg

**문제 2. DKA(diabetic ketoacidosis)로 응급실에 내원한 환자의 동맥혈 검사 결과에서 pH 7.25, $HCO_3^-$ 13mEq/L 이었다. 정상적으로 보상이 일어났을 경우, 예상되는 $Pco_2$는 얼마인가?**

풀이) 예상되는 $Pco_2$ = 1.5 × 13 + 8 ± 2 = 27.5(± 2)mmHg

**문제 3. 환자의 혈청 $Na^+$ - $K^+$ - $Cl^-$ 133 - 3.0 - 110mEq/L였고, 동맥혈 pH 7.25, $Pco_2$ 25mHg, $HCO_3^-$ 15mEq/L였다. 이와 같은 검사 결과가 나올 수 있는 경우는? (KMLE 99')**

1) 설사 2) 요독증 3) 메탄올 중독
4) Salicylate 중독 5) DKA

풀이) 아직 여러분이 여기까지 공부한 지식으로는 답을 맞출 수가 없습니다. 그 이유는 AG(Anion Gap)을 공부하지 않았기 때문입니다. 하지만 어떤 산 염기 질환인지 알아봅시다.

1) pH 7.25는 산증입니다.
2) Bicarbonate가 감소해 있으므로 metabolic acidosis입니다.
3) 보상여부를 살펴봅시다. 만약 적절한 보상이 되어 있다면 환자의 예상되는 $PaCO_2$ = 1.5×15+8±2 = 30.5mmHg(± 2)이어야 합니다. 하지만 환자의 측정된 $Pco_2$는 25mmHg로 예상치보다 약 5mmHg정도가 적습니다. 즉 적절히 보상되었을 때보다 약 5mmHg의 $CO_2$가 더 배출되었으므로 환자에게는 respiratory alkalosis가 동반된 것입니다(측정된 $PaCO_2$ 〈 예상되는 $PaCO_2$ - 호흡성 알카

리증 동반). 이 문제에 대한 퍼시픽 출판사의 KMLE 07년 문제집 4권 신장, 35쪽 10번 풀이의 "대사성 산증이다."라는 해설은 잘못되어 있습니다.

4) 환자의 동맥혈 검사 분석 결과는 metabolic acidosis + respiratory alkalosis입니다.

5) 문제의 답은 AG(anion gap)을 공부한 다음에 찾아보도록 합시다.

**문제 4. 다음은 환자의 동맥혈 가스 검사 결과이다. 환자의 상태는? (KMLE 05')**

pH 7.25, $Pco_2$ 26mmHg, $Po_2$ 100mmHg, $HCO_3^-$ 10mEq/L

1) 대사성 산증 2) 대사성 염기증 3) 호흡성 산증
4) 호흡성 염기증 5) 대사성 및 호흡성 산증

풀이)

1) pH 7.25는 acidosis입니다.

2) $HCO_3^-$의 감소는 metabolic acidosis를 의미하고, 호흡성 보상이 일어나야 합니다.

3) 보상여부를 알아봅시다.

예상되는 $Pco_2 = 3/2 \times 10 + 8 \pm 2 = 23(\pm 2)$mmHg

4) 측정된 $Pco_2$가 26mmHg으로 보상 최고값인 25mmHg보다 1mmHg만큼 더 존재하지만, 그 정도 오차는 허용할 수 있을 것 같습니다. 따라서 compensated(simple) metabolic acidosis입니다.

**문제 5. 26세 여자가 교통사고로 119 구조대에 의해 응급실에 실려왔다. 의식은 없었고 BP는 측정되지 않았다. 동맥혈 검사 결과가 pH 7.27, $Pco_2$ 28mmHg, $HCO_3^-$ 14mEq/L일 때, 다음 중 이 환자의 산염기 장애는?**

1) 대사성 산증 2) 대사성 염기증 3) 호흡성 산증
4) 호흡성 염기증 5) 혼합 산염기장애

풀이)

1) pH 7.27은 산증입니다.

2) $HCO_3^-$의 감소는 metabolic acidosis를 의미하고, 호흡성 보상이 일어나야 합니다.

3) 보상 여부를 알아봅시다.

예상되는 $Pco_2 = 3/2 \times 14 + 8 \pm 2 = 29(\pm 2)$

4) 환자의 $Pco_2$가 28mmHg이어서 계산된 수치와 일치하므로, 숨어있는 산염기 장애는 없으며, 진단은 compensated(simple) metabolic acidosis입니다.

**정답** 1. 3) 2. 27.5(±2)mmHg 3. 1) 4. 1) 5. 1)

### (4) Metabolic acidosis의 분류

Metabolic acidosis의 분류에서는 Anion Gap(AG)이라는 새로운 개념이 등장합니다. 고등학생들이 삼각함수를 이해하지 못해 수학 공부를 포기하듯이, 많은 의대생들이 AG을 이해하지 못해 산염기 공부를 포기하기 일쑤입니다. 하지만 가장 중요한 산염기 장애가 metabolic acidosis이며, AG은 **metabolic acidosis의 분류 및 원인 감별에 굉장히 중요**하기 때문에 반드시 알아야 합니다.

#### ① Anion Gap(AG)이란?

**Anion Gap(AG) = Unmeasured Anion(UA) - Unmeasured Cation(UC)**입니다. Unmeasured라는 뜻은 "통상적인 전해질 검사에서 측정하지 않는"이라는 뜻을 가지고 있습니다. 따라서 AG은 측정되지 않는 음이온과 양이온의 차이로 정의할 수 있습니다

#### ② AG과 대사성 산증과의 관계

대사성 산증이 발생했을 때 우리 몸에서 산은 항상 $H^+A^-$[$A^-$는 통상적인 전해질 검사에서 측정되지 않는 음이온(UA)]와 $H^+Cl^-$로 발생하게 됩니다.

만일 산이 $H^+A^-$로 발생하게 되면, 통상적인 검사에서 측정되지 않는 음이온이 증가하므로 unmeasured anion(UA)이 증가하게 됩니다. UA가 증가하므로 UA-UC로 정의되는 AG도 증가하게 됩니다. 이렇게 발생한 산증을 high AG metabolic acidosis라고 합니다.

반면에 산이 $H^+Cl^-$형태로 생기게 되면, 측정되지 않은 음이온이 존재하지 않으므로 unmeasured aninon의 양은 변화하지 않고 따라서 AG도 정상입니다. 대신 음이온으로 $Cl^-$가 증가하게 됩니다. 이렇게 발생한 산증을 normal AG metabolic acidosis라고 합니다.

#### 요점정리

1) AG = UA - UC

2) High AG metabolic acidosis의 발생 기전

$H^+A^-$ 생성
↓
$H^+$의 증가 → 대사성 산증
UA의 증가
↓
High AG

3) Normal AG metabolic acidosis의 발생 기전

$H^+Cl^-$ 생성
↓
$H^+$의 증가 → 대사성 산증
UA의 증가 없음
↓
Normal AG

③ High AG metabolic acidosis(Normal $Cl^-$ metabolic acidosis)

High AG metabolic acidosis는 산이 $H^+A^-$ 로 생성이 될 때 발생합니다. 이러한 예로는 **DKA, lactic acidosis, 독극물 중독(e.g. Salicylic acid)**등이 있습니다. 예를 들어 DKA에서 산은 hydroxybutric acid($CH_3(CH)_2CO(OH)^-H^+$) 등으로 생성이 됩니다. 수소 이온과 함께 생성된 $CH_3(CH)_2CO(OH)^-$는 측정되지 않은 음이온(UA)이므로 환자의 몸에는 UA이 증가하게 됩니다.

High AG metabolic acidosis는 **UA을 포함한 산이 대사에 의해 생성(e.g. DKA, lactic acidosis)이 되거나 과량 투여(salicylic acid intoxication)되어 발생**한다는 것을 반드시 기억해야 합니다.

④ Normal AG metabolic acidosis(High $Cl^-$ metabolic acidosis)

앞서 normal AG metabolic acidosis에서는 산이 $H^+Cl^-$로 생성이 된다고 설명하였습니다. 하지만 실제로 산이 염산으로 동시에 생성이 되는 것이 아니라 $H^+$와 $Cl^-$가 일련의 과정으로 생성이 됩니다.

Normal AG metabolic acidosis의 대표적인 원인인 설사를 예로 설명하도록 하겠습니다. 설사를 심하게 하게 되면 수분과 여러 가지 전해질을 소실하게 되는데, 그 중에는 bicarbonate도 포함되어 있습니다. 염기인 bicarbonate($HCO_3^-$)의 loss는 우리 몸에서 $H^+$의 gain과 산증을 의미합니다. 한편 우리 몸에서는 음이온을 소실했기 때문에 그 만큼의 다른 음이온을 신장에서 흡수를 해야 합니다(자연계에서는 항상 "양이온의 총전하량 = 음이온의 총전하량" 이라는 공식을 유지). 이 때 흡수하는 이온이 $Cl^-$입니다.

Normal AG metabolic acidosis를 일으키는 또 다른 원인으로는 RTA(renal tubular acidosis)가 있습니다. RTA normal AG metabolic acidosis를 일으키는 기전은 bicarbonate의 loss가 GI tract가 아닌 신장에서 일어나는 점을 제외하고는 설사와 기전이 같습니다.

Normal AG metabolic acidosis의 원인에 **GI tract(설사) 또는 신장을 통한 bicarbonate의 loss(RTA)**가 있다는 것은 반드시 기억하고 있어야 합니다.

⑤ AG(Anion Gap)의 계산

Anion Gap을 구하는 공식을 유도해 봅시다. ECF에 존재하는 대부분의 양이온은 $Na^+$, $K^+$이고 음이온은 $Cl^-$와

bicarbonate입니다. 한편, "양이온의 총전하량 = 음이온의 총전하량" 이기 때문에,

**$[Na^+]$ + $[K^+]$ + Unmeasured Cation = $[Cl^-]$ + $[HCO_3^-]$ + Unmeasured Anion** --------(1) 이라는 공식이 성립합니다.

이 식을 다시 정리를 하면, (2)와 같습니다.

**Unmeasured Anion-Unmeasured Cation = $[Na^+]$ + $[K^+]$ - $[Cl^-]$ - $[HCO_3^-]$** --------(2)

보통 $K^+$의 양은 계산하지 않으므로,

**AG = UA - UC = $[Na^+]$ - ($[Cl^-]$ + $[HCO_3^-]$)**이 됩니다.

참고로, **정상 범위는 10~12mEq/L**입니다.

## 요점정리

### ■ Metabolic acidosis의 분류

1) High AG metabolic acidosis(Normal $Cl^-$)

UA을 포함한 산($H^+A^-$)의 생산 또는 섭취

↓

- $H^+$의 증가 → 산증
- UA의 증가

↓

High AG metabolic acidosis 발생

2) Normal AG metabolic acidosis(High $Cl^-$)

"염기" 이자 "음이온" 인 bicarbonate의 소실

↓

- 염기의 소실 → 산증
- 음이온의 손실 → 신장에서 음이온이 $Cl^-$의 흡수(전하량의 총량을 맞추기 위해) → $Cl^-$ 증가

↓

UA의 증가가 없음

↓

Normal AG metabolic acidosis 발생

### ■ AG의 계산

AG = UA -UC = $Na^+$ - ($Cl^-$ + $HCO_3^-$)

정상치 : 10~12mEq/L

## Q & A 문제풀이

**문제 1. 다음 중 AG이 증가하는 경우를 고르시오.**

1) 고마그네슘혈증 2) 케톤산증 3) 리지움중독
4) Bromide 중독 5) Hyponatremia

풀이)

1) 마그네슘은 UC입니다. UC이 증가하였으므로 AG = UA - UC은 감소합니다.
2) 케톤은 UA입니다. UA이 증가하면 AG은 증가합니다.
3) 리지움은 UC입니다. AG은 감소합니다.
4) Bromide는 검사 상 $Cl^-$로 측정이 됩니다. Bromide 증가는 $[Cl^-]$ 증가와 동일한 상황이므로 $AG = [Na^+] - ([Cl^-] + [HCO_3^-])$은 감소합니다.
5) Hyponatremia에서는 $[Na^+]$가 감소하므로 $AG = [Na^+] - ([Cl^-] + [HCO_3^-])$은 감소합니다.

**문제 2. 49세 남자 환자가 심한 설사로 입원하였다. 진찰 소견으로 skin turgor가 감소하였고 구강 점막은 말라있었다. 활력증후를 측정한 결과 혈압은 100/80mmHg, 맥박은 93회/min이었다. 응급혈액검사는 HCT 47%, BUN 35mg/dl, Cr 2.0mg/dl였으며, 동맥혈 검사는 pH 7.32, $Pco_2$ 35mmHg, $HCO_3^-$ 6mEq/L였다. 환자의 산 염기 장애를 분석하시오.**

1) High AG metabolic acidosis
2) High AG metabolic acidosis + respiratory alkalosis
3) High AG metabolic acidosis + other metabolic acidosis
4) Normal AG metabolic acidosis
5) Normal AG metabolic acidosis + respiratory acidosis

풀이)

1) pH 7.3 은 산증입니다.
2) Bicarbonate의 심한 감소가 산증을 일으켰다고 생각할 수 있습니다. $Pco_2$는 보상적으로 감소했습니다.
3) 보상이 적절한지 살펴봅시다. 예상되는 $Pco_2 = 1.5 \times 6 + 8 = 17$mmHg입니다. 측정된 $Pco_2$는 17mmHg이어야 하는데 35mmHg로 증가되어 있으므로, 약 18mmHg만큼의 $Pco_2$ 증가가 있고 이는 respiratory acidosis가 동반되어 있음을 의미합니다.
4) Metabolic acidosis는 AG을 살펴봐야 합니다.
$AG = [Na^+] - ([bicarbonate] + [Cl^-]) = 145 - (6+130) = 9$ 입니다. 따라서 정상입니다.
5) 따라서 환자의 산염기 장애는 normal AG metabolic acidosis + respiratory acidosis입니다.

**정답** 1. 2) 2. 5)

④ High AG metabolic acidosis(Normal $Cl^-$)의 원인

앞에서 설명했듯이 AG의 증가는 UA의 증가로 생기게 됩니다. 따라서 high AG metabolic acidosis는 UA을 포함한 산인 **$H^+A^-$가 대량 생성**이 되었거나, **대량 섭취**했을 경우 발생하게 됩니다. High AG acidosis의 원인을 나열해 봅시다.

- 케토산증
- 젖산혈증
- 말기 요독성 산혈증
- Salicylate, methanol, ethylene glycol 등의 독성 물질을 복용한 경우

다시 한 번 강조하지만, 위에 언급한 모든 물질들은 UA을 포함하는 산입니다. 참고로 **$Cl^-$는 High AG metabolic acidosis의 발생에 관여하지 않기 때문에 정상**입니다.

⑤ Normal AG metabolic acidosis(High $Cl^-$)의 원인

Normal AG metabolic acidosis는 GI tract나 kidney를 통한 bicarbonate의 loss에 의해 발생합니다. Bicarbonate를 잃어버리고, $Cl^-$를 흡수하므로 AG이 변하지 않는다고 말씀드렸지요? 또 **$Cl^-$를 흡수하므로 hyperchloremic**이 됩니다. Normal AG acidosis의 원인은 다음과 같습니다.

- **RTA(신세뇨관 산혈증)**
- 요독성 산혈증(초기)
- 호흡성 알카로시스에 따른 산혈증
- Acetazolamide(신장에서 bicarbonate의 재흡수를 막는 약이지요.)
- **설사에 따른 산혈증**
- $NH_4Cl$의 복용

이 중 **신세뇨관산혈증과 설사**를 반드시 기억해 두어야 합니다.

## 요점정리

**■ AG과 $Cl^-$와의 관계**

High AG = Normal Chloride
Normal AG = High Chloride

**■ High AG metabolic acidosis의 원인**

1) DKA
2) Lactic acidosis
3) Toxin의 섭취

**■ Normal AG metabolic acidosis의 원인**

1) 설사(diarrhea)
2) 신세뇨관 산증(RTA)

## Q & A 문제풀이

문제 1. 20대 여자가 최근 자주 반복되는 근위약감을 주소로 병원에 입원하였다. 혈청 $Na^+$ 140mEq/L, $K^+$ 2.5mEq/L, $Cl^-$ 118 mEq/L 였으며 동맥혈가스 분석상 pH 7.2, $Pco_2$ 28 mmHg, $Po_2$ 105mmHg, $HCO_3^-$ 13 mEq/L 이었다. 다음 중 원인으로 적절한 것은?

가. Diabetic ketoacidosis　　나. Distal tubular acidosis(Type I RTA)
다. Lactic acidosis　　라. Severe diarrhea due to laxative abuse

1) 가, 나, 다　　2) 가, 다　　3) 나, 라
4) 라　　5) 가, 나, 다, 라

풀이)

1) pH 7.25 = Acidosis

2) Bicarbonate가 13으로 감소되어 있으므로, metabolic acidosis입니다.

3) $Pco_2$는 산증의 보상으로 감소해져 있고, 보상치를 계산하면,
예상되는 $Pco_2$ = 1.5×13 + 8 = 27.5mmHg로 환자의 측정치인 28mmHg과 일치하므로 호흡상 보상은 적절히 이루어져 있으며, 호흡성 산염기 장애는 동반되어 있지 않습니다.

4) AG을 계산해 봅시다. AG = 140 - (118 + 13)=9로 정상이므로 환자의 상태는 normal AG metabolic acidosis입니다.

5) Normal AG metabolic acidosis의 원인에는 RTA와 설사가 있습니다. 따라서 답은 나,라 입니다.

**문제 2.** 혈청 $Na^+$ - $K^+$ - $Cl^-$ 133 - 3.0 - 110 mEq/L 동맥혈 pH 7.25, $PaCO_2$ 25mHg, $HCO_3^-$ 15mEq/L였다. 이와 같은 검사 결과가 나올 수 있는 경우는? (KMLE 99')

1) 설사
2) 요독증
3) 메탄올 중독
4) Salicylate 중독
5) DKA

풀이)

이 문제는 AG을 배우지 않아 AG을 공부한 후 답을 찾기로 했던 51p의 3번 문제입니다.

1) pH 7.25는 산증입니다.
2) Bicarbonate 가 감소해 있으므로 metabolic acidosis입니다.
3) 보상여부를 살펴봅시다. 만약 적절한 보상이 되어 있다면 환자의 예상되는 $PaCO_2$ = 1.5 × 15 + 8 ± 2mmHg = 30.5 ± 2이어야 합니다. 하지만 환자의 $PaCO_2$는 25 mmHg로 보상되었을 때의 수치보다 약 5mmHg정도가 적습니다. 호흡성 산인 $CO_2$가 5mmHg정도 더 배설이 되었으므로 환자에게는 respiratory alkalosis가 동반되어 있습니다.
4) Metabolic acidosis는 원인을 찾기 위해 AG을 계산해야 합니다.
   AG = $[Na^+]$ - ($[Cl^-]$ + [bicarbonate]) = 133 - (110 + 15 ) = 8은 정상입니다.
5) 환자의 ABGA는 normal AG metabolic acidosis + respiratory alkalosis입니다.
6) Normal AG metabolic acidosis의 가장 흔한 원인은 설사와 RTA입니다.

---

⑥ High AG metabolic acidosis의 접근

High AG metabolic acidosis 발생 과정 중에 1mmol의 $H^+A^-$가 생성되었다고 가정합시다. 우리 몸에서는 식 (1)과 같은 화학반응이 일어나게 됩니다.

$H^+A^- + HCO_3^- \rightarrow H_2O + CO_2 + A^-$ -------- (1)

식 (1)에서 처럼 1mmol의 $H^+$은 1mmol의 $HCO_3^-$를 제거하여 산증을 일으키고, 체내에는 $A^-$(UA)가 1mmol이 증가해 AG을 1mmol 증가시킵니다. 즉 산이 1mmol이 생산이 될 때마다 $HCO_3^-$는 1mmol이 제거되며, AG은 1mmol이 증가합니다. 따라서 High AG metabolic acidosis에서는 식 (2)가 성립하게 됩니다.

$\Delta HCO_3^- = \Delta AG$ -------- (2)

---

**정답** 1. 3) 2. 1)

그러나 High AG metabolic acidosis이외의 다른 산염기 장애가 동반되어 있다면, 식(2)는 성립하지 않게 됩니다.

i) $\Delta HCO_3^-$ 〉 $\Delta AG$

$HCO_3^-$의 감소가 high AG metabolic acidosis만 있을 때보다 더 많이 발생한 경우입니다. 추가된 $HCO_3^-$감소는 **숨어있는 산증(hidden acidosis)**을 의미합니다.

ii) $\Delta HCO_3^-$ 〈 $\Delta AG$

$HCO_3^-$의 감소가 high AG metabolic acidosis만 있을 때보다 더 적게 발생한 경우입니다. 덜 감소한 $HCO_3^-$는 **숨어있는 알카리증(hidden alkalosis)**를 의미합니다.

따라서 숨어있는 산염기 장애를 찾기 위해, high AG metabolic acidosis환자에서는 $\Delta HCO_3^-$과 $\Delta AG$을 반드시 비교해야 합니다.

## 요점정리

### High AG metabolic acidosis

1) $\Delta AG = \Delta HCO_3^-$
Simple high AG metabolic acidosis

2) $\Delta AG$ 〉 $\Delta HCO_3^-$
High AG metabolic acidosis + Hidden alkalosis

3) $\Delta AG$의 증가 〈 $\Delta HCO_3^-$의 감소
High AG metabolic acidosis + Hidden acidosis

## Q & A 문제풀이

문제. 편두통과 폭식증(bulimia nervosa)로 진단받은 기왕력이 있는 23세 여자 환자가 응급실에 실려왔다. 환자는 살을 빼기 위해 이틀 동안 금식을 하였는데 머리가 너무 아파 과량의 두통약을 복용하였다. 이 후 배가 너무 고파 폭식을 했는데, 살이 찔 것이 걱정이 되어 손가락을 입에 넣은 후 10여 회 심한 구토를 하였다고 한다. 환자의 동맥혈 검사 결과는 다음과 같았다. pH = 7.33, $Pco_2$ = 35mmHg, $HCO_3^-$ 18mEq/L, AG 33이다. 다음 환자의 산 염기 장애를 분석하시오.

풀이)

1) 환자의 pH가 7.33이고 $HCO_3^-$가 감소되어 있으므로 metabolic acidosis입니다.
2) 호흡성 보상이 잘 이루어져 있는지 살펴봅시다. 예상되는 $Pco_2 = 1.5 \times [HCO_3^-] + 8 = 1.5 \times 18 + 8 = 35$로 환자의 측정치와 동일하므로 적절한 보상이 이루어져 있습니다.
3) AG이 33으로 증가해 있으므로 high AG metabolic acidosis입니다.
4) AG이 증가해 있는 경우, AG의 변화량과 bicarbonate의 변화량을 비교합시다.
   AG의 변화량 = 33 - 12(정상치) = 21
   Bicarbonate의 변화량 = 24(정상치) - 18 = 6
   AG의 변화량과 bicarbonate의 변화량이 같지 않습니다. 이는 bicarbonate가 AG의 변화량인 21만큼 감소해야 하는데, 어떤 원인에 의해 6mEq/L밖에 감소하지 않았음을 의미합니다. 즉 bicarbonate를 15(21-6)mEq/L만큼 증가시킨 숨어있는 metabolic alkalosis가 동반된 것입니다.
5) 심한 두통으로 아스피린 등의 두통약의 투여가 high AG metabolic acidosis를 일으켰을 것입니다. 이후 심한 구토로 인한 $H^+$의 소실이 또 다른 산염기 장애인 metabolic alkalosis를 유발했을 것으로 유추할 수 있습니다.

---

### ⑦ Normal AG metabolic acidosis의 접근

High AG metabolic acidosis에서 AG의 변화량과 bicarbonate의 변화량을 비교하여 숨어있는 대사성 산염기 장애가 없는지 알아봐야 하듯이, normal AG acidosis는 그 원인을 판단하기 위해(원인에는 **RTA와 설사**가 있다고 공부했지요?) urine AG을 계산해야 합니다.

**Urine AG = $[Na^+]u + [K^+]u - [Cl^-]u$**입니다.

소변에서 측정되는 대부분의 양이온은 $Na^+$, $K^+$이고, 음이온은 $Cl^-$입니다. "양이온의 총 전하량 = 음이온의 총 잔하량" 이므로 (1)과 같은 식이 성립합니다.

$[UC]u + [Na^+]u + [K^+]u = [UA]u + [Cl^-]u$ ---- (1)

(1)을 정리하면, (2)와 같은 공식이 유도됩니다.

Urine AG = $[UA]u - [UC]u = [Na^+]u + [K^+]u - [Cl^-]u$ ---- (2)

참고) $[UC]u$ = urine UC, $[Na^+]u$ = urine $Na^+$, $[K^+]u$ = urine $K^+$, $[UA]u$ = urine UA, $[Cl^-]u$ = urine $Cl^-$

정상인에서 urine AG 〈 0 입니다. ECF의 $Na^+ + K^+$ 〉 $Cl^-$($Na^+$ 135~145 mEq/L, $K^+$ 3.5-5.0 mEq/L, $Cl^-$ 95-105 mEq/L)임을 생각해 볼 때, 정상인의 신장은 $Cl^-$를 많이 배설하는 것을 알 수 있습니다.

---

**정답** High AG acidosis + metabolic alkalosis

왜 신장은 $Cl^-$를 많이 내보내는 것일까요? 그것은 우리 몸은 대사를 하여 산을 생성하고 신장은 이 산을 배설하는데, collecting duct에서 $NH_4^+Cl^-$로 배설이 되기 때문입니다. 그러므로 소변에서 $Cl^-$이 많다는 것(urine AG 〈 0)은 신장에서 산의 분비가 정상이라는 것을 의미합니다.

Normal AG metabolic acidosis시 원인은 diarrhea와 RTA가 대부분입니다. **Diarrhea에 의한 산증에서는 산증**을 **보상하기 위해 신장에서 배설하는 산의 양이 증가하므로 Urine AG 〈 0** 입니다. 하지만 **RTA에 의한 산증에서는 원인이 신장에 있기 때문에 산 배설이 정상적으로 이루어지지 않으므로 AG 〉 0** 입니다.

참고) Urine AG이 **n**egative(〈0)이면 **n**onrenal cause라고 외웁시다.

## 요점정리

- Urine AG = $[Na^+]u + [K^+]u - [Cl^-]u$

  정상치 〈 0

- Normal AG metabolic acidosis의 접근

  1) Urine AG 〈 0 - Nonrenal causes(설사)

  설사에 의한 산증

  ↓

  신장에서의 산 배설 증가($NH_4Cl$의 배설이 증가하므로 소변에 $Cl^-$가 증가)

  ↓

  Urine AG = $Na^+ + K^+ - (Cl^- \uparrow)$ 〈 0

  2) Urine AG 〉 0 - RTA

  RTA(Renal tubular acidosis)

  ↓

  신장에서의 산 배설 기능의 장애($NH_4Cl$의 배설이 감소하므로 소변의 $Cl^-$감소)

  ↓

  Urine AG = $Na^+ + K^+ - (Cl^- \downarrow)$ 〉 0

## 더 알고 싶은 사람만(4)!!

**Q1** DKA(Diabetic ketoacidosis)의 치료를 공부하다 보면, "Plasma $K^+$"은 증가되어 있어도 체내 총 potassium 양은 감소되어 있는 경우가 많으므로, 산증을 치료하면서 보충해 주어야 한다." 라는 내용이 나오는데 왜 그럴까요?

**A** DKA 때 보이는 hyperkalemia는 아래의 2가지에 의한 경우가 많습니다.

(1) Solute drag

DKA는 severe volume contraction과 metabolic acidosis가 나타나는 질환입니다. DKA가 발생하면 ECF에 osmol을 증가시키는 ketone들이 축적이 되어 ICF의 물을 끌어당깁니다. 물은 이동을 하면서 ICF의 $K^+$을 ECF로 함께 끌어가 hyperkalemia를 일으킵니다(solute drag).

(2) Insulin 결핍

일차성 당뇨병에서 나타나는 insulin 의 결핍은 solute drag로 인해 ECF로 이동된 potassium을 세포 안으로 이동시키지 못하므로 hyperkalemia가 유지됩니다.

하지만 DKA가 발생하면 체내 총 potassium 양은 감소되어 있는 경우가 흔합니다. 이것은 DKA 때 생긴 ketone(unmeaured anion)들이 사구체를 빠져나가 lumen의 (-)charge를 증가시키기 때문입니다. 증가된 lumen의 (-) charge는 collecting duct에서 양이온인 $K^+$의 excretion을 유발하고, 체내 총 potassium의 양은 감소하게 됩니다.

요약하자면 DKA 때 신장으로 potassium의 excretion이 일어나 체내 총 potassium은 감소하지만 (1)과 (2)에 의해 ECF로 ICF의 $K^+$이 이동되기 때문에, 정상 심지어 hyperkalemia가 나타나는 것입니다.

하지만 insulin을 공급하여 치료하면 $K^+$이 다시 세포 내로 이동하여 hypokalemia가 발생할 수 있으므로 이를 방지하기 위해 $K^+$을 공급해야 합니다.

---

**Q2** 일부 KMLE 문제집을 보면, type II RTA는 proximal tubule의 bicarbonate의 재흡수 장애로 생기며, distal tubule의 산 분비는 정상이므로, urine AG은 〈0 이라고 설명(2007 Pacific KMLE 4권 39p, 퍼시픽 출판사)이 되어 있는데 과연 맞는 말일까요?

**A** 그럴듯해 보이는 설명이지만, 많은 학생들이 잘못 알고 있는 부분입니다. Type II RTA에서는 daily acid production을 다룰 수 있을 만큼 distal tubule에서 ammonium($NH_4^+$)를 분비할 수 있으므로 urine AG 〈 0 이것 같지만, nonrenal causes에서와 같이 ammonium 배설이 증가하지는 않아 urine AG〉0입니다.

⑧ Metabolic acidosis의 접근 순서

Metabolic acidosis의 접근 방법에 대해 정리해 봅시다. Matabolic acidosis에서는 가장 먼저 **호흡성 보상이 이루어져 있는지 확인**해서 호흡성산 염기 장애의 동반 유무를 알아봐야 합니다.

그 다음으로 **AG을 계산**해야 합니다. **High AG metaboolic acidosis이면** △**AG과** △**$HCO_3^-$를 비교**하여 숨어있는 산염기 장애가 있는지 알아봅니다. **Normal AG metabolic acidosis이면 urine AG을 계산**하여 그 원인이 renal인지 nonrenal인지를 구분합시다(그림 3-5).

### 요점정리

**■ Metabolic acidosis의 접근 순서**

1) 호흡성 보상유무 감별
2) AG 계산
3) High AG acidosis의 경우 – ⊿AG과 ⊿bicarbonate 비교
4) Normal AG acidosis의 경우 – Urine AG 비교

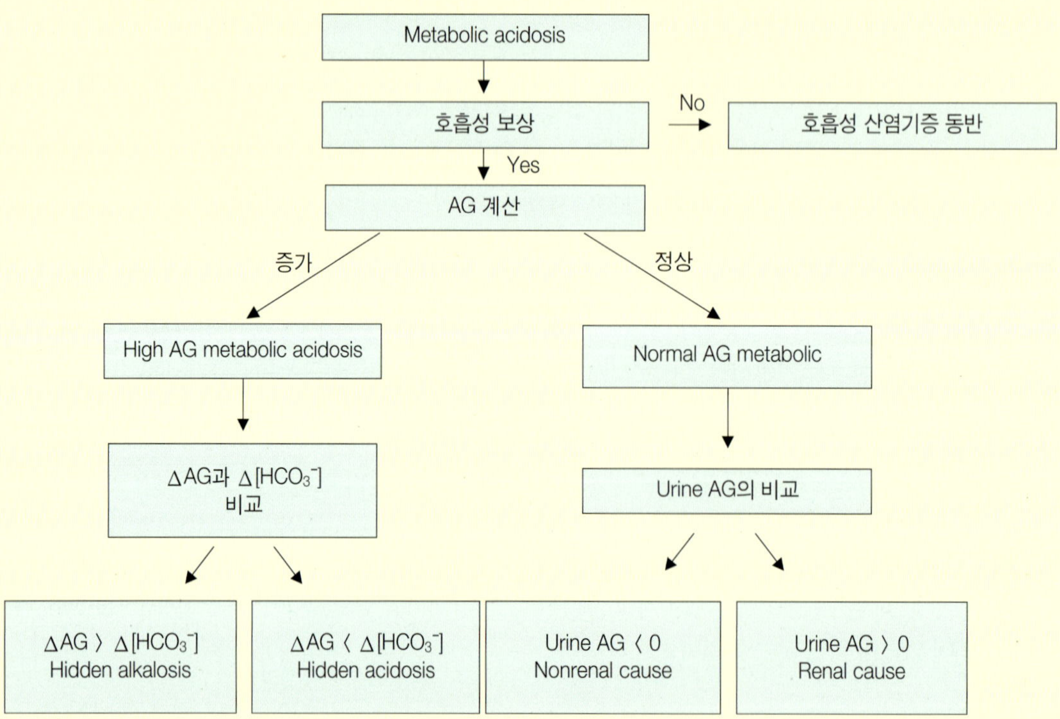


**그림 3-5. 대사성 산증의 접근**

# 6. 산증의 치료

산증의 치료는 **기저 질환의 치료**와 **알카리의 투여**로 나눌 수 있습니다. Asthma나 COPD, DKA등과 같은 질환들은 기저 질환을 치료해야지만 산증이 조절됩니다. 하지만 **pH < 7.1 이거나 bicarbonate < 6~8mEq/L일 때에는 알카리를 투여**해야 합니다. 이번 절에서는 어떻게 알카리를 투여하는지에 대해서 공부도록 하겠습니다.

알카리를 투여하기 위해서는 bicarbonate space라는 개념을 알아야 합니다. Bicarbonate space란 우리 몸에 bicarbonate가 자유롭게 이동할 수 있는 공간인데, 우리가 투여한 bicarbonte의 총량은 이 공간에 균등하게 분포합니다. **Bicarbonate space는 체중의 50%**로 알려져 있습니다.

만약, 50kg인 사람의 bicarbonate의 농도를 2mEq/L를 증가시키려고 한다면 필요한 bicarbonate의 양은 얼마나 될까요? Bicarbonate space는 50 × 0.5 = 25L 입니다. 따라서 25L × 2mEq/L = 50mEq를 공급하면 됩니다.

## 요점정리

1) $HCO_3^-$의 부족 총량 = ( 24 - $[HCO_3^-]_{measured}$) × Bicarbonate space(0.5 X 체중)

참고) 24는 정상 사람에서의 bicarbonate의 농도입니다.

그러나 산증을 교정할 때 bicarbonate의 부족 총량을 공급하지는 않습니다.

2) $HCO_3^-$의 투여량 = ($[HCO_3^-]_{목표치}$ − $[HCO_3^-]_{measured}$) × Bicarbonate spcae

## Q & A 문제풀이

**문제. 40세 60kg의 남자가 심한 설사로 내원하여 실시한 검사에서 $HCO_3^-$가 8mEq/L이다. $[HCO_3^-]$를 12mEq/L로 증가시키기 위해 투여해야 할 $HCO_3^-$의 양은?**

풀이) $HCO_3^-$ 투여량 = (12 - 8 ) × 60 × 0.5 = 4 × 30 = 120mEq

정답 120mEq

대사성 산증이 있는 환자의 치료 목표는 pH를 교정하는 것입니다. 그렇기 때문에 치료를 하기 앞서 목표 pH를 정하고, 투여해야 할 bicarbonate를 계산해야 합니다.

여러분이 MICU(medical ICU)의 주치의이라고 가정을 합시다. 상태가 안 좋은 환자가 있어 AGBA를 해보니, pH 7.1, $Pco_2$ = 20mmHg, $HCO_3^-$ = 5mEq/L입니다. 어떻게 치료해야 할까요?

주치의 A : Bicarbonate가 5밖에 안돼? 어떻하지? 간호사! Bivon(8.4% 20cc bicarbonate solution) 하나 줘요. 인턴선생! 10분 후에 다시 ABGA 해봐.

주치의 B : pH가 7.1이니까 pH를 7.2정도까지 우선 교정을 해야겠어. 이 환자의 pH를 7.2로 하려면, bicarbonate는 (  1  )가 되어야 해. 환자의 몸무게는 60kg이니까 투여해야 하는 bicarbonate의 양은 [(1) - 5mEq/L] × 60kg × 0.5 야.

실세로 응급실이나 ICU에서 볼 수 있는 것은 주치의 A의 order입니다. 하지만 여러분이 주치의 A와 주치의 B를 비교할 때 확실히 주치의 B의 치료방법이 더 논리적이지 않나요? 산증을 치료하기 위해 bicarbonate를 투여하는 것은 결국 우리 몸의 pH를 안전한 수치에 가깝게 하기 위해서입니다. 따라서 **목표 pH를 설정하고 이에 해당되는 bicarboante의 농도($HCO_3^-$목표치)를 구한 다음, 투여해야 할 총 bicarbonate양을 구해야 합니다.**

## 1) 목표 pH로 $[H^+]$구하기

표 3-4는 각각의 pH에 해당되는 $[H^+]$를 정리한 표입니다. 표에서와 같이 pH는 $[H^+]$에 의해서 결정되는 것입니다. 따라서 여러분이 환자의 pH를 7.1에서 7.2로 변화를 시키고 싶다면, 여러분은 환자의 $[H^+]$를 80nmol/L에서 63nmol/L으로 감소시키려고 하는 것입니다. 이 $[H^+]$를 통해서 우리는 bicarbonate의 목표량을 구할 수 있습니다. 즉 목표 pH에 해당되는 bicarbonate를 직접 구할 수 있는 방법이 없기 때문에 $[H^+]$농도를 매개하여 bicarbonate를 구합니다. 아래 2)의 modified Henderson equation이 바로 $[H^+]$를 통해 bicarbonate를 구하는 식입니다.

## 2) $[H^+]$로 $[HCO_3^-]_{목표치}$ 구하기(Modified Henderson Equation)

$$[H^+] = 24 \times \frac{Pco_2}{[HCO_3^-]}$$

Modified Henderson equation은 반드시 외워야 합니다. KMLE에는 한 번도 나오지 않았지만, 학교 시험 문제에서는 단골 손님입니다. 1)의 표에서 구한 $[H^+]$농도를 통해 목표 $[HCO_3^-]$를 구하기 위해서는 이 식을 반드시 외워야만 합니다. 24는 정상인의 bicarbonate 농도입니다. 또한 수소농도는 이산화탄소압에 비례하고 bicarbonate의 농도에 반비례하기 때문에 쉽게 외울 수 있습니다.

**표 3-4. pH와 $H^+$ 농도의 관계**

| pH | $[H^+]$, nmlo/L |
|---|---|
| 7.8 | 16 |
| 7.7 | 20 |
| 7.6 | 26 |
| 7.5 | 32 |
| 7.4 | 40 |
| 7.3 | 50 |
| 7.2 | 63 |
| 7.1 | 80 |
| 7.0 | 100 |
| 6.9 | 125 |
| 6.8 | 160 |

(참고)
이 표를 외우기 어렵지요? pH 7.**4** 일 때 $H^+$의 양은 **4**0입니다(4자를 주목해서 외우세요). 그리고 pH가 0.1씩 올라갈 때마다 $H^+$의 농도는 0.8(4/5)을 곱하면 됩니다. 또한 pH가 0.1씩 감소할 때 마다 $H^+$의 농도는 1.25(5/4)배씩 증가하게 됩니다.

## 3) 투여해야할 Bicarbonate 총 양 구하기

자, 이제 MICU에 있는 환자를 치료하도록 합시다. 환자의 pH 7.1, $Pco_2$ = 20mmHg, $HCO_3^-$ = 5 mEq/L 였지요?

① pH를 7.2로 증가시키고 싶다고 하면
② 여러분의 목표 $[H^+]$농도는 표1에 의해 63nmol/L이 됩니다. 그렇다면 목표 $[HCO_3^-]$는 얼마일까요?
③ Modified Henderson equation에 $[H^+]$ = 63nmol/L, $Pco_2$ = 20mmHg를 대입하면 $63 = 24 \times 20 / [HCO_3^-]$ 이므로 목표 $[HCO_3^-]$ = 8mEq/L이 됩니다. $Pco_2$는 이미 acidosis에 보상한 값이기 때문에 변화하지 않습니다.
④ 투여해야할 bicarbonate의 양을 계산하면 아래와 같습니다.
$HCO_3^-$ 투여량 = $(8-5) \times 0.5 \times 60$ = 90mEq(mmol)
⑤ 여러분은 이제 90mEq의 bicarbonate를 환자에게 투여하면 됩니다.

## 요점정리

**■ 대사성 산염기 장애의 치료**

1) 목표 pH 설정
2) 목표 pH에 해당하는 $[H^+]$농도 구하기(표 3-4)
3) Modified Henderson equation으로 $[HCO_3^-]_{목표치}$ 구하기
4) 투여해야 할 bicarbonate양 구하기

$HCO_3^-$의 투여량 = ($[HCO_3^-]_{목표치}$ - $[HCO_3^-]_{measured}$) × Bicarbonate space

## Q & A 문제풀이

**문제 1. pH가 7.4일 때의 $[H^+]$는 (　)nmol/L, 7.3일때는 (　)nmol/L, 7.5일 때는 (　)nmol/L이다.**

풀이) pH가 7.4일 때, $[H^+]$는 40nmol/L입니다. pH가 0.1이 감소할 때 $[H^+]$는 5/4배씩 증가합니다. 따라서 pH가 7.3이면 40 × 5/4 = 50nmol/L입니다. 한편, pH가 0.1이 증가할 때 $[H^+]$는 4/5배씩 감소합니다. 따라서 40 × 4/5 = 32nmol/L입니다.

**문제 2. 60세 COPD로 진단받은 여자 환자가 호흡곤란과 심한 설사로 내원하였다. 흉부 X-ray에서 폐는 과팽창 되어있었다. 환자는 금일 아침 식사를 한 후에 약 20회의 설사를 했다고 한다. 혈액검사 결과는 $Na^+$ 140mEq/L, $Cl^-$ 115mEq/L, $[H^+]$ 84nM, $Pco_2$ 35mmHg, $HCO_3^-$ 10mE/qL였다.**

**1) 산염기 장애를 분석하시오.**
**2) 만일 $Pco_2$가 25mmHg 이면 $[H^+]$는 얼마인가?**

풀이)

1) 표 3-4를 참고하면, 환자의 pH는 대략 7.1($H^+$가 84nM)임을 알 수 있습니다. 그리고 bicarbonate가 10mEq/L로 감소되어 있으므로 metabolic acidosis입니다. Metabolic acidosis 때 예상되는 $Pco_2$ = 1.5 × [bicarbonate] + 8 = 1.5 × 10 + 8 = 23mmHg이어야 하는데, 환자의 측정된 $Pco_2$ = 35mmHg으로 산인 $CO_2$가 증가되어 respiratory acidosis가 동반되어 있음을 알 수 있습니다. Metabolic acidosis는 AG을 살펴봐야 합니다. AG = 140 - (10 + 115) = 15로 거의 정상치입니다. 따라서 환자의 산염기 장애는 normal AG metabolic acidosis + respiratory acidosis입니다.

2) $[H^+]$ = 24 × $Pco_2$/$[HCO_3^-]$ = 24 × 25/10 = 60nM

**문제 3. 측정된 $HCO_3^-$가 8mEq/L였고, $Pco_2$는 15mmHg였다. Modified Henderson equation을 이용하여 [$H^+$]를 구하시오.**

풀이) [$H^+$] = 24 × 15/8 = 45nmol/L

**문제 4. DKA로 수 차례 응급실에 실려온 적인 있는 남자가 의식소실로 또 다시 응급실에 실려왔다. 동맥혈 가스검사 결과는 pH 7.02, $Pco_2$ 20mmHg, $HCO_3^-$ 5mEq/L였다. 이 환자의 pH를 7.1로 교정하기 위해 투여해야 하는 $HCO_3^-$의 양은 얼마인가?**

풀이) 1) 환자의 목표 PH는 7.1이고, 이에 해당하는 [$H^+$]는 80nmol/L입니다.

2) 목표 [$HCO_3^-$] = 24×20/80 = 6mEq/L입니다.

3) 따라서 투여해야 할 $HCO_3^-$의 양은 (6-5) × 60 × 0.5 = 30mEq입니다.

**문제 5. 6개월 남아가 구토와 설사 후 숨을 헐떡거리며 왔다. 지난 12시간 동안 소변을 보지 못하였고 체중이 감소하였다. 혈액 검사는 다음과 같았다.**

**동맥혈 pH-$Pco_2$-$Po_2$-$HCO_3^-$ 7.15-24mmHg-95mmHg-8mEq/L**

**혈청 $Na^+$/$K^+$/$Cl^+$ 131/3.1/103mEq/L**

**적합한 응급조치를 답 가지(1~12)중에서 2가지를 고르시오. (KMLE 07')**

1) 5% 포도당
2) 0.9% 식염수
3) 0.45% 식염수
4) 20% 알부민
5) 신성동경혈장
6) 만니톨
7) 중탄산염
8) 칼륨
9) 푸로세마이드(furosemide)
10) 아세타졸라마이드(acetazolamide)
11) 기관삽관
12) 과다호흡(hyperventilation)

풀이)

1) pH 7.15와 bicarbonate의 감소는 metabolic acidosis를 의미합니다.

2) 보상을 살펴보면 예상되는 $PaCO_2$= 1.5 × 8 + 8 ±2 = 20(±2)으로 환아의 측정치인 24mmHg와 거의 일치합니다.

3) Metabolic acidosis는 AG을 계산해야 합니다. AG = 131 - (8 + 103) = 20으로 증가되어 있습니다. 설사에 의한 acidosis는 normal AG acidosis인데, AG이 증가되어 있다는 것은 다른 acidosis가 숨어있다는 것을 암시합니다.

4) High AG acidosis는 AG의 변화량과 bicarbonate의 변화량을 비교해야 합니다.

AG의 변화량 = 20 - 12 = 8  Bicarbonate의 변화량 = 24 - 8 = 16

Bicarbonate의 변화량은 AG의 변화량과 동일한 8이 되어야 하는데, 어떤 원인에 의해 bicarbonate 8만큼 더 감소되어 있습니다. 따라서 환아에는 hidden metabolic acidosis가 동반되어 있는 것입니다.

5) 환아의 산염기 장애는 high AG metabolic acidosis + hidden metabolic acidosis입니다.

6) 환아의 치료는 소변이 나오지 않을 정도로 혈장량이 감소된 상태이므로 N/S을 공급해야 합니다. 한편 acidosis가 bicarbonate 8mEq/L로 매우 심하니 bicarbonate를 공급해 주어야 합니다.

## 더 알고 싶은 사람만(5)!!

**Q** 여러분들도 인턴을 하게 된다면 Bivon(sodium bicarbonate)을 볼 수 있을 것입니다. 보통 Bivon은 8.4% 20cc ample을 사용하는데, 이 Bivon에는 얼마만큼(mEq)의 bicarbonate가 들어있을까요?

**A** 탄산수소나트륨의 확학식은 $NaHCO_3$이고 분자량은 84(Na의 원자량 23, H의 원자량 1, C의 원자량 12, O의 원자량 16)이므로 식 (1)이 성립합니다.

$NaHCO_3$ 84g = 1mol ---- (1)

식 (1)의 양변을 1000으로 나누면 식 (2)가 성립됩니다.

$NaHCO_3$ 84mg = 1mmol = 1mEq ---(2)

8.4% $NaHCO_3$ 용액 100ml에는 $NaHCO_3$가 8.4g(8400mg)이 들어있으므로, 1ml에는 $NaHCO_3$가 84mg(1mEq) 존재합니다. 즉 8.4% $NaHCO_3$ 용액의 농도는 1mEq/ml입니다. 따라서 8.4% $NaHCO_3$ 20cc에는 20mEq의 bicarbonate가 들어있습니다.

정답 **1.** 40, 50, 32 **2.** 1) Normal AG metabolic acidosis + respiratory acidosis, 2) 60nM **3.** 45nmol/L **4.** 30mEq **5.** 2), 7)

# 제 4 장
# 염기증(Alkalosis)

Alkalosis는 우리 몸이 **산을 잃어버리거나 bicarbonate를 획득한 상태**입니다. Acidosis와 마찬가지로 alkalosis도 respiratory alkalosis와 metabolic alkalosis로 구분할 수 있습니다.

## 1. 호흡성 알카리증(Respiratory Alkalosis)

호흡성 알카리증은 호흡성 산인 $CO_2$가 감소해서 발생합니다.

### 1) 호흡성 알카리증의 원인

호흡성 알카리증은 hyperventilation에 의해 일어납니다. 원인은 표 4-1과 같습니다.

### 2) 호흡성 알카리증의 보상

호흡성 알카리증이 생겼을 때 신장은 염기인 $HCO_3^-$의 재흡수를 감소시키고 $H^+$이온의 배설을 줄입니다. 호흡성 산염기 장애는 급성과 만성 보상이 있습니다.

**급성 시 $Pco_2$가 10mmHg 감소할 때마다 $HCO_3^-$가 2mEq/L씩 감소하고, 만성 시 $Pco_2$가 10mmHg 감소할 때마다 $HCO_3^-$ 가 5mEq/L씩 감소하게 됩니다.**

**표 4-1 호흡성 염기증의 원인(파워 내과 6판 66p)**

- Hypoxia
  고지, V/Q mismatch
- CNS-mediated disorders
  Hyperventilation syndrome
  Neurologic disease
  CVA(infarction, hemorrhage)
  감염(e.g., sepsis), 외상, 종양, 간 부전, 고온 노출
  Pharmacologic & hormornal stimulation
  ; Salicylates, Nicotine, Xanthines,
  Pregnancy(progesterone), Metabolic acidosis에서 회복
- Pulmonary disease
  ILD, 폐색전, 폐부종
- Mechanical overventilation

## 요점정리

### ■ 호흡성 산염기 장애의 원인

Hypoventilation–호흡성 산증
Hyperventilation–호흡성 알카리증

### ■ 호흡성 산염기 장애의 보상

- 호흡성 산증
  급성–$P_{CO_2}$ 10mmHg 상승 시 **$HCO_3^-$ 1mEq/L** 증가
  만성–$P_{CO_2}$ 10mmHg 상승 시 **$HCO_3^-$ 3mEq/L** 증가
- 호흡성 알카리증
  급성–$P_{CO_2}$ 10mmHg 감소 시 **$HCO_3^-$ 2mEq/L** 감소
  만성–$P_{CO_2}$ 10mmHg 감소 시 **$HCO_3^-$ 5mEq/L** 감소

참고) 1, 3, 2, 5로 외웁시다.

## Q&A 문제풀이

**문제 1. ICU 환자에서 가장 흔하게 발생하는 산염기 장애는 무엇일까?**

풀이) ICU의 환자의 intubation은 주로 hypoxia 때문에 이루어집니다. 따라서 산소를 충분히 공급하기 위해서 hyperventilation을 하는 경우가 많습니다. Hyperventilation은 호흡성 알카리증을 유발합니다.

문제 2. 다음 동맥혈을 분석하시오.

pH 7.44 $Pco_2$ 20mmHg $HCO_3^-$ 14mEq/L

풀이)

1) pH 7.44이므로 alkalosis이며, $Pco_2$가 감소했으므로 원인은 respiratory입니다.
2) 급성시 $Pco_2$가 10mmHg 감소했을 때 $HCO_3^-$는 2mEq/L가 감소하고, 만성시 $Pco_2$가 10mmHg 감소했을 때 $HCO_3^-$는 5mEq/L가 감소합니다. $Pco_2$가 20(40-20)mmHg 변했을 때 $HCO_3^-$가 10mEq/L가 변했으므로 만성 보상입니다.
3) 따라서 chronic respiratory alkalosis입니다.

## 더 알고 싶은 사람만(6)!!

**Q** Hyperventilation syndrome이란?

**A** 인턴이 된 후에 응급실 근무를 하게 되면 가끔 hyperventilation syndrome 환자를 보게 됩니다. Hyperventilation이라는 말 그대로 이 질병은 과호흡과 연관이 되어 있기 때문에 respiratory alkalosis를 유발할 수 있습니다. 응급실에서 치료 방법으로 흔히 "봉지요법"을 사용하는데, 봉지요법은 환자가 내 뱉은 $CO_2$를 다시 들어 마시게 하여 $Pco_2$의 감소를 막는 방법입니다. 하지만 최근에는 "봉지요법"에 의한 치료법을 추천하지 않을 뿐만 아니라, 기존에 이 병에 알려져 있는 사실들이 잘못된 것임이 밝혀지게 되었습니다. (O, X) 문제를 같이 풀면서, 이 병에 대해서 정리하도록 하겠습니다.

## Q & A 문제풀이

문제. 다음을 읽고 옳은 문장이면 O, 그른 문장이면 X표를 하시오.

1) Hyperventilation syndrome에는 acute와 chronic type이 있다. ☐
2) Hyperventilation syndrome에서 $Pco_2$가 감소하지 않는 환자들도 존재하는데, 그것은 hyperventilation에 의해 $Pco_2$는 감소했다가 특정 level로 천천히 다시 증가하기 때문이다. ☐
3) 50%의 panic disorder 환자와 60%의 광장공포증 환자에서 hyperventilation이 동반된다. ☐
4) Hyperventilation 환자의 50%에서 panic disorder가 동반된다. ☐

정답 1. Chronic respiratory alkalosis 2. Chronic respiratory alkalosis

5) Acute type이 chronic type보다 더 흔다고 쉽게 진단된다. ☐

6) 어떤 사람들은 특정 stress(emotional distress, sodium lactate, caffeine, isoproterenol, cholecystokinin, and $CO_2$)가 과장된 호흡반응을 일으키는데, panic disorder환자의 80%에서 lactate의 infusion이 panic 증상을 나타내며, 이 중 절반에서 acute hyperventilation syndrome을 일으키기 때문에, 잘못된 lactate 대사가 이 질병의 발생에 관여한다고 여겨진다. ☐

7) Hyperventilation syndrome 환자는 평소에 diaphragm을 이용하지 않고 upper thorax를 이용해서 숨을 쉬려고 하기 때문에, 만성적으로 폐는 확장되어 있는 상태이다. 정상인에서 tidal volume은 vital capacity의 35~45%이고 이 보다 tidal volume이 증가하면 chest wall의 저항으로 dyspnea를 느끼게 되는데, 평소 확장된 폐 용적상태에 있던 hyperventilation syndrome 환자는 스트레스에 의해 조금만 TV이 증가해도 chest wall의 저항을 느낄 수 있는 폐 용적에 더 쉽게 도달하게 되고 dyspnea를 느끼게 된다. 이렇게 해서 느끼는 호흡곤란은 anxiety를 발생시키고, anxiety에 의한 과호흡은 더욱 dyspnea를 악화시키게 된다. ☐

8) 남자에서 더 흔하다. ☐

9) Hyperventilaton에 의해 MI나 angina가 생길 수 있다. ☐

10) Acute hyperventilation syndrome의 증상으로 agitation, hyperpnea and tachypnea가 가장 큰 특징이다. 또한 chest pain, dyspnea, wheezing, dizziness, palpitations, tetanic cramps(carpopedal spasm), paresthesias, generalized weakness, and syncope 등이 있다. ☐

11) Chronic hyperventilation syndrome은 acute에서와는 달리, hyperventilation이 심하지 않고 2~3회/min의 한숨쉬기(sighing)와 하품이 나타난다. ☐

12) Cardiac symptom은 angina symptom과 비슷할 수 있고, 몇 분정도 지속되는 것이 일반적이다. 또한 nitroglycerine에 의해 쉽게 완화가 된다. ☐

13) 신경학적 증상은 brain으로 flow가 감소해서 생기는데, $Pco_2$의 감소가 원인이 된다. ☐

14) 신경학적 증상으로 입 주위의 무감각, 양팔의 감각이상이 생길 수 있으며, diziness와 weakness, confusion, agitation도 흔하다. ☐

15) GI symptom으로 bloating, belching, flatus, epigastric pressure등이 생길 수 있는데, 공기가 장으로 많이 들어갔기 때문이다(aerophagia). ☐

16) Hyperventilation에 의한 alkalosis는 $Ca^{2+}$과 albumin의 결합을 증가시켜 ionized $Ca^{2+}$을 감소시키고 hypocalcemia의 증상을 유발한다. Hypocalcemia의 증상에는 carpopedal spasm, muscle twitching, positive Chvostek and Trousseau signs, and prolonged QT interval등이 있다. ☐

17) 첫번째 episode로 내원한 환자에서는 pulmonary embolism등을 r/o하기 위해, further evaluation이 필요할 때도 있다(CT 등). ☐

18) Hyperventilation syndrome이 생긴 환자를 병원에 옮기기 전에 봉지요법을 하는 것은 위험한데, 그 이유는 MI나 pneumothorax, pulmonary embolism에서도 hyperventilation이 나타날 수 있기 때문이다. ☐

19) 치료법으로 봉지요법은 효과적이지 않는데 $CO_2$자체가 anxiety를 일으키기 때문이다. ☐

20) Benzodiazepines, tricyclic antidepressants, beta-blockers의 사용은 hyperventilation의 발생을 감소시킬 수 있다. □

---

Hyperventilation syndrome은 비교적 흔한 질환으로 50%의 panic 환자와 60%의 광장공포증 환자에서 동반됩니다. 하지만 hyperventilation syndrome환자의 25%에서만 panic disorder가 생깁니다. 또한 여성에서 더 흔합니다.

Hyperventilation syndrome에는 acute와 chronic type이 있습니다. 특징적인 hypocapnia가 나타나지 않는 환자들도 있는데, 그것은 hyperventilation에 의해 $P_{CO_2}$는 감소했다가 특정 level로 천천히 다시 증가하기 때문입니다.

우리가 쉽게 볼 수 있는 **type은 전형적으로 과호흡을 하면서 손과 발을 꼬고 저리다고하는 acute hyperventilation syndrome**입니다. Chronic type이 더 흔하나 쉽게 진단되지 않기 때문에 쉽게 볼 수 없습니다. **Chronic type의 임상증상은 1~2회/min의 한숨쉬기와 하품이며, chest tightness 등의 증상을 호소**합니다. 호흡기 내과나 심혈관내과를 다니며, 검사를 받지만 특별한 이상을 발견할 수 없어 hospital shopping을 하는 유명한 환자군입니다. 특히, 여성에서 더 많이 나타납니다.

Cardiac symptom으로 angina와 동일한 증상을 호소할 수 있으나, angina의 pain과는 달리 몇시간 지속되며, treadmill test등으로 유발되는 것이 아니라 오히려 호전되는 경향이 있습니다. 그리고 nitroglycerine에 의해 호전 되지 않습니다. 또한 ECG는 normal로 나오지 않는 경우가 흔한데, 그 이유는 alkaosis에 유발된 ionized $Ca^{2+}$의 감소 때문입니다. Prolonged QT, ST depression or elevation, T wave inversion, sinus tachycardia등이 흔하게 발견됩니다.

치료로 봉지요법은 더 이상 추천되지 않습니다. 환자에게 **이런 증상이 왜 생기는지를 설명하고 천천히 숨을 쉬게 격려하는 것 만으로 충분**합니다. Hyperventilation syndrome환자는 숨을 upper thorax를 사용해서 호흡을 하기 때문에, **환자의 가슴을 눌러주어 diaphragm을 이용해 숨을 쉬게 하는 것**도 도움이 됩니다. 또한 lung volume의 증가로 인한 chest wall의 저항으로 dyspnea가 생기므로 **expiration을 충분히 할 수 있도록 하는 것**이 좋습니다. 조심해야 할 점은 MI, pneumothorax등에 의한 hyperventilation과 감별해야 한다는 것입니다. 그리고 benzodiazepine, beta blocker 등을 꾸준히 복용한는 것은 예방 효과가 있다고 합니다.

## 2. 대사성 알카리증(Metabolic Alkalosis)

Metabolic alkalosis는 alkalosis를 유발하는 원인만으로는 발생하지 않습니다. 다른 산염기 장애에서와는 달리

---

**정답** 1) O 2) O 3) O 4) X 5) X 6) O 7) O 8) X 9) O 10) O 11) O 12) X 13) O 14) O 15) O 16) O 17) O 18) O 19) O 20) O

Metabolic alkalosis는 원인 뿐만 아니라 **alkalosis를 유지시키는 기전이 필요**합니다. 그것은 신장이 metabolic alkalosis의 발생을 막기 때문입니다.

신장은 bicarbonate를 여과시킨 후 proximal tubule에서 재흡수를 하는데, alkalosis를 유발할만한 원인이 발생하면 bicarbonate의 흡수를 감소시켜 alkalosis의 발생을 억제합니다(1장 Nephron physiology에서 이 과정을 주머니에서 떨어진 동전 줍기로 비유했었지요?).

따라서 어떤 환자에게서 metabolic alkalosis가 발생하면 원인 뿐 만이 아니라 **alkalosis를 유지시키는 기전("왜 신장에서 bicarbonate를 배설하지 못하는가?")**을 찾아야 합니다.

**요점정리**

**■ Metabolic alkalosis의 발생 조건**

1) 산의 소실 또는 $HCO_3^-$의 gain
2) 신장에서 $HCO_3^-$ retention

## 1) Metabolic alkalosis의 원인

Metabolic alkalosis의 원인은 아래와 같습니다.

① ECF의 volume depletion
② Severe potassium depletion
③ Mineralocorticoid excess syndrome
④ Bartter' s syndrome
⑤ Renal Failure

### ① ECF의 volume depletion

만약 체액이 부족하게 된다면 renal blood flow가 줄어들게 되고 따라서 GFR도 감소하게 되게 됩니다. GFR이 감소하면 proximal tubule은 '우리 몸에 물이 부족하구나.' 라고 생각을 하고 $Na^+$의 재흡수를 증가시키는데, 이때 전해질의 균형을 맞추기 위해서 같이 흡수하는 음이온이 $HCO_3^-$입니다. 즉 **체액량이 부족하면 신장에서는 $HCO_3^-$를 흡수하여 metabolic alkalosis를 유발하기 쉬운 환경을 조성**합니다.

참고로 ECF의 depletion을 의심하는 가장 중요한 지표는 urine [$Cl^-$]〈10meq/L입니다. **Urine [$Cl^-$]가 ECF를 가장 잘 반영한다는 것은 KMLE 출제 문제이니 기억해 두세요.**

② Severe potassium depletion

Collecting duct는 aldosterone에 의해 $Na^+$와 물을 흡수하고 $K^+$ 또는 $H^+$를 일으킵니다. 만약 $K^+$가 고갈이 되면 더 이상 $Na^+$와 $K^+$를 교환하지 못하고 $H^+$이온과 교환을 하게 됩니다. $H^+$을 계속하여 신장을 통하여 내보내기 때문에($H^+$를 잃어버리는 것은 $HCO_3^-$를 얻는 것과 같음) alkalosis를 유발합니다.

③ Mineralocorticoid excess syndrome

Mineralocorticoid 는 aldosterone과 같은 작용을 합니다. 따라서 $K^+$의 depletion을 유도하고 $H^+$이온을 내보내기 때문에 metabolic alkalosis가 생기게 됩니다.

## 2) Metabolic alkalosis의 보상

Metabolic alkalosis가 발생하게 되면 폐가 보상을 하게 됩니다. alkalosis는 몸에 산이 부족한 상태이므로 산인 $CO_2$를 retention시키기 위해 hypoventilation을 유발합니다. 그 보상 정도를 식으로 나타내면 식 ①과 같습니다. 대사성 산염기 장애의 보상에는 급성과 만성 보상의 개념이 없다는 것을 다시 한 번 기억하기 바랍니다.

**예상되는 $P_{CO_2} = 40 + 0.7 \times ([HCO_3^-]_{measured} - [HCO_3^-]_{normal})$**

## 3) Metabolic alkalosis의 분류

Metabolic alkalosis의 원인 중 volume depletion에 의해 생긴 metabolic alkalosis는 volume을 공급하면 회복하기 때문에 **saline-responsive metabolic alkalosis**라고 합니다. 반면에 severe potassium depletion, mineralcorticoid의 exess에 의한 metabolic alkalosis는 volume 교정보다는 각각의 원인을 교정해야 하므로 **saline-unresponsive metabolic alkalosis**라고 합니다. Saline responsive metabolic alkalosis는 volume이 부족하기 때문에 체내 volume을 반영해는 urine $Cl^-$가 〈 10mEq/L이게 됩니다. 반면 saline unresponsive metabolic alkalosis는 urine $Cl^-$ 〉 10 mEq/L입니다(그림 4-1).

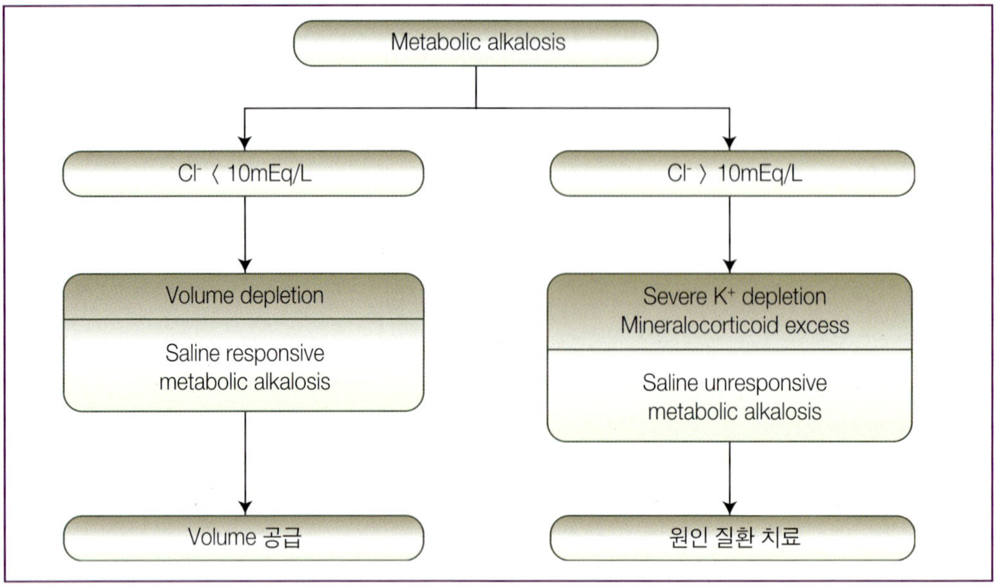


**그림 4-1. Metabolic alkalosis의 분류와 치료**

## 4) Metabolic alkalosis의 치료

Volume depletion으로 인해 발생한 saline responsive metabolic alkalosis의 치료는 volume을 공급하는 것입니다. 반면, saline unresponsive metabolic alkalosis는 severe hypokalemia나 mineralocorticoid excess의 원인을 찾아 교정해야 합니다(mineralocortioid secreting tumor등의 제거). 참고로 아주 severe한 alkalosis 때에는 HCl도 사용할 수도 있다고 합니다.

### 요점정리

**■ Metabolic alkalosis의 보상**

예상되는 $P_{CO_2} = 40 + 0.7 \times ([HCO_3^-]_{measured} - [HCO_3^-]_{normal})$

**■ Metabolic alkalosis의 분류, 원인 및 치료**

1) Saline responsive metabolic alkalosis

원인 : Severe volume depletion
Urine $[Cl^-]$ 〈 10mEq/L

치료 : Volume expansion

2) Saline unresponsive metabolic alkalosis

원인 : Severe $K^+$ depletion, mineralocorticoid excess
Urine $[Cl^-]$ 〉 10mEq/L

치료 : 기저 질환의 치료

## Q&A 문제풀이

**문제 1. Metabolic alkalosis 환자에서 urine [$Cl^-$]가 6mEq/L이다. 원인과 치료는?**

풀이) urine [$Cl^-$] < 10mEq/L 은 severe volume depletion에 의한 saline responsive metabolic alkalosis를 의미합니다. 따라서 원인은 volume depletion이며, 치료는 volume을 공급해 주면 됩니다.

**문제 2. 50세 남자가 지속적인 구토 때문에 병원에 왔다. 구토물에는 쓸개즙이 섞여있지 않았다. 환자에게 예상되는 혈장 산염기 및 전해질 장애는? (KMLE 07')**

가. pH 7.25　　나. $HCO_3^-$ 15mEq/L
다. $PaCO_2$ 30mEq/L　　라. $Cl^-$ 90mEq/L

1) 가, 나, 다　　2) 가, 다　　3) 나, 라
4) 라　　5) 가, 나, 다, 라

풀이) 십이지장은 쓸개즙이 분비되는 곳입니다. 따라서 쓸개즙이 없다는 것은 구토물이 십이지장 내용물이 아니라 위 내용물이라는 것을 의미합니다.

위 내용물은 HCl을 포함하고 있으므로 구토시 metabolic alkalosis를 유발합니다. Metabolic alkalosis에서는 bicarbonate가 증가하고 보상적으로 $PaCO_2$가 증가합니다. 한편 $Cl^-$를 구토로 손실했으므로 $Cl^-$는 감소합니다.

**문제 3. 47세 남자가 최근 3일동안 계속 구토를 해서 병원에 왔다. 검사결과는 다음과 같다.**

혈청 $Na^+/K^+/Cl^-$ : 136/2.9/80mEq/L
동맥혈 pH-$Pco_2$-$Po_2$-$HCO_3^-$
7.58-45mmHg-83mmHg-40mEq/L
소변 $Cl^-$ : 5mEq/L
적합한 응급조치를 답 가지(1~12)중에서 두가지를 고르시오. (KMLE 07')

1) 5% 포도당　　2) 0.9% 식염수　　3) 0.45% 식염수
4) 20% 알부민　　5) 신성동경혈장　　6) 만니톨
7) 중탄산염　　8) 칼륨　　9) 푸로세마이드(furosemide)
10) 아세타졸라마이드(acetazolamide)　　11) 기관삽관　　12) 과다호흡(hyperventilation)

풀이)

1) pH 7.58과 bicarbonate의 증가는 metabolic alkalosis를 의미합니다.
2) 보상을 살펴봅시다. 예상되는 $PaCO_2$ = 40 + 0.7(40-24) = 51.2mmHg인데 측정된 $PaCO_2$는 45mmHg로 체내에는 6.2mmHg 만큼의 $CO_2$가 더 감소해 있습니다. 따라서 호흡성 알카리증이 동반되어 있음을 알 수 있습니다.

3) 환자의 ABGA는 metabolic alkalosis + respiratory alkalosis입니다.

4) Urine [$Cl^-$] 〈 10mEq/L이므로 normal saline을 공급해 주어야하며, $K^+$이 낮을 경우 $K^+$도 공급해 주어야 합니다(Severe hypokalemia는 saline unresponsive metobdic alkalosis를 일으킬 수 있습니다).

**정답** **1.** 원인 : Severe volume depletion, 치료 : Volume 공급 **2.** 4) **3.** 2), 8)

# 제 5 장
# 다양한 산염기 장애의 접근법

이번장에서는 2장부터 4장까지 배웠던 여러가지 산증과 염기증을 어떻게 접근해야 하는지 다시 한번 복습하고 정리하도록 하겠습니다. 또한 여러분들이 어려워하는 혼합된 산염기 장애를 어떻게 접근해야 하는지에 대해서도 공부하도록 하겠습니다.

## 1. 단순산염기 장애의 기본 접근 (그림 5-1)

(1) pH로 산증인지 염기증인지 구분합니다.

(2) Primary cause(원인)를 찾습니다.

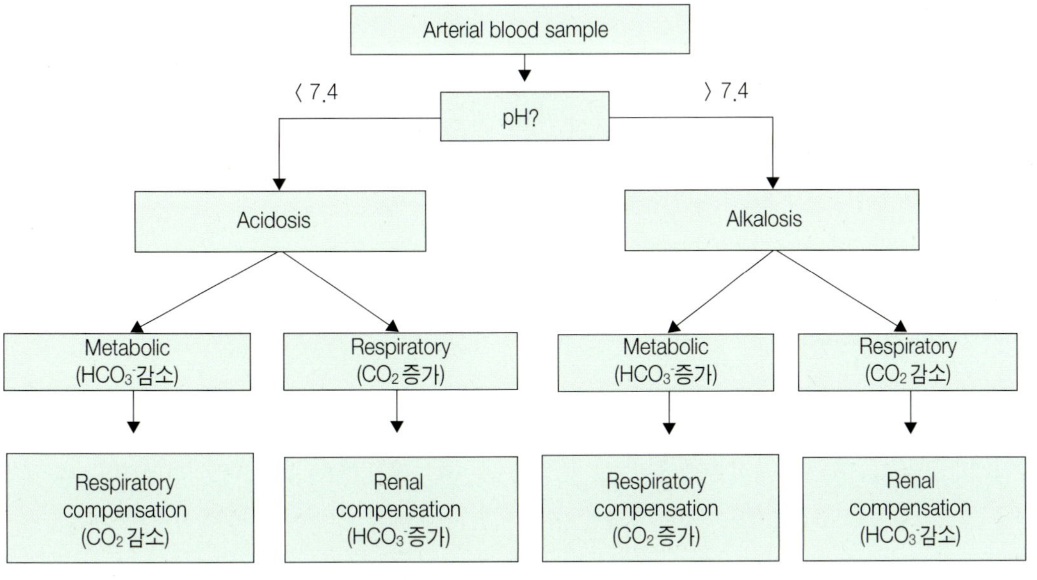


그림 2-1. 산염기장애의 기본적 접근

(3) 보상이 잘 이루어져 있는지 알아봅시다.

보상이 적절히 이루어져 있다면 $Pco_2$와 $HCO_3^-$는 정상치를 기준으로 같이 증가하거나 같이 감소합니다.

## 2. 산염기 장애의 보상에 대한 정리

보상이 제대로 이루어져 있는지 항상 수치로 확인해야 합니다. 공식만큼의 보상이 이루어져 있지 않다면, 보상을 해야하는 기관의 산염기 장애가 동반된 것입니다. 따라서 표 5-1의 공식들을 반드시 암기하고 있으야 합니다.

**대사성 산염기 장애의 보상이 부적절할 경우 - 호흡성 산염기 장애 동반**
**호흡성 산염기 장애의 보상이 부적절할 경우 - 대사성 산염기 장애 동반**

### 1) Respiratory acidosis의 보상

Acute - $Pco_2$가 **10mmHg** 상승시 bicarbonate는 **1mEq/L** 증가
Chronic - $Pco_2$가 **10mmHg** 상승시 bicarbonate는 **3mEq/L** 증가
호흡성 산증이니 보상적으로 염기인 bicarbonate가 증가

### 2) Respiratory alaklosis

Acute - $Pco_2$가 **10mmHg** 감소시 bicarbonate는 **2mEq/L** 감소
Chronic - $Pco_2$가 **10mmHg** 감소시 bicarbonate는 **5mEq/L** 감소
호흡성 알카리증이니 보상적으로 염기인 bicarbonate 감소

### 3) Metabolic acidosis

대사성 산증은 hyperventilation을 유발하여 호흡성 산인 $CO_2$를 감소시킵니다. 어떤 학우들은 metabolic acidosis의 보상에도 acute와 chronic보상이 존재하는 것으로 알고 있는데 그렇지 않습니다. 신장은 만성적인 상황에 적응하여 산을 더 많이 내보내거나 염기를 더 많이 흡수할 수 있지만, respiratory system은 그렇게 하지 못합니다.

보상된 **$Pco_2$ = 1.5** $\times$ **[bicarbonate ] + 8** ($\pm$**2**)입니다.

표 5-1 산염기 장애에서 예상되는 보상의 정도

| 산염기 장애의 종류 | 예상되는 보상 정도 |
| --- | --- |
| Metabolic acidosis | $P_{CO_2}$ = 1.5x[bicarbonate] + 8 ±2 |
| Metabolic alkalosis | $P_{CO_2}$ = 40 + 0.7([Bicarbonate] - 24) |
| Respiratory acidosis | |
| Acute | $P_{CO_2}$ 10mmHg 상승 시 bicarbonate 1mEq/L 증가 |
| Chronic | $P_{CO_2}$ 10mmHg 상승 시 bicarbonate 3~5mEq/L 증가 |
| Respiratory alkalosis | |
| Acute | $P_{CO_2}$ 10mmHg 감소 시 bicarbonate 1~2mEq/L 감소 |
| Chronic | $P_{CO_2}$ 10mmHg 감소 시 bicarbonate 5mEq/L 감소 |

### 4) Metabolic alkalosis

대사성 알카리증은 hypoventilation을 유발하여 호흡성 산인 $CO_2$를 증가시킵니다.
보상된 **$P_{CO_2} = 40 + 0.7([HCO_3^-]_{measured} - [HCO_3^-]_{normal})$** 입니다(표 5-1).

## 3. Metabolic acidosis의 접근

임상에서 볼 수 있는 대다수의 환자가 metabolic acidosis 환자이기 때문에 다른 산염기 장애를 모르더라도 metabolic acidosis만은 반드시 잘 알고 있어야 합니다.

### 1) Metabolic acidosis의 접근(그림 5-2)

(1) Metabolic acidosis이면, **호흡성 보상유무를 판별**하여 호흡성 산염기증이 동반되었는지를 알아봅니다.

(2) **AG계산**

Metabolic acidosis에서 Anion Gap은 반드시 구해야 합니다. 그 이유는 AG를 통하여 metabolic acidosis를 분류하고 원인을 파악해야 하기 때문입니다.

① High AG metabolic acidosis

**⊿AG과 ⊿bicarbonate를 비교**하여, 숨어있는 산염기질환이 동반되어 있는지 알아봅니다.

② Normal AG metabolic acidosis

**Urine AG**을 통해, 원인을 감별할 수 있습니다.

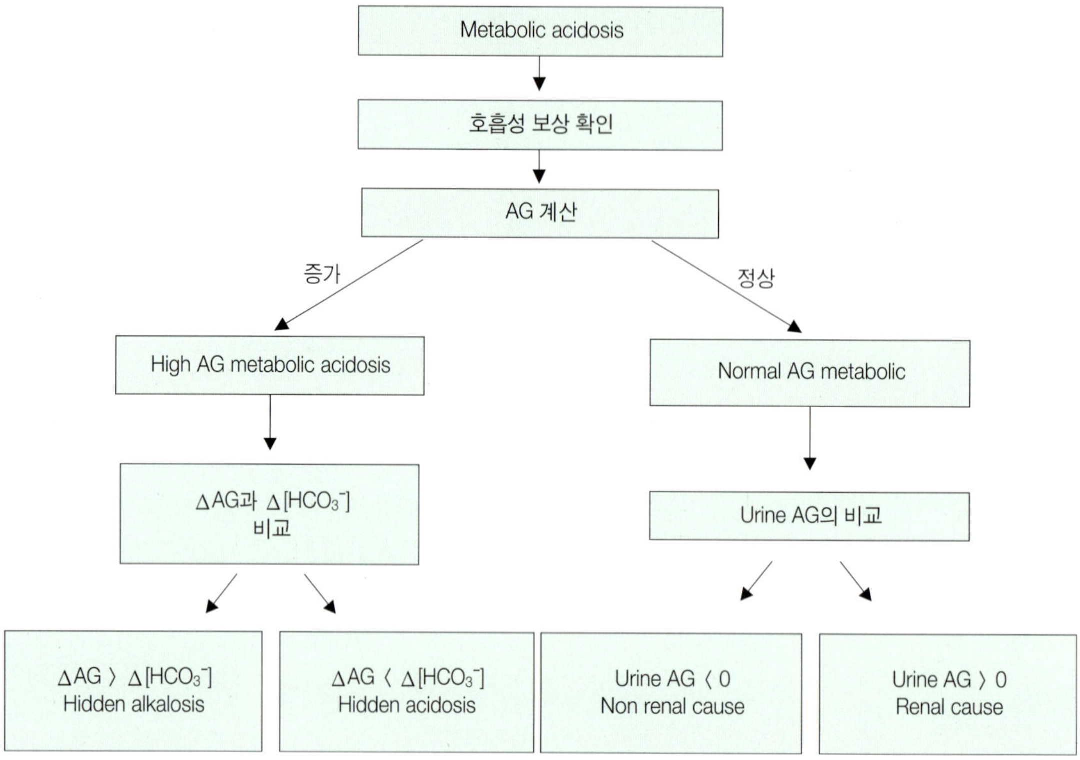


**그림 5-2 대사성 산증의 접근**

# 4. 어떻게 혼합된 산염기 장애를 접근할 것인가?

## 1) pH가 정상범주에 있는 경우

pH의 normal range는 7.35~7.45입니다. pH가 확실하게 감소되어 있거나 증가되어 있는 경우와 달리 정상치에 근접해 있을 때, 산 염기 장애를 파악하기가 어렵습니다. 이 때 도움이 되는 점은 우리 몸은 항상 pH를 정상에 가깝도록 유지하려고 하기 때문에 **acidosis시에는 7.35에 가까운 값을 가지고 alkalosis 시에는 7.45에 가까운 값을** 갖는다는 사실입니다.

예를 들이 pH 7.34, $Pco_2$ 70mmHg, $HCO_3^-$ 37mEq/L인 경우를 살펴보면, pH가 7.35에 가까우므로 acidosis가 있음을 알 수 있습니다. 이 때, pH와 일치하는 값은 증가된 $Pco_2$입니다. 따라서 우리는 증가한 $Pco_2$가 acidosis를 일으킨 원인이라는 것을 알 수 있습니다.

## 2) pH가 정상이어서 primary cause를 알 수 없는 경우

pH가 정상이어서 primary cause를 알 수 없을 경우, **$Pco_2$나 $HCO_3^-$중 임의로 하나를 primary cause로 가정하고 접근하면 됩니다**. 저는 bicarbonate를 추천합니다(문제 1).

## 3) 보상이 제대로 되었는지 항상 수치로 파악합시다.

보상이 계산된 수치만큼 이루어져 있지 않다면 보상하는 기관이 원인이 되는 산염기 장애가 있는 것입니다(문제 2).

## 4) High AG metabolic acidosis의 경우 ⊿AG과 ⊿bicarbonate을 반드시 비교해야 합니다.

두 수치가 비슷하지 않다면 숨어있는 대사성 산염기장애가 동반되어 있음을 의미합니다(문제 3, 4).

## Q&A 문제풀이

**문제 1. 당뇨병 환자가 구토와 과호흡을 주소로 응급실에 내원하였다. 동맥혈 가스 검사 결과는 pH 7.4, $Pco_2$ 20mmHg, $HCO_3^-$ 12mEq/L이었다. 환자의 산염기 장애에 대한 보기 중 옳은 것을 고르시오.**

1) 보상된 대사성 산증
2) 보상된 호흡성 염기증
3) 대사성 산증 및 호흡성 염기증 동반
4) pH가 정상이므로 산염기 대사의 장애는 없다.
5) 정답 없음

풀이)

1) pH 7.4입니다. 따라서 primary를 찾을 수 없습니다.
2) 임의적으로 $HCO_3^-$의 감소를 primary cause로 생각합니다.
   Bicarbonate의 감소가 있으므로 metabolic acidosis가 있습니다.
3) 보상이 이루어져 있는지 알아봅시다.
   예상되는 $Pco_2 = 1.5 \times 12 + 9 = 27$mmHg인데, 측정된 $Pco_2$는 20mmHg으로 체내에는 산인 $CO_2$가 7mmHg 만큼 더 감소되어 있습니다. 따라서 호흡성 알카리증이 동반되어 있습니다.
4) 환자의 산염기 장애는 metabolic acidosis + respiratory alkalosis 입니다.

**문제 2. 한 환자의 동맥혈 검사 결과가 pH 7.25, $Pco_2$, $HCO_3^-$ 15mEq/L였다. 동맥혈 검사결과를 분석하시오.**

풀이)

1) pH는 7.25로 acidosis입니다.
2) bicarbonate가 15mEq/L로 감소되어 있으므로 원인은 metabolic 입니다.
3) 대사성 산증이므로 호흡성 보상을 해야 합니다.
   예상되는 $Pco_2 = 3/2 \times 15 + 8 = 30.5$ mmHg입니다. 하지만 환자의 측정된 $Pco_2$는 25mmHg로 산인 $CO_2$가 5.5mmHg만큼 더 감소되어 있어 호흡성 알카리증이 동반되어 있음을 알 수 있습니다.
4) 환자의 상태는 metabolic acidosis + respiratory alkalosis입니다.

**문제 3. 30세 알코올 중독 환자가 착란 상태와 호흡곤란으로 응급실에 내원하였다. 기억장애와 confabulation을 보였고, 안구운동장애를 보였다. 환자는 Wernicke Korsacoff syndrome으로 진단을 받았다. 입원한 날에 실시한 검사결과는 아래와 같았다. 동맥혈 가스 검사를 분석하시오.**

검사결과 : $Na^+/K^+/Cl^-$ 140/4.0/105mEq/L
BUN 50mg/dL, Cr 3.5 mg/dL
동맥혈 가스 검사 결과 : pH 7.36, $pCO_2$ 18mmHg, $HCO_3^-$ 11mEq/L

풀이)

1) pH 7.36이고 bicarbonate가 11mEq/L이므로 metabolic acidosis입니다.
   (7.35에 가까우므로 산염기 장애가 있다면 acidosis가 있기가 쉽겠지요?)
2) 보상이 되었는지 살펴봅시다.
   예상되는 $Pco_2 = 1.5 \times 11 + 8 = 24.5$mmHg인데, 환자의 측정된 $Pco_2$는 18mmHg로 산인 $CO_2$가 약 6mmHg정도 더 배출되었습니다. 따라서 respiratory alkalosis가 동반된 것을 알 수 있습니다.
3) Metabolic acidosis이므로 AG을 계산해야 합니다.
   AG = 140 - (105 + 11) = 24로 증가되으므로 high AG metabolic acidosis입니다.
4) High AG metabolic acidosis이므로,
   $\Delta$AG과 $\Delta$bicarbonate를 비교하여 숨어있는 산염기질환이 동반되어있는지 알아봅시다.
   $\Delta AG = 24 - 12 = 12$
   $\Delta bicarbonate = 24 - 11 = 13$
   두 값이 거의 일치하므로, 더 이상의 산염기질환이 동반되어 있지는 않습니다.
5) 따라서 환자의 산염기 장애는 high AG metabolic acidosis + respiratory alkalosis입니다.

문제 4. 편두통과 폭식증(bulimia nervosa)로 진단받은 기왕력이 있는 23세 여자 환자가 응급실에 실려왔다. 환자는 살을 빼기 위해 이틀 동안 금식을 하였는데 머리가 너무 아파 과량의 두통약을 복용했다. 이 후 배가 너무 고파 폭식을 했는데, 살이 찔 것이 걱정이 되어 손가락을 입에 넣은 후 10여 회 심한 구토를 했다. 환자의 동맥혈 검사 결과는 다음과 같았다. pH = 7.33, $Pco_2$ = 35mmHg, $HCO_3^-$ 18mEq/L, AG 33이다. 다음 환자의 산 염기 장애를 분석하시오.

풀이)

1) 환자의 pH가 7.33이고 $HCO_3^-$가 감소되어 있으므로 metabolic acidosis입니다.

2) 보상이 적절한지 알아봅시다.

예상되는 $Pco_2$ = 1.5 × 18 + 8 = 35mmHg로 환자의 측정치와 동일하므로, 동반된 호흡성 산염기 장애는 없습니다.

3) Metabolic acidosis에서는 AG을 계산해야 합니다.

AG은 33으로 증가되어 있으므로 환자의 상태는 high AG metabolic acidosis입니다.

4) High AG metabolic acidosis에서는 ΔAG과 Δbicarbonate를 비교해야 합니다. ΔAG = 33 - 12 = 21으로 증가되어 있고 Δbicarbonate = 24 - 18 = 6 만큼 감소되어 있어, AG의 증가량과 bicarbonate의 감소량이 같지 않습니다. 이것은 bicarbonate가 21만큼 감소해야 하는데, 어떤 원인에 의해서 6밖에 감소하지 않았음을 의미합니다. 즉, bicarbonate를 15(21-6)mEq/L만큼 증가시킨 원인이 숨어 있는 것입니다. 그러므로 우리는 이 산염기 장애에 숨어있는 metabolic alkalosis가 있는지 알 수 있습니다.

5) 환자의 최종 상태는 high AG metabolic acidosis + hidden metabolic alkalosis입니다.

---

**정답** **1.** 3) **2.** Metabolic acidosis + respiratory alkalosis **3.** High AG metabolic acidosis + respiratory alkalosis

**4.** High AG metabolic acidosis + hidden metabolic alkalosis

# 제6장
# 이뇨제와 산염기장애

산염기 평형의 장애와 관련하여 이뇨제들은 **alkalosis와 hypokalemia를 일으키는 이뇨제들**과 **acidosis와 hyperkalemia를 일으키는 이뇨제들**로 구분할 수 있습니다. 전자는 collecting duct 이전에 작용하는 이뇨제들이 일으키고 후자는 collecting duct에 작용하는 이뇨제들이 일으키기 때문에, 본 장에서는 이뇨제를 두 그룹으로 나누어서 설명하도록 하겠습니다.

## 1. Collecting duct 이전에 작용하는 diuretics : Alkalosis, Hypokalemia 유발 (Acetazolamide, Loop diuretics, Thiazide)

### 1) Hypokalemia

Collecting duct 이전 부위에 작용하는 이뇨제들에 의해 hypokalemia가 발생하는 것은 이네들이 **collecting duct로 flow를 증가**시키기 때문입니다. Collecting duct의 세포에서 lumen으로 $K^+$을 secretion해도 high flow에 의해 $K^+$이 빠르게 쓸려 내려가기 때문에 lumen 의 $K^+$ concentration은 증가해 평형상태에 도달하지 못하게 되고, collecting duct의 세포는 지속적으로 $K^+$을 분비해 hypokalemia를 일으킵니다(그림 6-1).

Hypokalemia는 이뇨제의 대표적인 부작용입니다. Hypokalemia를 일으키지 않는 $K^+$ sparing diuretics를 따로 구분해 놓은 것을 생각하면, hypokalemia가 얼마나 흔한 부작용인지 쉽게 이해할 수 있을 것입니다.

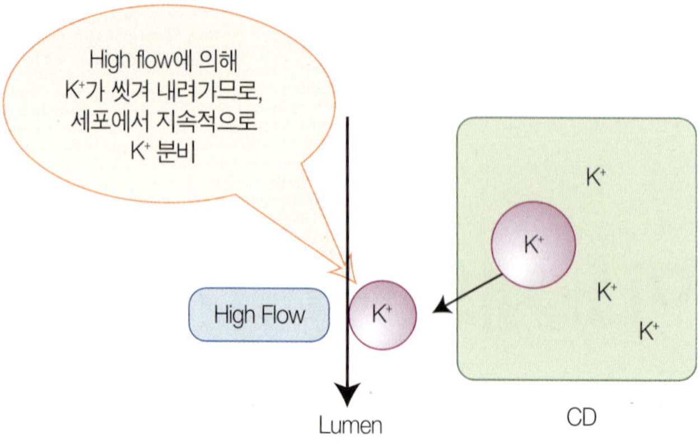


**그림 6-1. 이뇨제 사용시 나타나는 hypokalemia의 기전**

참고) Acetazolamide의 경우에는 collecting duct로의 flow도 증가하지만, 이동된 $HCO_3^-$에 의해 lumen에 negative charge가 생기게 되고 이로 인해 양이온인 $K^+$의 secretion이 일어나게 됩니다.

## 2) Metabolic alkalosis

이뇨제에 의한 **hypokalemia는 metabolic alkalosis를 유발**하는데, 이것은 **hypokalemia의 악화를 막기 위해 intercalated cell에서 lumen의 potassium을 흡수하고 $H^+$이온을 내보내기 때문**입니다. 그림 6-2는 collecting duct의 intercalated cell인데 이 세포는 2가지 ATPase를 가지고 있습니다.

① 1번 ATPase는 $H^+$ transport ATPase입니다. Collecting duct에서 산을 배설하는 주된 pump이며 collecting duct에서는 $NH_4^+$형태로 분비한다는 것을 공부했습니다. 평소 수소 이온 배설의 5%를 차지하지만, 산증이 발생했을 시에는 수소농도를 900배까지 증가시킬 수 있습니다.

② 2번 ATPse는 hypokalemia가 발생했을 시, hypokalemia의 악화를 막기위해 $K^+$을 흡수하고 $H^+$를 내보내는 역할을 하는 pump입니다. 바로 2번 pump에 의해 metabolic alkalosis가 발생합니다.

또 다른 기전으로 이뇨제의 사용은 체액의 부족을 일으켜 RAA(Renin-Angiotensin-Aldosterone) system을 작동시키는데, aldosterone은 $Na^+$을 흡수하고 $K^+$과 $H^+$을 배설하여 hypokalemia와 metabolic alkalosis를 유발합니다.

참고) Collecting duct 이전에 작용하는 이뇨제들 중 acetazolamide는 예외적으로 metabolic acidosis를 일으킵니다($HCO_3^-$ 재흡수를 막음).

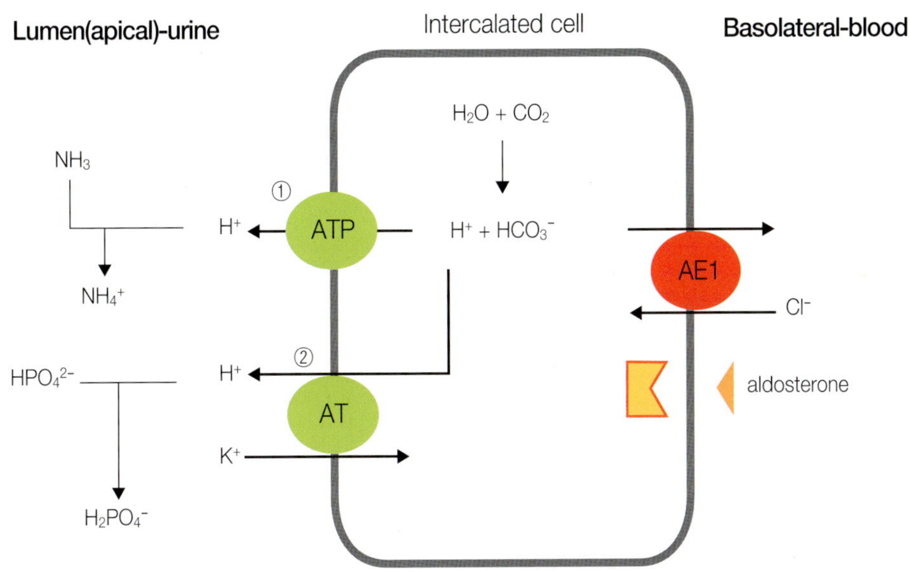


그림 6-2. Hypokalemia가 metabolic alkalosis를 일으키는 기전

# 2. Collecting duct에 작용하는 diuretics : Acidosis, Hyperkalemia 유발 (ACEi, Amiloride, Spironolactone)

## 1) Hyperkalemia

Collecting duct에 작용하는 diuretics들은 aldosterone의 antagonist로서 hypoaldosteronism을 일으킵니다. Aldosterone에 의한 $K^+$배설이 일어나지 못하므로 $K^+$이 증가합니다. 이네들은 다른 이뇨제들과 달리 $K^+$을 배설하지 않으므로 **$K^+$ sparing diuretics**라고 부르기도 합니다.

## 2) Metabolic acidosis

Aldosterone의 기능 중의 하나가 intercalated cell에서 $H^+$를 배설하는 것인데 그 기능을 하지 못하므로 acidosis가 생깁니다. ACEi나 spironolactone의 과잉투여는 normal AG metabolic acidosis중 하나인 type IV RTA를 일으킵니다.

## 요점정리

**■ Collecting duct 이전에 작용하는 이뇨제의 특징($H^+$ ↓, $K^+$ ↓)**

1) Hypokalemia
2) Metabolic alkalosis(예외 : acetazolamide)

**■ Collecting duct 에 작용하는 이뇨제의 특징($H^+$ ↑, $K^+$ ↑)**

1) Hyperkalemia
2) Metabolic acidosis

참고) 이뇨제와 관련된 부작용에서 $K^+$과 $H^+$는 같은 방향으로 변합니다.

## Q & A 문제풀이

**문제. 다음 중 metabolic alkalosis를 거의 일으키지 않는 이뇨제는?**

1) Acetazolamide 2) Thiazide 3) Lasix 4) Mannitol 5) Ethacrynic acid

풀이) Collecting duct 이전에 작용하는 이뇨제들은 hypokalemia와 metabolic alkalosis를 일으키나 acetazolamide는 예외입니다. Acetazolamide는 bicarbonate의 재흡수를 억제해 metabolic acidosis를 일으킵니다. Ethacrynic acid는 loop diuretics의 한 종류입니다.

정답 1)

# 제 7 장
# Potassium($K^+$)과 산염기장애

$K^+$과 산염기 장애는 많은 의대생들을 어렵게 하는 부분입니다. 많은 학생들이 산증이 hyperkalemia를 일으킨다는 단편적인 지식만을 알고 있는데, $K^+$과 산염기 장애는 서로에게 다양한 영향을 미쳐 산증과 hypokalemia와 동반(e.g. normal AG metabolic acidosis)되기도 하고 hypokalemia가 metabolic alkalosis를 일으키기도 합니다.

이번 장에서는 산염기 장애가 potassium의 대사에 미치는 영향과 potassium의 대사가 산염기 장애에 미치는 영향을 구분해서 설명하겠습니다.

## 1. 산증이 Potassium의 대사에 미치는 영향

### (1) 대부분의 metabolic acidosis는 hyperkalemia를 일으킵니다.

산증이 발생하면 ICF의 $K^+$과 ECF의 $H^+$이온의 교환이 일어나 산증을 완화시키므로, ECF의 $K^+$를 증가되어 hyperkalemia가 생깁니다.

참고) Respiratory acidosis에서는 acidosis와 hyperkalemia가 거의 동반되지 않는데, 아직 그 원인이 정확히 밝혀져 있지는 않습니다. Metabolic acidosis 중에서도 renal failure등의 원인에 의해서 생길 경우에만 hyperkalmia가 동반되며, lactic acid 등의 organic acid의 축적에 의한 high AG metabolic acidosis에서는 hyperkalemia의 동반 정도를 예측하기가 어렵다고 합니다. 그 이유로는 같이 생성되는 anion이 $H^+$이온과 함께 세포 내로 이동하기 때문에, $K^+$이 세포 밖으로 나올 필요가 없다는 이론과 이러한 anion이 insulin을 자극하여 $K^+$을 ICF로 이동시킨다는 설이 있습니다.

### (2) Noraml AG metabolic acidosis는 hypokalemia를 동반합니다.

Normal AG metabolic acidosis는 신장(RTA)이나 위장관(설사)에서 bicarbonate를 소실하여 발생합니다. 이 때 **bicarbonate 뿐만 아니라 $K^+$을 함께 소실하게 되므로 산증과 hypokalemia가 동반**되는 것입니다. **예외로는 type IV RTA**가 있습니다. 표 7-1은 normal AG metabolic acidosis를 일으키는 질환들을 정리한 표입니다. 다른 질환에서는 hpokalemia가 생기지만 type IV RTA는 hyperkalemia를 일으키는 것을 확인할 수 있습니다. 자세한 내용은 〈8장 신 세뇨관 질환과 산염기 장애〉에서 다루도록 하겠습니다.

**표 7-1. Normal AG metabolic acidosis의 비교**

| | Type I | Type II | Type IV | 설사 |
|---|---|---|---|---|
| 소변 pH | 〉5.5 | 〈 5.5 | 〈 5.5 | 5~6 |
| % filtered bicarbonate excreted | 〈 10 | 〉15 | 〈 10 | 〈 10 |
| serum $K^+$ | 감소 | 감소 | **증가** | 감소 |
| Urine AG | 〉0 | 〉0 | 〉0 | 〈 0 |
| 하루 탄산 요구량 | 〈 4mmol/kg | 〉4mmol/kg | 〈 4mmol/kg | Variable |

### 요점정리

- 산증–Hyperkalemia(예외 : Normal AG metabolic acidosis)
- Normal AG metabolic acidosis–Hypokalemia(예외 : Type IV RTA)

### Q & A 문제풀이

문제. 다음 중 hyperkalemia를 동반하지 않는 acidosis는?

가. 설사　나. Type I RTA　다. Type II RTA　라. Type IV RTA

1) 가, 나, 다　2) 가, 다　3) 나, 라　4) 라　5) 가, 나, 다, 라

풀이) 대부분의 대사성 산증에서는 hyperkalemia가 나타나지만 Normal AG metabolic acidosis는 hypokalemia를 동반합니다. Normal AG metabolic acidosis를 일으킬 수 있는 질환에는 설사, RTA등이 있습니다. 하지만 type IV RTA의 경우 hyperkalemia를 일으킵니다. 따라서 답은 가, 나, 다 입니다.

정답 1)

# 2. 염기증이 potassium 대사에 미치는 영향

Metabolic alkalosis는 (1) Collecting duct로의 bicarbonate 이동 증가, (2) Alkalosis에 의한 $K^+$의 ICF로의 이동, (3) Volume depletion에 의해 hypokalemia를 일으킵니다.

(1) Collecting duct로의 bicarbonate 이동 증가

Alkalosis가 발생하면, 신장에서는 proximal tubule에서 bicarbonate 재흡수를 줄입니다. Bicarbonate는 proximal tubule에서는 흡수가 되지만, collecting duct로 이동하면 더 이상 흡수되지 못합니다. 따라서 lumen에서 (-) charge를 갖는 bicarbonate는 (+)이온인 $K^+$을 배설시킵니다.

(2) Alkalosis에 의한 $K^+$의 ICF로의 이동

Acidosis시에는 $K^+$이 세포 밖으로 나가지요? Alkalosis시에는 $K^+$이 세포 안으로 이동합니다.

(3) Volume depletion에 의한 RAA system의 작동

Metabolic alkalosis는 단순히 산을 잃어버렸을 때 생기는 것이 아니라 bicarbonate의 retention이 유지되어야 생긴다는 것을 기억하나요? 특히 saline responsive metabolic alkalosis는 volume depletion이 중요한 역할을 한다고 공부했는데, volume depletion은 RAA system을 작동시켜 aldosterone에 의해 $K^+$의 배설을 촉진합니다.

**요점정리**

- Metabolic alkalosis는 hypokalemia를 일으킨다.

# 3. Potassium 대사가 산염기증에 영향을 미치는 영향

## 1) Hyperkalemia와 metabolic acidosis

Hyperkalemia가 metabolic acidosis를 유발하는 경우도 있습니다. 대표적인 질환이 **type IV RTA**입니다. Type IV RTA의 기전은 **aldosterone의 결핍 또는 반응저하와 hyperkalemia에 의한 ammonia의 생성 감소**입니다

(Ammonia는 proximal tubule에서 glutaminase라는 효소에 의해서 형성이 되는데, **hyperkalemia가 glutaminase를 억제하여 ammonia 생성을 억제**합니다. Ammonia의 생성 감소는 acidosis의 주된 기전입니다).

## 2) Hypokalemia와 metabolic alkalosis

Hypokalemia는 metabolic alkalosis를 유발하는데, 이것은 **saline unresponsive metbolic alkalosis의 주된 발생 기전**입니다. Severe hypokalemia가 발생하면 더 이상의 $K^+$의 손실을 막기 위해, collecting duct의 intercalated cell은 $K^+$을 흡수하고 $H^+$을 배설하기 때문입니다. 〈6장 이뇨제와 산염기 장애〉에서 설명한 내용이니 복습하기 바랍니다(그림 6-2 참고).

### 요점정리

- **Hyperkalemia는 type Ⅳ RTA에서 acidosis를 일으키는 주된 기전이다.**
- **Hypokalemia는 metabolic alkalosis를 일으킬 수 있다.**

표 7-2. Potassium 대사와 산염기 장애와의 관계

| | 유발 대사 장애 | 기전 | 연관질환 |
|---|---|---|---|
| Metabolic acidosis | Hyperkalemia | ICF의 $K^+$와 ECF의 $H^+$의 교환 | Renal failure 등 |
| Normal AG metabolic acidosis | Hypokalemia | 신장이나 GI를 통한 $K^+$의 소실 | RTA, Diarrhea (Type Ⅳ RTA 제외) |
| Metabolic alkalosis | Hypokalemia | 1) Collecting duct로의 $HCO_3^-$이동 증가<br>2) $K^+$의 ICF shifting<br>3) Volume depletion | Saline responsive Metabolic alkalosis |
| Hyperkalemia | Acidosis | proximal tubule에서의 ammonia의 생성 감소 | Type Ⅳ RTA |
| Hypokalemia | Alkalosis | Intercalated cell에서 $K^+$의 흡수 및 $H^+$의 분비 | Saline unresponsive Metabolic alkalosis |

## Q & A 문제풀이

**문제. Type IV RTA의 주된 발생기전에는 1)__________, 2) __________가 있다.**

풀이) Aldosterone의 결핍 또는 반응 저하에 의해 $H^+$와 $K^+$의 배설을 하지 못하므로 hyperkalemia와 acidosis가 생깁니다. 또한 hyperkalemia는 proximal tubule에서 ammonia 생성을 억제하여 acidosis를 악화시킵니다.

**정답** 1) Aldosterone의 결핍 또는 반응 저하, 2) Hyperkalemia에 의한 ammonia 생성감소

# 제 8 장
# 신 세뇨관 질환과 산 염기 장애

신 세뇨관 질환도 많은 학생들이 어려워 하는 부분입니다. 이들 질환들은 흔히 볼 수 있는 질환들은 아니지만, 시험 문제가 자주 출제되므로 잘 정리해 두어야 합니다. 신 세뇨관 질환들은 모두 산염기 장애를 일으키므로 산증을 일으키는 질환과 염기증을 일으키는 질환으로 나누어 설명하도록 하겠습니다(표 8-1 참고).

신세뇨관질환 중에 **acidosis를 일으키는 질환에는 type I, II, IV RTA(renal tubular acidosis)**가 있습니다. 참고로 addison' s disease는 병의 일환으로 type IV RTA를 일으키니 함께 공부합시다. Addison' s disease는 adrenal insufficiency가 나타나는 질환으로 corticosteroid와 aldosterone의 분비가 일어나지 않는 병입니다. 따라서 aldosterone의 결핍에 의해 type IV RTA가 나타날 뿐만 아니라, corticosteroid의 부족 증상이 나타납니다(Steroid가 분비가 안되어 steroid를 add해야하는 addition' s disease라고 외웁시다). 각각의 RTA에 대해서는 1절에서 다룹니다.

신 세뇨관 질환 중에 **alkalosis 를 일으키는 질환에는 Bartter' s syndrome, Gitelman' s syndrome, Conn' s syndrome, Liddle' s syndrome**등이 있습니다.

**표 8-1. 신세뇨관 질환의 분류**

- Acidosis
  - Normal AG acidosis
    - RTA I
    - RTA II
    - RTA IV
- Alkalosis
  - Bartter' s syndrome(Lasix)
  - Gitelman' s syndrome(thiazide)
  - Liddle' s syndrome(pseudohyperaldosteronism)

Bartter' s syndrome은 Lasix의 부작용과 비슷한 임상증상을 가지며, Gitelman' s syndrome은 thiazide의 부작용과 비슷한 임상증상을 보입니다.

Conn' s syndrome과 Liddle' s syndrome은 모두 hyperaldosteronism의 임상증상을 보입니다. 하지만 Conn' s syndrome에서는 aldosterone secreting tumor 등에 의해 aldosterone의 농도가 증가(true hyperaldosteronism)하는 반면, Liddle' s syndrome에서는 aldosterone의 농도가 증가하지는 않습니다(pseudohyperaldosteronism). Liddle' s syndrome에서는 amiloride sensitive $Na^+$ channel이 자발적으로 활성이 증가하기 때문에 hyperaldosteronism처럼 보이는 것입니다. 이해가 잘 안 되는 학생들은 〈1장 Nephron physiology〉를 다시 복습하기 바랍니다.

요점정리

**표 8-2 신세뇨관질환과 산염기장애의 관계**

| | Proximal tubule | Loop | Distal convoluted tubule | Collecting duct |
|---|---|---|---|---|
| 산증 | Type II RTA | | | • Type I RTA<br>• Hypoaldosteronism 임상양상<br>1) Type IV RTA<br>2) Addison' s disease |
| 염기증 | | Bartter' s syndorme | Gitelman' s syndrome | • Hyperaldosteronism 임상양상<br>1) Conn' s syndrome (true hyperaldosteronism)<br>2) Liddle' s syndrome (pseudohyperaldosteronism) |

# 1. Acidosis를 일으키는 신세뇨관 질환 (Renal tubular acidosis)

## 1) Type I RTA

찰스 디킨스를 아세요? 혹시 찰스 디킨스가 type I RTA에 걸렸었냐구요? 그건 아닙니다. 그가 쓴 소설 중에 "크리스마스 캐롤"은 유명한 "구두쇠 스크루지"가 주인공인 작품입니다. 줄거리를 소개하면 지독한 구두쇠 스크

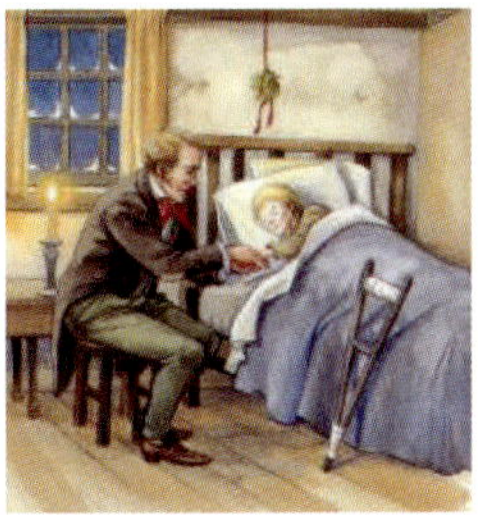

그림 8-1. Tiny Tim

루지가 크리스마스날 꿈을 꾸게 됩니다. 꿈속에서 스크루지의 죽은 친구 제이콥 말리는 스크루지를 찾아와 쇠사슬로 묶은 후 세 유령이 찾와서 스크루지를 가르칠 것이라고 말하고는 사라집니다. 각각의 세 유령이 스크루지의 과거와 현재 그리고 미래로 스크루지를 데리고 가서 스크루지가 잘못을 누위치도록 한다는 내용입니다.

그 중 두번째 유령이 스크루지를 데리고 그가 고용하고 있는 밥 크랫치의 집에 가게 되는데, 밥 크랫치의 아이는 병에 걸려 있었습니다. 그 아이의 애명은 "Tiny Tim"인데, 작가가 알고있는 사람의 아들이 모델이 되었다고 합니다. 그런데 몇몇 의학자들이 tiny Tim의 질환이 무엇이었을까 하고 고민을 하였는데, type I RTA가 강력히 의심이 된다는 논문을 발표하였습니다. Type I RTA에서는 아래 tiny Tim의 증상들 이외에도 문제1(103p)의 지문에서 찾아볼 수 있는 것처럼 알카리성 소변, 근육무력감, 콩팥돌과 같은 증상이 생기게 됩니다.

Tiny tim의 증상을 살펴보면 다음과 같습니다.

① 절뚝거린다(구루병, osteomalacia).

② 가끔씩 몸이 움직일 수 없을 정도로 약해진다.

③ 성장 장애가 있다.

④ 돈이 있으면, 치료약을 구할 수 있다.

(스크루지가 월급을 적게 주어서 아이가 치료를 받지 못하고 있습니다.)

그런데, 왜 이런 일들이 일어날까요? 병인에서 같이 공부해 봅시다.

### (1) 병인

Type I RTA는 distal tubule의 $H^+$ pump의 장애가 생겨서 발생합니다. $H^+$ pump의 이상으로 산을 배설하지 못하므로 metabolic acidosis가 발생하고(모든 RTA는 normal AG metabolic acidosis를 일으킵니다), **알카리성 소변이 배설**됩니다. 또한 $H^+$배설 장애로 대신 $K^+$가 배설되어 **hypokalemia**가 발생하게 됩니다.

만성적인 acidosis가 발생하면,

① proximal tubule에서는 감소된 bicarbonate 대신 다른 음이온들의 흡수가 증가하게 됩니다. 이 때, citrate의 흡수가 증가가는데 citrate는 요석을 억제하는 물질입니다. 요석억제 물질이 소변에 줄어드므로 **요석**이 많이 생기겠지요?

② 만성적인 acidosis는 calcium 재흡수도 감소시킵니다. 따라서 요중의 칼슘농도가 증가하게 되고 요석의 발생을 증가시키는 원인이 됩니다.

③ 예전에 무용선수들은 초산을 매일 조금씩 마신다는 들은 적이 있는데 뼈를 부드럽게 하기 위해서라고 하더군요. 만성적인 산증은 bone loss를 촉진시키고, vitamine D의 생산의 장애를 일으킵니다. 따라서 이 병이 오래되면 **신성구루병**이나 **골연화증**이 생기게 됩니다.

### (2) 진단

진단은 어떻게 할까요? 산을 배설을 못하니 산을 먹이면 됩니다. HCl을 먹일까요? 강산이라 안되겠지요? $NH_4Cl$의 먹인답니다. 산을 먹였는데도, 소변이 산성화되지 않으면 진단할 수 있습니다. **$NH_4Cl$ loading test시에 urine pH 〉5.5** 입니다.

참고로, $FEHOC_3^-$는 〈10%입니다. Proximal tubule의 기능인 $HCO_3^-$의 재흡수에는 이상이 없기 때문에, 증가하지 않습니다.

### (3) 치료

Tiny Tim이 살던 때에도 치료법이 있었는데 바로 alkiali를 매일 보충해 주는 것입니다. Bicarbonate 필요량은 대게 4mmol/kg이하입니다. Sodium bicarbonate, Shohl' s solution(Sodium citrate + citric acid)등이 있습니다.

참고) 산염기 장애와 Calcium 대사와의 관계

Primary cause가 무엇인지에 따라 다른 결과를 초래합니다.

① Acidosis → [Calcium의 재흡수 감소시킴 / Vitamin D 합성 감소] → Hypocalcemia → PTH의 증가

② Alkalosis → Renal calcium retention → Hypercalemia (그러나 $Ca^{2+}$과 Albumin의 결합이 증가하여 ionized $Ca^{2+}$은 감소)

③ PTH의 증가 → [Hypercalcemia / $H^+$의 배설 억제, $HCO_3^-$재흡수 억제] → Acidosis

④ PTH의 감소 → Hypocalcemia → Alkalosis

⑤ Hypercalemia → PTH 감소 → Bicarbonate의 재흡수 → Alkalosis → Renal calcium retension → Hypercalemia 지속

⑥ Hypocalcemia → PTH 증가 → Acidosis

잘 살펴보면, **acidosis는 hypocalcemia를 일으키고 hypocalcemia는 acidosis를 일으킵니다. 또한 alkalosis는 hypercalcemia를 일으키고, hypercalcemia는 alkalosis를 일으킵니다. PTH는 H가 들어가 있으니 $H^+$을 증가시킨다**고 외웁시다. 하지만 alkalosis 때 ionized $Ca^{2+}$은 감소하여 hypocalcemia의 증상이 일어납니다.

## Q & A 문제풀이

문제 1. 16세 남자가 근육 무력감으로 내원하였다. 체격은 외소하였고 콩팥돌 병력이 있었다. 다음은 검사 소견이다. 진단은? (KMLE 05')

혈청 $Na^+/K^+/Cl^-$ 137/2.8/110 mEq/L
혈청 pH 7.3 $HCO_3^-$ 15mEq/L
소변 pH 7.8 단백 (+)

1) 바터증후군 2) 속질주머니 콩팥병 3) 속질 해면 콩팥
4) RTA I 5) RTA II

풀이) 1) pH 7.3과 $HCO_3^-$의 감소는 metabolic acidosis를 의미합니다.
2) AG = 137-(110+15) = 12로 정상입니다.
3) 따라서 환자는 normal AG metabolic acidosis를 가지고 있으며 원인은 RTA 또는 설사입니다.
4) 알카리뇨, 근육무력감, 외소한 체격, 콩팥돌 등은 type I RTA를 의심하게 합니다.

문제 2. 원위 세뇨관성 산증에 대한 설명으로 옳은 것은?

가. 성장 장애 나. Hyperchloremic metabolic acidosis
다. 염기성 소변(소변 pH〉5.5) 라. $FEHCO_3^-$ 〈 10%

1) 가, 나 다 2) 가, 다 3) 나, 라 4) 라 5) 가,나,다,라

풀이)
가. Type I RTA에서 성장장애가 일어납니다.
나. RTA는 모두 normal AG acidosis입니다.
다. $H^+$ secretion이 일어나지 않아서 생기기 때문에, 소변 pH는 〉5.5 입니다.
라. Fractional excretion of $HCO_3^-$는 〈 10%입니다.
Type I RTA의 경우에는 proximal tubule의 기능이 정상이기 때문에, $HCO_3^-$의 배설이 증가되어 있지는 않습니다.

문제 3. Milk alkali syndrome의 발생은 우유나 요구르트에 있는 다량의 칼슘과 alkali를 섭취함으로써 발생한다. 발생 기전은 (calcium의 과량 섭취 → mild hypercalcemia의 발생 → ( 1 ) → $H^+$의 배설 감소, bicarbonate의 재흡수 → ( 2 ) → renal calcium retention → hypercalcemia의 악화)이다. 빈칸을 채우시오.

풀이) PTH는 $H^+$의 흡수와, $HCO_3^-$의 배설로 acidosis를 만듭니다. 따라서 PTH가 감소하면 반대의 현상인 $H^+$의 배설감소와 bicarbonate의 재흡수가 일어나 alkalosis가 생기게 됩니다.

---

## 2) Type II RTA

Type II renal tubular acidosis는 proximal tubule에서 bicarbonate를 흡수하지 못해 생기는 질환입니다. Bicarboante가 소변으로 분비가 되므로 type I에서와 같이 알카리성뇨를 발생시킬 것 같지만 **소변의 pH는 거의 정상입니다(pH 〈 5.5).**

발병 초기에는 bicarbonate의 소실로 알카리성 뇨를 배설하지만, bicarbonate 농도가 14~20mEq/L에 이르게 되면 collecting duct의 bicarbonate생산과 평행을 이루게 되어 더 이상의 [bicarbonate] 감소를 막고 소변의 pH를 정상화시키기 때문입니다(비록 proximal tubule의 기능의 약 1/10 정도이지만, 정상 소변 pH를 만들 수 있다고 합니다). 그림 8-2는 intercalated cell이 $H^+$를 배설하고 bicarbonate를 생산하는 것을 보여주고 있습니다. 또한 이렇게 collecting duct에서 bicarbonate를 생산하기 때문에 type II RTA는 type I RTA보다 mild한 normal AG metabolic acidosis를 나타내게 됩니다.

Potassium 은 어떻게 될까요? 음이온인 bicarbonate가 collecting duct로 많이 이동을 하면, 전하량의 평형을 맞추기 위해 양이온인 potassium 의 secretion이 증가하여 **hypokalemia가 발생**하게 됩니다.

Type II RTA는 **Fanconi' s syndrome의 일환**으로 나타날 수도 있습니다. 만약 type II RTA가 Fanconi' s syndrome의 일환으로 생겼다면 다른 임상 증상으로는 어떤 것들이 있을까요? Fanconi' s syndrome은 proximal tubule의 generalized dysfunction이 생기는 질환입니다. 따라서 proximal tubule에서 흡수하는 glucose, amino acid, phosphate, citrate 등이 흡수가 되지 않으므로 성장지연, 식욕부진, 영양결핍 등이 생길 수 있습니다. Type II RTA는 Fanconi' s syndrome과 동반이 잘 되기 때문에 type I RTA보다 영양결핍과 성장장애기 더 심한 경우가 많습니다.

또한 phosphate의 감소로 생기는 hypophosphatemia는 Vit D 생성을 억제하며, rickets나 osteomalacia를 일으킬 수 있습니다.

**정답** **1.** 4) **2.** 5) **3.** (1) PTH의 감소 (2) Alkalosis

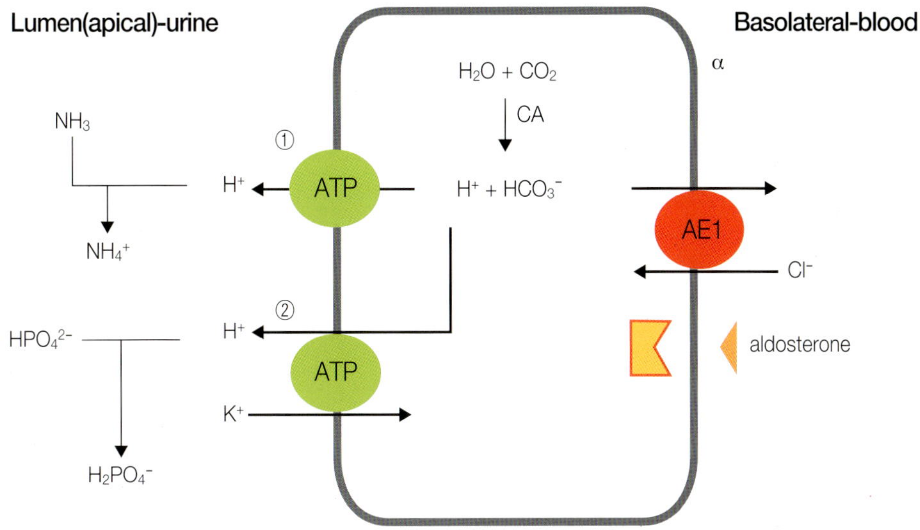


그림 8-2. Collecting duct에서 일어나는 $HCO_3^-$의 생성

### (1) 진단

진단을 위해서 **alkali loading test**를 해야 합니다. 알카리(bicarbonate)를 흡수하지 못하기 때문에 alkali loading 시에 요중 $HCO_3^-$의 배설이 크게 증가합니다. **$FEHCO_3^-$가 15% 이상이면 확진**이 가능합니다. 참고로 type I RTA의 진단에 사용되는 $NH_4Cl$ loading test에서는 정상입니다. Collecting tubule의 기능이 정상이기 때문입니다.

### (2) 치료

Acidosis가 심한 경우, type I RTA에서처럼 **alkali를 투여**합니다. 투여량은 type I RTA에서보다 많이 필요로 합니다(5~15mmol/kg). $K^+$의 보충이 필요한 경우도 있으며, 대사성 골질환이 동반되었을 때에는 Vit D 보충도 필요합니다.

## Q & A 문제풀이

**문제 1. Type I RTA와 type II RTA중 보다 많은 alkali 투여가 필요한 질환은 어느 것인가?**

풀이) 직접적으로 bicarbonate의 loss가 type II RTA에서 생기므로 type II RTA에서 보다 많은 알카리를 투여해야 합니다.

**문제 2.** 26세의 남자 환자가 피로감과 근력약화로 내원하였다. 전해질 검사 결과는 $Na^+$ 140mEq/L, $K^+$ 2.9mEq/L, $Cl^-$ 116mEq/L, $HCO_3^-$ 14mEq/L였다. 환자의 동맥혈 가스 검사 결과는 pH 7.32, $Pco_2$ 23mmHg, $HCO_3^-$ 14mEq/L였고, 24시간 소변 검사에서 $NH_4^+$ 60mEq/24hr, TA 20mEq/24hr, $HCO_3^-$ 10mEq/24hr였다. 다음 보기 중 환자의 질환은 어느 것인가?

1) 호흡성 염기증 2) 심한 설사 3) Type II RTA
4) 대사성 염기증 5) Type I RTA

풀이)

환자는 hypokalemia가 동반된 metabolic acidosis를 가지고 있습니다. 예측되는 $Pco_2$ = 1.5 × 10 + 8 = 23으로 측정치와 동일하므로 보상이 적절히 이루어져 있습니다. 한편 AG = $[Na^+]$ - ($[Cl^-]$ + $[HCO_3^-]$) = 140 - (116 + 14 ) = 10으로 정상입니다. 따라서 환자의 산염기 장애는 normal AG metabolic acidosis입니다.

원인을 감별하기 위해서 Net acid excretion을 구해 봅시다. NAE = $NH_4^+{}_{[urine]}$ + $TA_{[urine]}$ - $bicarbonate_{[urine]}$ = 60 + 20 - 10 = 70mEq/24hr로 정상입니다. NAE가 정상인 질환은 3번 type II RTA입니다.

1) 호흡성 염기증이 발생하면 신장에서 산을 흡수하므로 NAE는 감소합니다.
2) 설사 등에 의한 신외성 산증이 발생하면 신장에서는 산을 흡수하므로 NAE는 감소합니다.
3) Type II RTA의 경우 collecting duct에서 bicarbonate를 생산하여 신장 pH가 정상이라고 설명했습니다. 따라서 NAE는 정상입니다.
4) 대사성 염기증이 발생하려면 유지기전으로 신장의 $HCO_3^-$ retention이 필요합니다. 소변으로 $HCO_3^-$ 의 배설이 감소하므로 NAE는 증가합니다.
5) Type I RTA에서는 신장으로의 산 배설이 감소하므로 NAE는 감소합니다.

## 3) Type IV RTA

### (1) 병인

Collecting duct에는 2가지 type의 세포가 있는데, intercalated cell과 principal cell입니다. 이들 세포의 장애는 각각 type I RTA와 type IV RTA와 연관이 있습니다.

앞서 공부했듯이 intercalated cell의 $H^+$의 배설이 감소하면 Type I RTA가 발생하게 됩니다. 반면 **type IV RTA는 principal cell에 대한 aldosterone의 반응 저하(aldosterone결핍 또는 저항)로 hypoaldosteronism의 임상양상**을 나타냅니다. Aldosterone은 $Na^+$을 흡수하고 $K^+$과 $H^+$이온을 배설합니다. 따라서 aldosterone이 결핍되면 $K^+$과 $H^+$을 배설하지 못해 hyperkalemia와 acidosis가 발생합니다. 특히 **type IV RTA가 hyperkalemia를 일으키는 것은 반드시 기억**해야 합니다. Type IV RTA를 제외한 다른 모든 신세뇨관 질환은 hypokalemia를 일으키기 때문입니다.

**정답** 1. Type II RTA 2. 3)

Hypoaldosteronism의 결과로 산증이 생기기도 하지만, **산증의 주된 원인은 hyperkalemia**입니다.

Hyperkalemia는 어떻게 산증을 유발할까요? 앞서 〈7장 potassium과 산염기장애〉에서 공부했듯이, hyperkalemia는 proximal tubule에서 **glutaminase를 억제하여 $NH_3$(ammonia)의 생산을 감소**시킵니다. Collecting duct의 intercalated cell은 proximal tubule에서 생산한 $NH_3$를 이용하여 산을 배설($NH_4^+$)하기 때문에 ammonia가 감소하면 산을 배설하지 못하여 acidosis를 일으키게 됩니다. 앞서 type IV RTA는 principal cell의 질환이라고 설명하였지만 실제로는 두 세포가 모두 연관된 질환입니다.

### (2) 원인

Type IV RTA는 우리가 가장 흔히 볼 수 있는 RTA입니다. **DM과 연관된 산증**에는 DKA와 RTA가 있는데, RTA 중 Type IV가 가장 흔히 발생합니다(hyporeninemic hypoaldosteronism). 다른 질환으로서 알두어야 하는 병에는 **obstructive uropathy**가 있습니다. Obstructive uropathy에서는 obstruction에 의해 tubule의 압력이 지속해서 상승하며 collecting duct에 손상을 줍니다. 손상된 collecting duct는 RAA system이 항진이 되어도 반응을 하지 못하게 됩니다. **Collecting duct에 작용하는 이뇨제(ACEi, spironolactone, amiloride, triamterene)**들도 type IV RTA를 일으킬 수 있습니다.

### (3) 치료

Hyperkalemia가 가장 중요한 병인입니다. Acidosis도 hyperkalemia에 의해서 생기기 때문에, **hyperkalemia를 교정**하면 치료가 됩니다.

① **Mineralocorticoid를 NaCl과 함께 투여**를 하여, hyperkalemia를 교정합니다(Aldosterone이 감소된 환자 뿐만 아니라 resistance를 보이는 환자에서도 aldosterone의 작용을 강화시키므로 도움이 됩니다). 하지만 고혈압이 있거나 HTN이 있는 환자에서는 혈압을 높이기 때문에 사용을 해서는 안됩니다.

② **Loop diuretics와 NaCl의 투여**가 $K^+$를 배설하기 때문에, ①의 치료가 금지인 환자에서 사용할 수 있습니다.

## Q & A 문제풀이

문제. 50세 남자가 당뇨병성 신증으로 ACEi를 투여받고 있다. 최근 쇠약감이 악화되어 병원에 내원하였다. 혈압은 150/100mmHg로 잘 조절되지 않았으며, HbA1c 9mg/dl로 당도 잘 조절되지 않는 상태였다. Cr은 2.5mg/dl(정상 〈 1.5mg/dl)로 상승해 있었고, 전해질 검사 결과는 $Na^+/K^+/Cl^-$ 140/6.3/116mEq/L였다. 동맥혈 검사 결과는 pH 7.2, $Pco_2$ 35mmHg, $HCO_3^-$ 16mEq/L였다. 24시간 소변 검사에서 pH는 5.0이었고, NAE는 50mEq/24hr이었다. 이 환자의 산염기 장애는 무엇인가?

1) Type I RTA 2) Type II RTA 3) Type IV RTA 4) Lactic acidosis 5) DKA

정답 3

풀이)

환자는 당뇨병성 신증으로 ACEi를 투여받고 있는데, 혈압과 당조절이 잘 되고 있지 않습니다. 또한 환자는 hyperkalemia가 동반된 acidosis를 가지고 있습니다. 예측되는 $Pco_2$ = 1.5 × 18 + 8 = 35mmHg로 측정치와 동일하므로 보상이 적절히 이루어져 있습니다. AG =$[Na^+]$ - ($[Cl^-]$ + $[HCO_3^-]$) = 140 - (116 + 16) = 8로 정상입니다. 따라서 환자의 산염기 장애는 normal AG metabolic acidosis입니다. Normal AG metabolic acidosis와 hyperkalemia를 동시에 갖는 질환은 3번 type IV RTA입니다. 참고로 type IV RTA에서는 산을 절절히 배설하지 못하므로 urine pH 〈 5.5이며, NAE는 감소합니다. 환자의 경우 ACEi의 사용 또는 진행된 당뇨병성 신증 모두 type IV RTA의 원인이 될 수 있습니다.

| | Type I | Type II | Type IV |
|---|---|---|---|
| NAE | 감소 | 정상 | 감소 |
| Urine pH | 〉5.5 | 〈5.5 | 〈5.5 |
| Potassium 장애 | Hypokalemia | Hypokalemia | Hyperkalemia |

## 요점정리

**표 8-3. Normal AG acidosis 비교**

| | Type I RTA | Type II RTA | Type IV RTA | GI $HCO_3^-$ loss |
|---|---|---|---|---|
| 주요장애 | Distal $H^+$ secretion감소 | Proximal $HCO_3^-$ reabsoption | Hypoaldosteronism → Hyperkalemia → ammonia 감소 | |
| Minimum urine pH (acidosis때의 urine pH) | **〉5.5** | 〈5.5 | 〈5.5 | 5~6 |
| Fractional $HCO_3^-$ excretion | 〈10% | 〉15% | 〈10% | 〈10% |
| Urine AG | positive | positive | positive | **negative** |
| Plasma $HCO_3^-$ | 〈10 | 14~18 | 15~20 | |
| Serum $K^+$ | 감소 | 감소 | **증가** | 감소 |
| Daily acid excretion | 감소 | 정상 | 감소 | 증가 |
| 진단적 검사 | $NH_4Cl$ load | Maximum capacity for $HCO_3^-$ | Renin, Aldosterone, Urine $K^+$ | |
| 일일 bicarbonate 투여량 | 〈4mmol/kg | 〉4mmol/kg | 〈4mmol/kg | 다양 |
| Long term Complication | Renal stone Renal insufficiency | Osteomalacia Growth retardation | | |
| 동반질환 | autoimmune | Fanconi's syndrome | DM Renal insufficiency | Diarrhea |

## 2. Alkalosis를 일으키는 신세뇨관질환

Alkalosis를 일으키는 신세뇨관 질환에는 다음과 같은 질환군들이 있습니다.

- Bartter' s syndrome(Lasix)
- Gitelman' s syndrome(thiazide)
- Liddle' s syndrome(pseudohyperaldosteronism)

이들 질환군들은 공통점과 차이점에 대해서 정리를 해 보도록 하겠습니다. 각 질환에 대해서는 〈1장 Nephron physiology〉에서 설명을 했기 때문에 특별히 더 설명하지는 않겠습니다.

### (1) 세 질병 중 hypertension을 일으키는 질환은?

**Liddle' s syndrome**입니다. Hyperaldosteronism의 임상증상인 고혈압이 생깁니다.

### (2) Gitelman' s syndrome은 예전에 Bartter' s syndrome의 한 형태로 분류되었을 만큼 두 질환의 임상양상은 비슷합니다. 차이점은 무엇일까요?

Bartter' s syndrome에서는 Lasix의 부작용과 같은 임상증상이 나타나며, Gitelman' s syndrome에서는 thiazide의 부작용과 같은 임상증상이 나타납니다. Lasix는 hypercalcemia의 치료제로 $Ca^{2+}$을 소변으로 배설하므로, **Bartter' s syndrome에는 hypercalciuria**가 나타납니다. Thiazide의 부작용은 hypercalcemia($Ca^{2+}$의 재흡수 증가)이므로, **Gitelman' s syndrome에서는 hypocalciuria**가 발생할 수 있습니다(hypercalcemia가 잘 생기지는 않는다고 합니다). 또한 Gitelman' s syndrome에서는 hypomagnesemia가 나타납니다.

### (3) 세 질병 중 소아초기에 발병하는 소아과 질환은?

**Bartter' s syndrome**입니다. 특히 성장장애를 일으킵니다.

### (4) 세 질병 중 autosomal dominant로 유전하는 질환은?

나머지는 다 AR입니다. AD 유전은 **Liddle' s syndrome**입니다.

### (5) 세 질환의 공통된 산염기 장애와 증상은?

모든 신세뇨관 질환들은 hypokalemia를 일으킵니다(예외적으로 type IV RTA만 hyperkalemia를 일으킵니다). 또한 공통적인 임상증상으로 hypokalemia에 의한 polyuria, weakness, muscle cramps 등이 있습니다.

### (6) 세 질환 중 RAA system이 억제되어 있는 질환은?

Bartter' s syndrome과 Gitelman' s syndrome은 volume contraction에 의해 mild한 RAA system의 항진을 가져옵니다. 하지만 Liddle' s syndrome에서는 amiloride senstive $Na^+$ channel의 자발적인 활성 증가로 $Na^+$를 흡수하고 $K^+$과 $H^+$을 배설합니다. 이에 의한 volume증가와 hypokalemia가 RAA system을 억제합니다. Liddle' s syndrome은 hyperaldosteronism의 임상양상을 나타내지만 실제로 RAA system은 억제되어 있기 때문에 pseudohyperaldosteronism이라고 불립니다.

## 요점정리

**■ Alkalosis를 일으키는 신세뇨관 질환의 특징**

1) 모두 hypokalemia를 일으킵니다.
2) Bartter' s syndrome은 hypercalciuria를 일으키고, Gitelman' s syndome은 hyppocalciuria를 일으킵니다.
3) 소아질환은 Bartter' s syndrome입니다.
4) Hypertension은 Liddle' s syndrome에서만 나타납니다
5) RAA의 항진이 없는 병은 Liddle' s syndrome입니다.

## Q & A 문제풀이

**문제 1. 30세 남자 환자가 건강검진에서 발견된 hypokalemia의 evaluation을 위해 병원에 내원하였다. Hypokalemia의 가족력은 없었으며, 환자는 가끔 피로감을 느끼고 종아리에 쥐가 난다고 했다. 재검사에서 $K^+$은 2.5mEq/L였다. Hypokalemia를 일으킬 만한 이뇨제의 복용 기왕력은 없었으며, 활력증후는 BP 110/80mmHg, PR 80회/min, RR 20회/min였다. Routine CBC는 정상이었다. Chemistry 검사에서 Cr/BUN은 1.1/16mg/dl였고, $Na^+/K^+/Ca^{2+}/Mg^{2+}$은 140/2.5/10/1.2mEq/L였다. 동맥혈 검사에서 pH 7.5, $Pco_2$ 43mmHg, $HCO_3^-$ 28mEq/L였다. 24시간 소변 검사에서 $Ca^{2+}$ 90ml/24hr였다. 환자에게서 의심되는 질환은? (참고로 정상치는 다음과 같다. 혈청 BUN 10~20mg/dl, Cr〈1.5mg/dl, $K^+$ 3.5~5mEq/L, $Ca^{2+}$ 9~10mg/dl, Mg 1.8~3mg/dl, 소변 $Ca^{2+}$〈300mg/24hr)**

1) Hypokalemic periodic paralysis
2) Gitelman's syndrome
3) Bartter's syndrome
4) Renovascular hypertension
5) Liddle's syndrome

풀이) 1) pH 7.45와 $HCO_3^-$의 증가는 metabolic alkalosis를 의미합니다.

2) 예상되는 $Pco_2$ = 40 + 0.7(28 24) = 42.8mmHg로 측정치인 43mmHg와 동일하므로 호흡성 보상은 잘 이루어져 있습니다.

3) Hypokalemia와 metabolic alkalosis를 일으킬 수 있는 질환군은 문제의 보기와 같습니다. 이 중 환자는 고

혈압이 없기 때문에, Liddle's syndrome과 renovascular HTN을 R/O 할 수 있습니다.

한편 hypokalemic periodic paralysis는 AD로 유전되는 질환으로서 보통 9~21세에 처음 발생을 한다고 합니다. 주로 자는 도중이나 자고 일어났을 때 사지의 마비가 생기며, 운동이나 탄수화물이 많은 음식을 섭취했을 때도 발생합니다. 환자의 경우 가족력이 없으며, 증상이 일치하지 않습니다.

나머지 Bartter's syndrome과 Gitelman's syndrome 중 환자가 30세까지 심한 증상 없었으며, 전해질 장애로 hypocalciuria와 hypomagnesemia를 가지고 있는 것을 고려할 때, Gitelman's syndrome으로 진단을 내릴 수 있습니다.

Bartter's syndrome 은 발생 시기에 따라 classic(neonatal) Bartter's syndrome과 adult Bartter's syndrome으로 분류할 수 있는데, 본문에서 소아과 질병이라고 설명했듯이 대부분이 classic type입니다.

Classic Bartter's syndrome은 임신 중 양수과다증 및 조기분만을 일으키고 유아기에는 fever, dehydration (polyuria, polydipsia, 야뇨증), 성장장애 등의 증상을 일으킵니다. 또한 마치 Lasix를 사용한 것처럼 소변으로 $Ca^{2+}$의 배설이 증가(hypercalciuria)하므로 신석이 매우 흔하게 발생합니다.

또한 환자들은 매우 특징적인 얼굴을 가지는데, Landau et al.(et al.은 그리고 다른 사람들이라는 뜻입니다)은 **Infantile variant of Bartter syndrome and sensorineural deafness: a new autosomal recessive disorder. Am J Med Genet 1995**에서 **매우 큰 눈과 귀(큰 귓바퀴), 축 처진 입술을 가진 삼각형 얼굴**로 묘사하였습니다(사진을 직접 보고 싶은 학생들은 인터넷 웹사이트 http://www.nature.com/ki/journal/v54/n4/full/4490381.html를 방문하기 바랍니다).

반면 Gitelman's syndrome은 주로 성인이 되어 발병하며, Bartter's syndrome에서 매우 특징적이었던 polyuria, polydipsia등의 증상은 거의 발생하지 않지만 muscle cramps 또는 spasm을 주로 호소합니다. 전해질 장애로는 마치 thiazide를 사용한 것처럼 hypocalciuria(thiazide는 distal convoluted tubule에서 $Ca^{2+}$을 흡수하여 hypocalciuria와 hypercalcemia를 일으킬 수 있으나 Gitelman's syndrome에서 hypercalcemia는 일어나지 않음)를 일으키며, hypomagnesemia가 발생합니다(표 8-4). Hypomagnesemia가 일어나는 기전은 아직 명확히 밝혀지지 않았습니다.

**표 8-4. Bartter's syndrome과 Gitelman's syndrome의 차이점**

| | Bartter's syndrome | Gitelman's syndrome |
|---|---|---|
| 발병 시기 | Antenatal period | 성인 |
| 성장장애 | O | X |
| Polydipsia, Polyuria | O | X |
| Muscle cramps/spasm | X | O |
| Serum $Mg^{2+}$ | 정상 | 감소(hypomagnesemia) |
| Urine $Ca^{2+}$ | 증가(hypercalciuria) | 감소(hypocalciuria) |

문제 2. 다음 중 Bartter' s syndrome의 저칼륨 혈증의 치료로 적절한 것은?

가. Potassium supplement　　나. Spironolactone
다. NSAID　　라. Furosemide

1) 가, 나, 다　　2) 가, 다　　3) 나, 라
4) 라　　5) 가, 나, 다, 라

풀이) Bartter's syndrome과 Gitelman's syndrome의 큰 차이점 중에 하나는 $PGE_2$의 증가 유무입니다. Bartter's syndrome은 hyperprostaglandin $E_2$ syndrome이라고 불릴 정도로 $PGE_2$의 증가가 특징입니다. 하지만 $PGE_2$가 Bartter's syndrome의 pathophysiology에 어떤 영향을 미치는지에 대해서는 논란이 많습니다. Indomethacin(NSAID)의 사용으로 전해질 장애 뿐만 아니라 성장장애까지 호전시켰다는 보고가 있는 반면, Lasix를 오랫동안 사용한 환자에서도 $PGE_2$가 증가하는 것을 근거로 단지 2차적으로 나타나는 현상으로 보는 학자들도 있습니다. 따라서 어떤 mechanism으로 NSIAD가 효과를 보이는지는 알 수 없지만 hypokalemia를 완화시키기 위해 NSAID를 사용해 볼 수는 있습니다. 그러나 Bartter's syndrome에서 hypokalemia를 교정하는 주된 방법은 $K^+$의 공급과 $K^+$ sparing diuretics를 사용입니다.

한편 Lasix는 hypokalemia를 유발하는 이뇨제이기 때문에 hypokalemia가 있는 경우에 사용하면 안됩니다. 하지만 Bartter's syndrome은 Lasix가 작용하는 NKCC2에 이상이 생겨 발생하므로 Bartter's syndrome환자에서 Lasix를 투여해도 hypokalemia가 악화되지는 않습니다. 다시 말하면 Lasix는 Bartter's syndrome환자에게 아무 영향도 미치지 못하는 약물입니다.

**정답** **1.** 2) **2.** 1)

# part 2
# 전해질 장애

# 전해질 장애를 시작하기 전에

어렸을 때 병원이라는 단어를 들으면 가장 먼저 떠올랐던 것은 "주사" 였습니다. 누구나 한번 쯤 주사 맞는 것이 싫어 울어본 경험이 있겠지요? 유독 감기에는 잘 걸렸던 저는 군산의 한 소아과의 단골 손님이었는데 한번은 나비 바늘이 혈관에 꽂히는 색다른 경험을 했습니다. 이 색다른 경험을 다음 날 친구들에게

"어제 링거도 맞았어." 라며 소개를 했더니,

한 아이가 제게 이렇게 물었습니다.

"그거 엉덩이 주사 보다 아픈거야?"

"응. 혈관에다가 주사를 꽂아서 어쩌구 저쩌구…"

이 색다른 경험은 심하게 아팠다는 증거였고, 저는 친구들의 동정을 받아 청소나 당번에서 열외가 될 수 있었습니다. 링거라는 말이 "Ringer' s lactate solution" 이고 "Hartman' s solution" 이라는 것은 본과 3학년 때 처음 알게 되었습니다.

또 한번은 3학년 임상실습이 끝날 즈음에 병원 편의점 근처에서 친구들과 앉아 있는데, 한 환자가 가운을 입은 우리들을 보고 다가 왔습니다.

"저, 선생님. 피가 역류가 되는데, 어떻게 해야하나요?"

"……"

모두가 서로의 얼굴을 바라보며 어쩔 줄 모르고 있었는데, 한 친구가 일어서더니,

"빨리 병동에 가서 간호사에게 다시 잘 해달라고 말씀하세요." 라고 말했습니다.

팔을 움직이지 않게 하고, 역류된 피는 수액이 좀더 빨리 떨어지게 해서 다시 혈관으로 들어가게 하면 되는 쉬는 일이었는데도 말이지요.

실습을 돌면서 수많은 환자를 보았고 그 때마다 환자들은 수액을 하나씩 가지고 있었지만, 크게 관심을 갖지를 못했는데 이 일이 제게 수액에 관심을 가지게 하였답니다.

수액의 종류가 참 많지요? Hartman' s solution을 비롯해서 normal saline, 5% dextrose등등…. 먼저 이러한 수액의 특성에 대해서 간단히 살펴 본 후, $Na^+$, $K^+$의 장애에 대해서 공부하도록 하겠습니다.

# 제1장
# 수액의 종류와 특성

## 1. 수액의 종류와 특성

### 1) Body fluid의 구분

수액의 종류와 특성을 공부하기 전에 body fluid의 구성에 대해 알아봅시다. Body fluid의 구성을 공부해야 하는 까닭은 **수액의 종류에 따라 체내에 주입했을 때 분포하는 범위가 다르기 때문**입니다. 어떤 수액은 투여 시 blood가 존재하는 혈관에만 존재하는 반면(e.g. colloid), 다른 수액은 ECF 전체(e.g. normal saline) 또는 TBW 전체(e.g. D5W)에 분포 하기도 합니다. 따라서 우리가 투여한 수액이 얼마나 또 몸의 어느 부분에 분포하는지를 알기 위해서는 체내 물의 분포에 대해서 공부해야 합니다.

**체내 총 수분(TBW, total body water)은 체중의 약 60%**(성인 남자 기준, 여성과 노인은 50%)입니다. 이 중 **ICF에 2/3가 ECF에 1/3**이 존재하는데, **ECF의 1/4이 blood volume**입니다(그림 1-1).

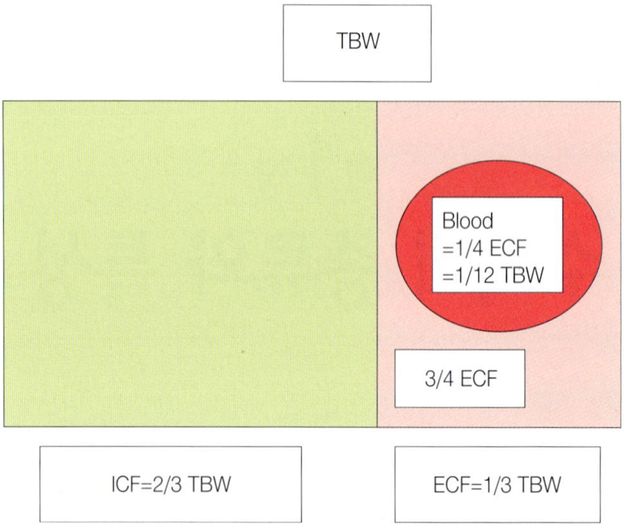


**그림 1-1. Body fluid의 구분**

## 요점정리

- TBW = 체중 × 0.6
- TBW
  - 2/3 ICF
  - 1/3 ECF
    - 3/4 Blood 이외의 ECF
    - 1/4 Blood

## Q & A 문제풀이

**문제1.** 체내 수분은 ECF에 ( 1 ), ICF에 ( 2 )이 존재한다. ECF의 volume 중 ( 3 ) 은 blood이므로 Blood는 TBW의 ( 4 )이고, 체중의 ( 5 )%이다.

풀이) 체내 수분은 ECF에 1/3, ICF에 2/3가 존재합니다. ECF의 1/4은 혈액입니다. 따라서 TBW의 1/12이 blood입니다. TBW는 체중의 60%이므로 blood는 60/100 × 1/12 = 1/20 = 5%가 됩니다.

**정답** (1) 1/3 (2) 2/3 (3) 1/4 (4) 1/12 (5) 5

## 2) 수액의 종류

수액은 크게 crystalloid와 colloid로 나눌 수 있습니다. Crystalloid는 전해질로만 이루어진 수액인 반면, colloid는 분자량이 큰 알부민이나 탄수화물을 포함한 수액입니다. 이 두 수액의 차이는 분자량이 큰 용질의 존재 여부입니다. 이 용질들은 혈관을 통과할 수 없는 물질들이기 때문에 이 물질들을 가지고 있는 **colloid의 수분은 혈관 밖으로 이동하지 못합니다.** 하지만 crystalloid의 전해질은 혈관을 자유롭게 통과할 수 있기 때문에 **crystalloid의 수분은 ECF 전체에 분포**를 하게 됩니다. 그렇다면 이 두 수액의 차이점은 어떤 의미가 있을까요?

외과 총론에서 우리는 (1) 출혈이 있을 때, colloid와 crystalloid 중 어떤 수액을 사용하는 것이 이로운가? (2) 출혈량 만큼 수분을 혈관에 보충을 하기 위해서는 수액을 얼마나 투여를 해야할 것인가? 에 대해서 공부를 하는데, 우리가 방금 공부한 crystalloid와 collid의 특성을 적용시켜 봅시다.

(1) **출혈이 있을 때, colloid와 crystalloid 중 어떤 수액을 사용하는 것이 이로운가?**

앞서 공부한 colloid의 특성을 생각할 때, colloid는 투여한 양이 모두 혈관 내에만 존재를 하기 때문에 crystalloid보다 volume을 유지하기가 쉬어 더 좋을 것이라는 생각이 듭니다. 하지만 colloid가 crystalloid에 비해 큰 이점을 발견할 수 없으며 오히려 해로울 수 있다고 알려져 있습니다.

(2) **출혈량만큼 수분을 혈관에 보충을 하기 위해서 수액을 얼마나 투여 해야 하는가?**

**Crystalloid는 출혈양의 4배를 공급**을 해야 하며 **colloid는 출혈한 만큼만 공급**을 하면 됩니다. 만약 **5DW(5% dextrose)로 공급을 하려고 한다면 12배를 공급**해야 합니다.

Crystalloid는 ECF 사이를 자유롭게 움직일 수 있습니다. 정맥을 통해 수액을 공급했지만, 혈관에만 있는 것이 아니라 ECF 전체에 존재하기 때문에 혈관 내에는 투여량의 1/4만 존재하게 됩니다(총 ECF의 1/4이 blood입니다). 따라서 300cc의 출혈이 있는 환자에서 혈관에 출혈량 만큼을 보충하기 위해서는 4배인 1,200cc를 공급해야 합니다.

Colloid는 혈관을 통과하지 못하는 크기의 물질을 가지고 있기 때문에, 출혈양 만큼만 공급을 하면 됩니다.

하지만 D5W의 경우는 glucose가 우리 몸의 모든 부분에 골고루 분포되기 때문에 혈관에 주입한 수액이 혈관, ECF, ICF에 모두 균등하게 이동을 하게 됩니다. 따라서 출혈양 만큼 혈관에 수분을 공급하기 위해서는 12배를 공급해야 합니다. Blood volume은 TBW의 1/12이기 때문입니다.

즉 **수액의 용질이 어디까지 이동할 수 있느냐**에 따라서 **유효삼투압이 결정**이 되며, 유효삼투압에 따라 **수분의 분포가 결정**이 된다는 것을 반드시 기억하시기 바랍니다.

### 요점정리

■ **수액의 종류와 체내에서의 분포**

1) Colloid는 혈관에만 존재합니다.
2) Crystalloid는 혈관을 빠져나가 ECF에 골고루 분포합니다.
3) D5W는 TBW에 골고루 분포합니다.

### Q & A 문제풀이

**문제1. 어떤 환자에게서 500cc정도의 출혈이 의심된다. 환자에게 출혈량만큼을 혈관내용적을 보충하려면, normal saline은 ( 1 )cc, albumin은 ( 2 )cc, 5% dextrose는 ( 3 )cc를 공급해야 한다.**

풀이) Normal saline을 공급하게 되면, ECF에 고루 분표하기 때문에 공급양의 1/4만이 blood내에 있게 됩니다. 따라서 출혈량의 4배를 공급해야 합니다. 한편 5% dextrose는 TBW 전체에 분포하므로 12배를 공급해야 합니다.

# 2. 수액의 조성 및 특성

수액의 종류에 따른 조성을 요약하면 표 1-1과 같습니다. 각 수액의 특성을 살펴보도록 합시다.

## 1) 생리식염수

너무나 유명한 수액이기 때문에 간단히 몇가지만 집고 넘어 가도록 하겠습니다.

① 생리식염수는 **등장성** 용액이며, $Na^+$농도는 **154mEq/L**입니다.

② 생리식염수의 pH는 7.4가 아니라 6.0으로 **약산성**입니다. 등장성 용액이라는 말이 마치 pH도 중성인 것처럼 착각을 하게 하지만 약산성입니다.

③ $Cl^-$ 농도가 ECF보다 많습니다. 따라서 과량 주입시 생리식염수의 pH가 6.0이고 chloride가 많기 때문에, 가벼운 고염소혈성 대사산증이 생길 수 있습니다.

**정답** (1) 2,000 (2) 500 (3) 6,000

표 1-1. 수액의 조성과 특징

| | 삼투압 (mosm/L) | $Na^+$ | $Cl^-$ (mEq/L) | $K^+$ | $Ca^{2+}$ | Dextrose (g/L) | Lactate (mEq/L) | pH |
|---|---|---|---|---|---|---|---|---|
| 생리식염수 | 308 | 154 | 154 | | | | | 6.0 |
| Hartman | 278 | 130 | 109 | 4 | 3 | | 28 | 6.5 |
| 3% 식염수 | 1026 | 513 | 513 | | | | | 6.0 |
| 5% 알부민 | 330 | 145 | 145 | <2.5 | | | | 7.4 |
| 10% dextran | 40 | 255 | | | | 50 | | 4.0 |
| Hetastarch | 310 | 154 | 154 | | | | | 5.5 |
| 5DW | 253 | | | | | 50 | | 4.5 |

## 2) Ringer' s lactate solution(Hartman' s solution)

'핫솔(Hartman' s solution)달아주세요!" 라는 말로 익숙한 이 수액의 특징은 다음과 같습니다.

① Lactate가 들어있습니다. Lactate는 간에서 bicarbonate가 됩니다.

② **$K^+$과 $Ca^{2+}$**도 가지고 있습니다.

③ Normal saline과 함께 대표적인 등장성 수액으로 알려져 있지만 Hartman' s solution은 **약간 저장성**입니다. Normal saline보다 $Na^+$의 농도가 낮고 $Cl^-$의 농도는 더 낮습니다.

## 3) Dextran

Dextran이나 Hetastarch같은 수액은 마취과 실습을 돌면 종종 볼 수 있답니다. Dextran은 Dextran40과 Dextran70이 있는데, 40은 용질의 분자량이 40,000임을 뜻하고 70은 70,000임을 의미합니다.

부작용에 대해서 잠깐 언급하도록 하겠습니다. Dextran은 **anaphylaxis를 포함한 과민성 반응**을 일으키며, 20ml/kg/day이상 주입 시 platelet 응집을 억제하여 오히려 **출혈**을 일으킬 수 있다고 합니다.

## 요점정리

**■ Normal saline(0.9% Sodium chloride solution)**

1) 등장성이다.
2) pH는 약산성이다.
3) $Na^+$의 농도가 154mEq/L이다.

**■ Hartman' s solution(Ringer' s lactate solution)**

1) 저장성이고, Lactate가 들어있다.
2) $K^+$과 $Ca^+$도 들어있다.
3) $Cl^-$ 농도가 109mEq/L로 ECF와 비슷하다.

## Q & A 문제풀이

**문제 1. 고칼륨혈증 환자를 치료하는데, Ringer' s lactate solution을 쓰면 안되는 이유는?**

풀이) Ringer' s lactate solution에는 $K^+$이 들어 있으므로 normal saline을 사용해야 합니다.

**문제 2. Normal Saline 1L 에 들어있는 $Na^+$은 몇 mmol일까요?**

풀이) Normal saline은 0.9%입니다. 따라서 1L(1,000ml)에 9g이 들어있습니다. 그렇다면 NaCl 9g은 몇 mol일까요? $Na^+$의 원자량은 23이고 $Cl^-$는 35.5입니다. 따라서 NaCl의 분자량은 55.5입니다. NaCl 1mol의 질량이 58.5g이므로 NaCl 9g은 9/58.5= 0.154mol입니다. 1mol = 1,000mmol이므로 0.154mol은 154mmol(mEq)이 됩니다. Normal Saline의 NaCl의 농도가 154mmol/L(mEq/L)라는 것은 반드시 기억해야 합니다. Hyponatremia등의 치료 계산에서 필요합니다.

### 더 알고 싶은 사람만(1)!!

**Q** 일반인이 하루에 섭취하는 소금의 양은 보통 얼마나 될까요(각각 g과 mEq단위로)? 또한 NPO인 환자에서 이 만큼을 normal saline으로 공급한다면, 수액을 얼마나 주면 될까요?

---

**정답** 1. 풀이 참고 2. 154mmol(mEq)

**A** 전 세계적으로 하루 평균 6~12g정도의 소금을 섭취하다고 합니다. 우리나라는 13.2g으로 다른 나라에 비해서 많은 편입니다.

"2005년 국민건강영양조사에 따르면 한국인의 나트륨 섭취량은 하루 평균 5.28g. 이를 소금으로 환산하면 13.2g으로 세계보건기구가 권하는 5g을 크게 웃돈다. 소금 5g이면 찻술 하나 정도. 하지만 13g이 넘으면 밥숟가락 하나 가득 떴을 때의 양이다." [중앙일보 2008년 2월 10일 기사 중 인용]

6~12g의 소금을 mEq로 변환을 하면, 102~204mEq입니다. Normal saline(0.9% NaCl)에는 9g의 소금이 들어있으며, 공부했듯이 농도는 154mEq입니다. 따라서 NaCl 1g = 154/9 = 17mEq입니다. NPO 환자에서 6~12g의 소금을 공급하기 위해서는 0.66~1.3L의 normal saline을 주면 됩니다

# 제 2 장
# ICF와 ECF사이의 수액의 이동

## 1. 세포 내액(ICF)과 세포외액(ECF)간 수액의 이동

세포 내액과 세포외액 간 수액의 이동은 수분과 전해질 장애를 공부하는 데 가장 기초가 되는 개념입니다. 특히 hyponatremia와 hypernatremia를 이해하기 위해 매우 중요하므로, 먼저 공부하도록 하겠습니다.

김장을 담을 때 배추를 큰 통에 담고 왕소금으로 간을 하는데 하루쯤 지나면 큰 통에는 물이 흥건하고 배추는 부피가 줄어들어 있는 것을 본 경험이 있을 것입니다. 배추 안의 용질의 농도(ICF)와 배추를 담은 통의 용질의 농도(ECF) 차이가 용매의 이동을 일으킨 예입니다. 즉 용질이 통과할 수 없는 반투막을 사이로 **용매는 저농도 용액(용질에 비해 용매가 많음)에서 고농도 용액(용질에 비해 용매가 적음)으로 이동**을 하게 되는 것입니다. 초등학교 5학년 수준의 설명이지요? 〈2절 Osmolality와 Tonicity(Effective osmolality)〉부터는 의대생의 수준으로 공부해 봅시다.

## 2. Osmolality와 Tonicity(Effective osmolality)

그림 2-1처럼 반투막을 사이에 두고 A(1L)에는 $Na^+$ 3mol, $Cl^-$ 3mol, glucose 4mol, BUN 4mol, Ethanol 4mol이 존재하고 B(1L)에는 $Na^+$ 2mol $Cl^-$ 2mol이 존재한다고 가정을 해 봅시다.

A의 osmolality는 3 + 3 + 4 + 4 + 4 = 18mol/L 입니다.

B의 osmolality는 2 + 2 = 4 mol/L입니다.

그렇다면 B에서 A로의 용매의 이동은 A와 B의 osmolality의 차이인 14 mol/L 만큼 일어날까요?

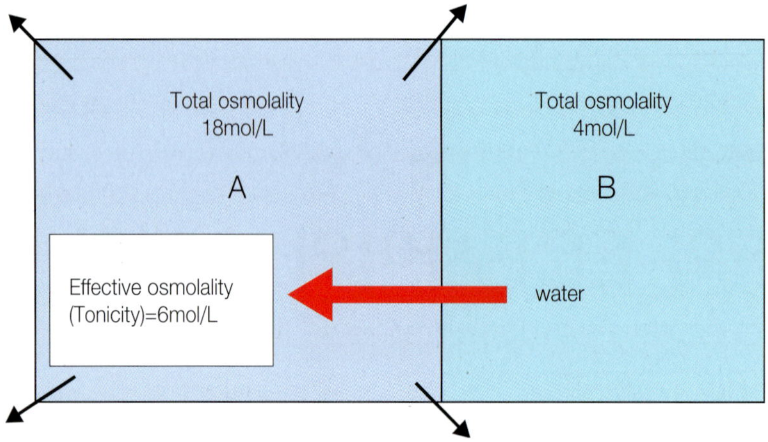


그림 2-1. Total Osmolality와 effective osmolality(tonicity)

답은 "그렇지 않다" 입니다. 그 이유는 BUN과 ethanol은 반투막을 자유롭게 통과할 수 있는 물질들이기 때문에 A에서 B로 각각 2mol씩 이동을 하여 평형을 이루게 됩니다. 그러므로 이들은 용매의 이동에 영향을 주지 못하게 됩니다.

하지만 $Na^+$와 $Cl^-$, glucose는 반투막을 자유롭게 이동하지 못하는 용질이기 때문에, A와 B의 이들의 차이($Na^+$ 1mol + $Cl^-$ 1mol + Glucose 4mol = 6mol/L)가 용매를 움직이는 힘으로 작용하게 되는 것입니다. 이렇게 **용매를 움직일 수 있는 용질들의 농도를 effective osmolality 또는 tonicity**라고 합니다.

## 3. Osmolality와 Tonicity의 계산

Total osmolality를 구하는 공식은 아래 식과 같습니다.

Total osmolality

$$= 2 \times [Na^+](mEq/L) + [Glucose](mg/dl)/18 + [BUN](mg/dl)/2.8 + [Ethanol](mg/dl)/4.6$$

Total osmolality는 말 그래도 용매 1L에 있는 용질의 mol을 구하는 식입니다. 위 공식은 사람의 체액에 $Na^+$, glucose, BUN등이 가장 흔히 존재하는 ECF의 용질이라는 가정으로 만들어진 것입니다. 만약 다른 용질들이 의미있게 ECF에 존재한다면 위 공식에 더할 수 있습니다.

전해질 중 $Na^+$의 경우 ECF에 가장 많은 용질입니다. "양이온의 수 = 음이온의 수" 이기 때문에 ECF에는 $Na^+$의

mol과 같은 양의 음이온의 수가 존재합니다. 따라서 ECF에 존재하는 총 전해질 수는 대략 2 × $Na^+$(mol/L)로 계산할 수가 있습니다. 그러나 mol/L로 계산하는 경우 소수점이 나오기 때문에 mmol/L로 환산을 합니다.

Glucose를 왜 18로 나누었는지에 대하여 궁금해 하는 사람들이 있을 것 같은데, glucose의 분자량은 ($C_6H_{12}O_6$ 이므로 12 × 6 + 1 × 12 + 16 × 6 = 72 + 12 + 96 = 180) 180입니다. 보통 임상에서 glucose는 mg/dl의 단위로 측정이 되는데, 이를 mmol/L로 고쳐봅시다. mg = $10^{-3}$g 이고 dl = $10^{-1}$ L이므로 mg/dl는 $10^{-3}/10^{-1}$(g/L)= $10^{-2}$(g/L)…식 ①입니다. 1L 안에 있는 glucose의 mol을 구하기 위하여 $10^{-2}$(g/L)를 glucose의 분자량인 180g/mol으로 나누면 $10^{-2}/180$ (mol/L)…식 ②가 됩니다. 1mol은 $10^3$mmol이므로 식 ②는 다시 10/180 (mmol/L) = 1/18 (mmol/L)가 됩니다. 즉 **18이라는 수치는 임상에서 glucose 농도를 나타내는 수치인 mg/dl를 mmol/L로 고치기 위해서 분자량 등으로 나누어 주는 단위 환산에 의해 나온 수치**입니다.

BUN의 분자량은 60이지만 28로 나누는 이유는 혈장 내 농도가 요소 분자량보다는 요소질산의 무게로 표현되기 때문이라고 합니다.

마찬가지로 ethanol의 분자량은 $C_2H_5OH$ = 24 + 5 + 16 + 1 = 46 이므로, 4.6으로 나눕니다. 그런데 이들 물질 중에서 BUN, ethanol등은 세포막을 자유롭게 통과하기 때문에, 실제로 용매(물)을 옮기는 힘으로 작용할 수가 없습니다. 따라서 이들을 제외한 **2 × [$Na^+$] + [Glucose](mg/dl)/18 만이 용매(물)을 이동시킬 수 있는 힘인 effective osmolality(tonicity)로 작용**합니다.

하지만, ECF에 mannitol, glycol 등 세포막을 자유롭게 통과하지 못하는 용질들이 존재한다면, 이들을 계산에 포함시켜야 합니다.

## 요점정리

- 용매의 이동은 effective osmolality인 tonicity에 의해서 일어납니다.
- Tonicity = 2 X [$Na^+$](mEq/L) + [Glucose](mg/dl)/18

## Q & A 문제풀이

문제. 아래 각각의 문항의 ECF tonicity를 구하고, 세포용적(cell volume)의 변화를 예측하시오. 참고로 ICF의 tonicity는 280이다.

1) Serum [$Na^+$]가 120mEq/L이고 [glucose]가 1,200mg/dl 일 때
2) Serum [$Na^+$]가 130mEq/L이고 BUN이 120mg/dl일 때

풀이) 1) ECF의 tonicity는 $2 \times [Na^+] + [Glu]/18 = 2 \times 120 + 1200/18 = 307$입니다.

정상 ICF의 tonicity는 ECF의 tonicity와 같으므로 ICF의 tonicity $= 2 \times [Na^+] = 2 \times 140 = 280$입니다.

ECF tonicity(307) 〉 ICF tonicity(280)이므로, 물의 이동은 ICF에서 ECF로 일어나며, cell volume은 감소합니다.

2) ECF의 tonicity를 계산해야 하므로 BUN은 고려하지 않아도 됩니다. ECF의 tonicity는 $2 \times Na^+ = 2 \times 130 = 260$ 〈 280(ICF) 이므로, 물의 이동은 농도가 낮은 ECF에서 ICF로 이동하게 됩니다.

**정답** 1) Tonicity = 307, 세포용적(cell volume) :감소 2) Tonicity = 260, 세포용적(cell volume) : 증가

# 제 3 장
# 하루에 투여해야 할 수액의 양

## 1. 하루에 투여해야 할 수액의 양

하루에 수액을 얼마나 주어야 할까요? 혹시 마취과나 소아과에서 정상 하루 수액유지요구량에 대해서 배운 적이 있나요? 아마도 여러분은 소아과나 마취과에서 표 3-1을 배웠을 겁니다.

표 3-1을 참고하여 몸무게가 50kg인 환자의 하루 유지량을 계산해 봅시다. 시간당
① 10kg까지 4ml씩 요구되므로 40ml(4×10),
② 10kg에서 20kg까지는 2ml씩 요구되므로 20ml(2×10),
③ 20kg에서 50kg까지는 1ml씩 요구되므로 30ml(1×30)가 필요합니다.
① + ② + ③ = 90ml이므로 환자에게 90ml/hr가 필요하고, 하루(24hr)동안에는 2,160ml가 필요합니다.

하지만 임상에서 이렇게까지 복잡한 계산을 해서 환자에게 수액을 주는 것을 본적이 있나요? 아주 특별한 경우를 제외하고는 이런 계산법을 쓰지 않습니다. 제가 임상실습과 인턴을 하면서 경험한 것을 생각하면 **하루에 약 2L정도**를 줬던 것 같습니다.

**표 3-1. 체중에 따른 수액 요구량**

| 체중(kg) | 시간당요구량(/kg/hr) | 하루 요구량(/kg/d) |
|---|---|---|
| 10 | 4 | 100 |
| 10~20 | 2 | 50 |
| 20 이상 | 1 | 25 |

임상에서 하루에 수분을 약 2L정도를 공급한다고 했는데 과연 이 양이 적절할까요? 또한 $Na^+$, $K^+$등은 얼마나 공급해야 할까요? 또한 하루에 약 2L의 수액을 주기 위해서는 수액을 얼마의 속도로 줘야 할까요? 이 질문들에 대해 같이 공부한 후에, 실제로 제가 인턴 때 사용했던 수액처방과 Washington manual에서 추천하는 수액처방이 적절한 양인지 공부해 봅시다.

(1) 하루에 필요한 물의 양은?

신장의 최대 농축능으로 solute를 배설하기 위해 필요한 최소 물의 양은 500ml/day입니다. Endogenous metabolism을 위해 필요한 물의 양은 250~350ml/day이고, skin과 respiratory tract을 통해 소실하는 insensible water는 약 500ml/day입니다. 따라서 **최소한 1000~1500ml/day가 필요**하답니다. 하지만 임상에서는 하루에 2~3L의 물을 투여하는 경우가 매우 흔한데, 그 이유는 소변량을 최소한으로 줄여서 얻을 이점이 하나도 없기 때문입니다. Water restriction이 필요한 환자가 아니라면, 넉넉하게 줘도 됩니다.

(2) 전해질은 얼마나 필요할까요?

보통 **$Na^+$는 50~150mEq/day**, **$K^+$은 20~60mEq/day**를 줘야 합니다.

(3) Glucose는 유지 수액에 왜 필요하며 얼마나 공급해야 할까요?

일부 학생들은 배고프지 않도록 glucose를 주는 것으로 알고 있지만 glucose는 **protein catabolism을 최소화**해서 ketoacidosis를 막기 위해서 줍니다. 하루에 100~150g이 필요합니다(밥 1공기가 약 50g이고 하루에 2~3끼 먹으므로 100~150g이 필요하다고 외웁시다).

(4) 하루동안 사람에게 필요한 여러 물질들의 양을 알아봤으니, 응급실에서 제가 사용했던 수액 처방이 적절했는지 분석해 보도록 하겠습니다. 제가 사용했던 수액처방은 아래와 같습니다.

① Dextrose 5% 1 L +

② NaCl 2Amp(80mEq) +

③ KCl 0.5Amp(10mEq)

④ 주입속도 80ml/hr(하루에 2L)

위 수액의 주입속도는 80ml/hr이므로, 12시간 동안 약 1L(960cc)가 들어가게 됩니다. 따라서 하루 동안에는 약 2L의 물이 들어갑니다. 또한 NaCl은 160mEq/day, $K^+$은 20mEq/day, 포도당은 100g/day이 들어가고 있습니다. 이 수치는 권장량인 **$Na^+$ 50~150mEq/day, $K^+$ 20~60mEq/day, dextrose 100~150g/day의 범위에 속해 있습니다**.

다음으로 Washington manual에서 추천하는 수액처방과도 비교해 봅시다. Washington manual 에서 추천하는 방법은 아래와 같습니다.

① 0.45% Normal saline + 5% Dextrose

② KCl 20mEq/day

③ 주입속도 90~125ml/hr(하루에 2~3L)

위 수액의 주입 속도는 90~125ml/hr이므로 0.45% Normal saline과 5% Dextrose가 각각 1~1.5L씩 주입됩니다. 0.451 Normal saline에는 NaCl이 77mEq가 들어있으므로 하루에 $Na^+$ 77~115mEq/day 포도당 50~75g/day, KCl 20mEq/day이 공급됩니다. Glucose를 제외한 다른 값들은 앞서 공부한 값의 범위에 속해 있습니다.

## 2. 수액의 주입속도 구하기(ml/hr vs gutts)

여러분이 만약 80ml/hr로 order를 내면 간호사는 수액을 어느 정도 속도로 줄까요? 간호사들은 ml/hr 단위를 쓰지 않고 gutts라는 단위를 사용하기 때문에(**gutts는 1분에 떨어지는 수액방울의 수**로 정의합니다), 여러분이 낸 ml/hr를 gutts로 환산을 하여 투여하게 됩니다. 여러분은 ml/hr로 order만 내면 간호사가 다 알아서 하니까 gutts에 대해서는 공부하지 않고 지나갈까요?

하지만 저는 여러분이 gutts에 대해서도 알고 있는 것이 좋다고 생각을 합니다. 왜냐하면 수액이 얼마나 빠른 속도로 들어가는지 환자나 보호자가 "선생님! 이거 언제쯤 다 들어가나요?" 라고 물어봤을 때, "그런 건 간호사에게 물어보세요!" 라고 할 수 없을 뿐 아니라 $K^+$등 투입 속도를 조절해야 하는 수액의 경우에는 항상 의사가 직접 확인해야 하기 때문에 알아두어야 합니다.

수액의 주입 속도를 계산하기 위해서는 **15 drops = 1ml** 라는 것만 알고 있으면 됩니다.

만약, 수액을 1초에 1방울씩 떨어뜨린다고 하면 1drop/s = 60 drops/min(60gutts) = 4cc/min = 240cc/hr 이므로, 대략 1시간에 250 cc가 들어가게 됩니다. 즉 60gutts이면 1시간에 250cc가 주입이 되고 하루에는 6L가 주입이 됩니다. 〈1) Gutts와 시간 당 주입되는 수액양(ml/hr)과의 관계〉에서 좀 더 자세히 공부하도록 합시다.

### 1) Gutts 와 시간 당 주입되는 수액양(ml/hr)과의 관계

혹시 **gutts × 4 = 1시간에 들어가는 수액의 양(ml/hr)**라는 식에 대해 배운 적이 있나요? 이 식은 반드시 기억해 두는 것이 좋습니다. 여러분들이 ml/hr로 order를 내면 간호사들이 이 식을 이용하여 gutts로 환산을 하기 때문입니다. 공식을 유도해 봅시다.

1분에 A방울이 떨어지는 수액이 있다고 합시다.

A gutts = A drops/min --- ①

15drops가 1ml이므로, A drops = (A/15)ml --- ②가 됩니다.

식 ②를 식①에 대입을 하면

A gutts = (A/15)ml/min --- ③이 성립을 합니다.

1시간은 60분이므로, 식 ③의 분모와 분자에 60을 곱하면

$$\frac{A}{15} \times 60ml/(60 \times min) = 4 \times Aml/hr$$ 가 됩니다.

즉, gutts 에 4를 곱하면 1시간에 몇 ml가 들어가는지 알 수 있습니다.

## 2) Gutts와 하루에 주입되는 수액량(ml/day)과의 관계

표 3-2는 gutts와 시간당 주입되는 수액의 속도(ml/hr) 그리고 하루에 주입되는 수액의양을 정리한 것입니다. 앞서 공부했듯이 gutts에 4를 곱하면 시간당 주입되는 수액의 양이 나오고, 여기에 24hr을 다시 곱하면 하루에 주입되는 수액의 양이 나옵니다. 즉, gutts × 4 × 24 = 대략 gutts x 100이 되므로, **gutts에 100을 곱하면 하루에 주입되는 수액의 양**을 구할 수 있습니다.

**표 3-2. Gutts와 ml/hr 그리고 하루에 주입되는 수액의 양과의 관계**

| 수액의 주입 속도(gutts) | 시간당 주입되는 수액의 속도(ml/hr) | 하루에 주입되는 수액의 양 |
|---|---|---|
| 10 gutts | 40ml/hr | 1L(1000ml) |
| 20 gutts | 80ml/hr | 2L(2000ml) |
| 30 gutts | 120ml/hr | 3L(3000ml) |
| 40 gutts | 160ml/hr | 4L(4000ml) |

## 요점정리

**■ Maintenance 수액의 조성**

1) Water : 최소 1,000~1,500ml/d
2) $Na^+$ : 50~150mEq/d
3) $K^+$ : 20~60mEq/d
4) Dextrose : 100~150g/d

**■ Gutts x 4 = 1시간에 투여되는 수액의 양(mL/hr)**

**■ Gutts x 100 = 하루에 투여되는 수액의 양(mL/day)**

## Q & A 문제풀이

**문제 1. 60gutts로 떨어지는 수액이 있다. 1L가 다 들어가는 데에는 얼마나 시간이 걸릴까?**

풀이) 1시간에 60 × 4 = 240ml가 들어가므로 약 4시간 정도가 걸립니다.

**문제 2. 수액이 3초에 1방울씩 떨어지고 있다. 몇 gutts일까?**

풀이) 60초에는 20방울이 떨어지므로 20gutts입니다.

**문제 3. 1L의 수액을 12시간동안 주려고 합니다. 몇 초에 한 방울 씩 떨어지게 해야 할까?**

풀이) 1000ml/12hr = 83.3ml/hr의 속로로 주어야 합니다. 즉 한 시간에 83ml가 들어가므로, gutts × 4 = 1시간에 들어가는 수액의 양이므로 83/4 = 20gutts로 주어야 합니다. 즉 1분에 20방울 정도가 떨어지므로, 3초에 1방울씩 떨어지게 하면 됩니다.

**문제 4. 20gutts로 들어가는 수액이 있다. 하루에는 몇 ml가 주입되겠는가?**

풀이) 20 × 100 = 2000ml입니다. 하루에 들어가는 수액의 단위는 무조건 L로 생각을 하고 20gutts의 십의자리수인 2에 L만 붙여도 됩니다. 예를 들어 40gutts는 하루에 4L가 들어게 됩니다.

**정답** 1. 4시간 2. 60gutts 3. 3초 4. 2000ml(2L)

# 제 4 장
# Hyponatremia

## 1. Hyponatremia의 정의와 임상적 중요성

Hyponatremia는 plasma의 sodium 농도가 **135mEq/L 이하**일 때로 정의합니다. Hyponatremia 가 중요한 이유는 가장 흔한 hypotonic hyponatremia의 경우에 ECF의 tonicity가 떨어져, ECF에서 ICF로 water의 이동이 일어나 **brain edema**를 일으키기 때문입니다. Brain은 밀폐된 공간에 있는 구조이기 때문에 volume의 증가는 pressure의 증가를 일으키게 됩니다. 즉 brain edema는 ICP(intracranial pressure)를 증가시켜 아래에서 공부할 여러 임상 증상을 일으킬 뿐만 아니라 결국에는 생명을 위협할 수도 있습니다(그림 4-1).

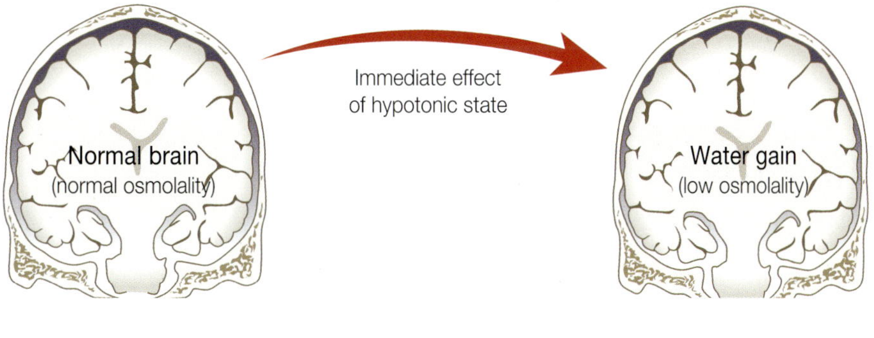


그림 4-1. Hyponatremia에 의한 brain enema

## 2. Hyponatremia = ICF의 증가(?)

ECF에 가장 많은 용질은 $Na^+$입니다. 따라서 sodium의 농도의 감소는 ECF의 tonicity를 떨어뜨려 ECF에서 ICF로 water의 이동을 일으킵니다.

그렇다면 hyponatremia에서는 항상 ECF tonicity가 감소하고 ECF에서 ICF로 water의 이동이 일어날까요? 대부분의 경우에는 이러한 일이 일어납니다. 하지만 우리가 제2장 ICF와 ECF 사이 간 수분의 이동에서 공부를 했듯이, water의 이동은 tonicity에 의해서 발생합니다. 만약 ECF에 glucose나 mannitol 등이 많이 존재해서 ECF의 tonicity가 증가해 있다면, hyponatremia라고 해도 물의 이동은 ICF에서 ECF로 일어나게 됩니다.

이렇게 hyponatremia와 관련된 water의 이동은 sodium 농도보다는 tonicity와 밀접한 연관성을 가지고 있기 때문에 **tonicity에 따라서 분류**를 하게 됩니다.

## 3. Hyponatremia의 분류

### (1) Hypertonic Hyponatremia

2절에서 설명했듯이, ECF에 tonicity를 증가시키는 물질들(mannitol, glucose 등)이 존재하면, ICF에서 ECF로 water의 shifting이 일어나 hyponatremia가 일어나게 됩니다.

### (2) Pseudohyponatremia(Isotonic hyponatremia)

Hypertriglycemia 혹은 paraproteinemia등이 존재할 때, flame photometry로 측정을 하게 되면 plasma의 solid phase가 증가하여 $Na^+$의 농도를 정확하게 측정을 할 수 없게 되어 오차로 발생하는 hyponatremia인데, 실제 환자의 sodium 수치는 정상입니다.

### (3) Hypotonic hyponatremia

Hyponatremia의 가장 흔한 원인이며 **brain edema**를 일으키므로 임상적으로 가장 중요합니다. 따라서 hyponatremia에서 가장 먼저 해야 할 일은 **serum osmolality를 측정**하여 hypotonic hyponatremia인지 아닌지를 감별해야 합니다.

임상에서 hypotonic hyponatremia는 크게 다음과 같은 두 가지 상황에서 나타나게 됩니다. 하나는 **renal water excretion의 장애가 일어나 ECF에 water가 증가한 경우**이며, 다른 상황은 renal excretion이 감당하지 못할 정도로 **water intake가 증가한 경우**입니다. 다시 한번 언급하지만 hyponatremia는 sodium의 변화보다 **tonicity의 변화가 중요**하다는 것을 기억하기 바랍니다.

## 요점정리

**■ Hyponatremia의 특징**

Hypotonic hyponatremia는 brain edema를 일으킵니다.

**■ Hyponatremia는 tonicity에 의해 구분합니다.**

1) Hypotonic hyponatremia
2) Isotonic hyponatremia(pseudohyponatremia)
3) Hypertonic hyponatremia

## Q & A 문제풀이

문제 1. Hypotonic hyopnatremia는 brain (          )을 일으킬 수 있다.

풀이) 본문 참고

문제 2. 식용부진, 두통, 오심, 쇠약감을 호소하는 58세의 남자가 응급실로 내원하였다. 환자의 serum $Na^+$은 128mEq/L였다. 가장 먼저 해야 할 검사는 무엇인가?

풀이) Serum osmolality를 측정하여, brain edema를 일으킬 수 있는 hypotonic hyponatremia가 아닌지 감별해야 합니다.

# 4. Hyponatremia의 감별진단

Hyponatremia가 의심되는 환자에서 가장 먼저 해야 하는 일을 **serum osmolality를 측정**해서 hypotonic hyponatremia인지 아닌지를 감별하는 일입니다.

정답 1. Edema 2. Serum osmolality 측정

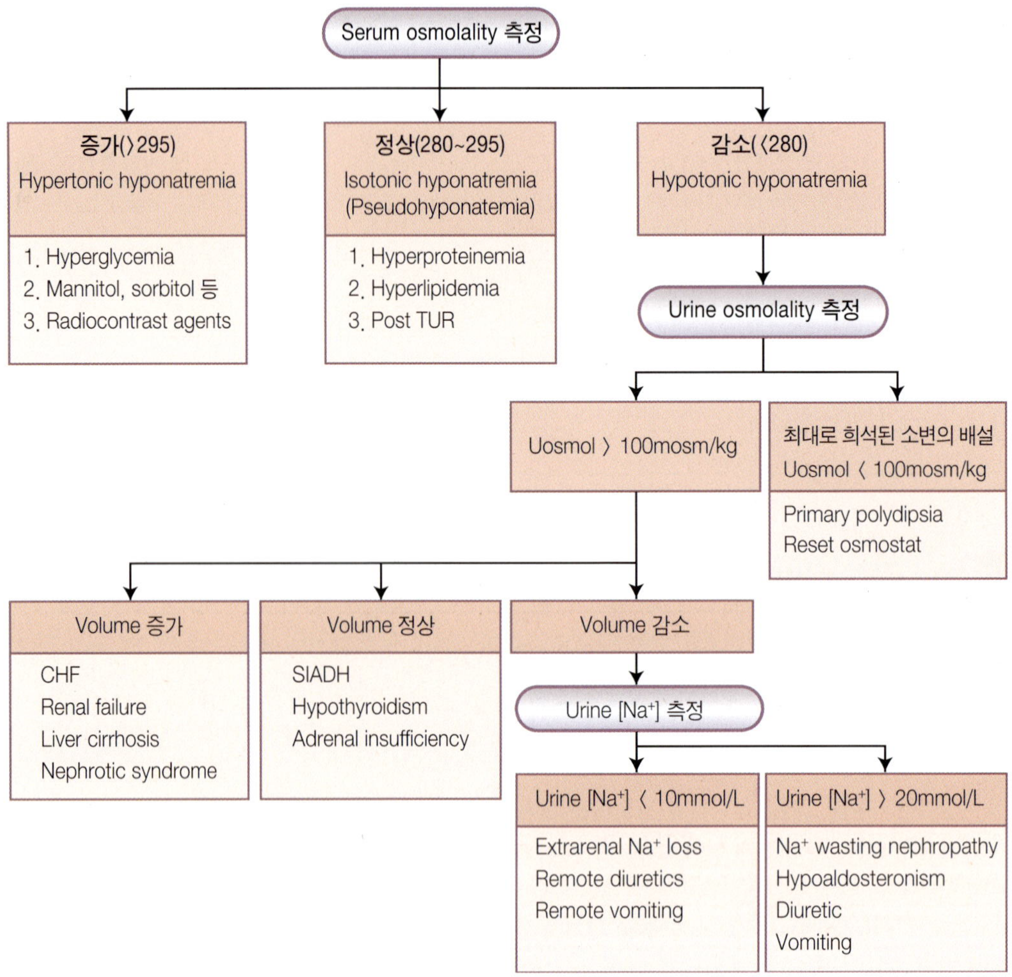


**그림 4-2. Hyponatremia의 감별 진단**

**Hypertonic hyponatremia**는 ECF의 tonicity를 증가시키는 물질에 의해 water가 ICF를 ECF로 shifting해서 발생합니다. 따라서 serum에 이러한 물질이 존재하는지 확인해 보면 됩니다. 예를 들어 DM 환자에서 hyperglycemia가 발생한 경우나 cerebral hemorrhage환자에서 ICP 상승을 억제하기 위해 mannitol등을 투여한 경우에 이러한 일이 일어날 수 있습니다. 또한 방사선과에서 자주 사용하는 radiocontrast agent에 의해서도 발생합니다. 특히 DM 환자에서 **serum glucose의 농도가 100mg/dl 상승시 $Na^+$가 1.6mEq/L씩 감소**한다는 것은 가끔 시험에 출제되니 기억해야 합니다.

**Isotonic hyponatremia 또는 pseudohyponatremia의 경우**에는 기계의 오차로 인한 결과입니다. Proteinemia 혹인 hyperlipidemia등이 있는지 확인해 보면 됩니다. 만약 비뇨비과에서 TURB(Transurethral resection of bladder)등의 시술을 한 환자였다면, bladder irrigation solution이 흡수되어, dilutional hyponatremia가 생겼을 수도 있습니다.

자 이제 hypotonic hyponatremia를 감별 진단해 봅시다. hypertonic & isotonic hyponatremia는 별로 중요하지 않습니다. Hyponatremia환자에서 중요한 것은 hypotonic한 경우입니다. 환자를 보았을 때 serum osmol이 감소했다면 이제 긴장을 해야 합니다. 앞에서 hypotonic hyponatremia의 큰 두가지 원인은 ① **Water intake의 증가** ② **Renal water excretion의 장애**라고 공부했었지요? 이 두가지 원인을 감별하기 위해서는 **urine osmol을 측정**해야 합니다(그림 4-2).

① Water inkate의 증가(Urine osmol 〈 100mosmol/kg)

먼저 **water intake의 증가**를 R/O해 봅시다. 정상인 경우 신장의 free water clearance는 굉장히 뛰어나기 때문에 water intake에 의한 hypotonic hyponatremia는 흔하지는 않습니다. 하지만 **water intake가 신장이 감당하지 못할 정도로 많은 경우**에는 신장이 최대한 오줌을 희석해서 내 보내는 데도 ECF에 water가 증가해 hyponatremia가 생기게 되는 것입니다. 환자의 **urine osmolality검사에서 최대 희석뇨(〈100mosmol/kg)**가 나타나게 된다면, 우리는 water intake 때문에 hyponatremia가 발생했음을 알 수 있습니다. 원인에는 **primary polydipsia**가 있습니다. 따라서 serum osmol을 측정한 다음 해야 하는 검사는 urine osmol입니다(참고로 사람의 요농축 기능으로 만들 수 있는 소변 농도는 50~1200mosmol/kg사이입니다).

② Renal water excretion의 장애(Urine osmol 〉 100mosmol/kg)

다음으로 hypotonic hyponatremia의 다른 원인인 **renal water excretion의 장애**에 대해서 공부해 봅시다. Renal water excretaion이 장애가 생겨 발생한 hyponatremia는 체내 총 $Na^+$의 증가로 인한 **부종이 있는 경우(hypervolemic)와 정상(euvolecmic)인 경우 그리고 감소(hypovolemic)한 경우**로 나눌 수 있습니다(참고로 ECF의 volume status는 ECF의 총 $Na^+$양에 의해 결정이 되는데, 부종은 총 $Na^+$양이 증가되어 생깁니다).

- ECF volume이 증가한 경우(Total $Na^+$의 증가 〈 ECF의 증가)

  **Heart failure, liver cirrhosis, renal insufficiency, nephrotic syndrome**등은 모두 **부종**이 흔히 생기는 질환들입니다. 부종은 ECF의 $Na^+$의 증가에 의해 생기는데, $Na^+$의 증가보다 water의 증가가 더 많아 hyponatremia가 나타나게 됩니다. ECF volume이 증가한 경우의 특징은 부종입니다.

- ECF volume이 정상인 경우(Total $Na^+$ 정상, ECF의 증가)

  **SIADH**은 ADH가 low serum osmolality에도 불구하고 분비되는 질환입니다. SIADH에서는 총 $Na^+$양은 정상임에도 불구하고 ADH(arginine vasopressin)에 의해서 collecting duct에서 water만 재 흡수하기 때문에 hyponatremia가 나타나게 됩니다. 이러한 원리로 hyponatremia가 생기는 질환들에는 **hypothyroidism, adrenal insufficiency** 등이 있습니다.

● ECF volume이 감소하는 경우(Total Na⁺ 감소 〉 ECF의 감소)

우리 몸에서 일정량의 ECF와 그 보다 더 많은 $Na^+$을 함께 소실하게 된다면, hyponatremia가 발생하게 될 것입니다. 이러한 소실이 일어날 수 있는 곳은 두 부분이 있습니다. 바로 **a. GI tract와 b. Kidney**입니다.

a. **GI tract를 통한 loss에는 diarrhea**가 있습니다. GI tract를 통한 sodium의 loss는 신장에서 $Na^+$을 재흡수하여 보상하므로, **urine sodium excretion은 10mEq/L 미만**이 됩니다. 또한 예전의 $Na^+$의 손실(remote diuretics, remote vomiting)에 의해 hyponatremia가 발생한 경우, $Na^+$의 손실을 보상하기 위해 현재는 신장에서의 재흡수가 증가되므로, urine sodium은 감소합니다.

b. 하지만 일차적인 **$Na^+$ loss의 원인이 kidney**라고 한다면, 당연히 urine sodium excretion은 증가하게 되겠지요(**urine sodium excretion 〉 20mEq/L**). 이 경우 이뇨제인 thiazide가 대표적인 원인입니다.

## 요점정리

■ **Hyponatremia의 감별진단**

1) **Serum osmolality를 측정**하여 hypotonic hyponatremia를 감별합니다.
2) **Uirne osmolality를 측정**합니다.
   Urine osmol 〈 100mosmol/kg이면 water intake의 증가(primary polydipsia)
   Urine osmol 〉 100mosmol/kg이면 renal water excretion의 장애
3) Reanl water excretion을 감별하기 위해 **urine sodium을 측정**합니다.
   Urine $Na^+$ 〈 10mmol/L이면 extrarenal $Na^+$ loss, remote diuretics, remote vomiting
   Urine $Na^+$ 〉 20mmol/L이면, renal $Na^+$ loss

■ **[Glucose]가 100mg/dl 상승시 [$Na^+$]는 1.6mEq/L 감소합니다.**

## Q & A 문제풀이

문제 1. Liver cirrhosis로 복수가 찬 환자의 electrolyte lab에서 sodium이 116mEq/L이다. 어떤 종류의 hyponatremia가 의심이 되는가?

1) ECF volume이 정상인 hypotonic hyponatremia
2) ECF volume이 증가된 hypotonic hyponatremia
3) ECF volume이 감소된 hypotonic hyponatremia
4) Hypertonic hyponatremia
5) Pseudohyponatremia

풀이) 복수는 ECF가 증가한 상태를 의미합니다.

**문제 2. CHF를 앓고 있는 65세의 여자 환자가 호흡곤란으로 내원하여, 이뇨제를 사용한 후에 호전이 되었다. 입원 3일 째 실시한 lab상 $Na^+$ 127mEq/L, serum osmol 260, urine osmol 120mosmol/kg이었다. 청진 상 rale음은 더 이상 들리지 않았으며, pretibial pitting edema도 존재하지 않았다. 금일 측정한 체중은 입원 당시보다 3kg정도 감소해있다. 환자의 hyponatremia를 감별하기 위해 측정해야 하는 것은 무엇인가?**

풀이) Serum osmol이 260으로 감소되어 있으므로 hypotonic hyponatremia입니다.

Uosmol 〉 100mosmol/kg이므로 primary polydipsia는 R/O이 되었습니다. 그 다음으로 ECF의 증가 유무를 살펴야 합니다. 환자의 경우 CHF가 있으나 edema가 존재하지 않고 오히려 체중이 줄었기 때문에 ECF의 증가는 없습니다. 오히려 이뇨제 치료로 인한 ECF의 감소를 의심을 해 봐야 합니다. ECF가 감소된 hypotonic hyponiatremia를 감별하기 위해 다음으로 해야하는 검사는 urine [$Na^+$]를 측정하는 것입니다. urine[$Na^+$] 〈 10 mmol/L이면 신장외 소실(extrarenal loss)과 이뇨제 사용 기왕력(remote diuretics), remote vomiting등을 의심해야 하며, urine [$Na^+$] 〉 20mmol/L이면 신장성 소실로 hypoaldosteronism, 이뇨제 사용 등을 의심해야 합니다. 환자는 현재 이뇨제를 사용하고 있기 때문에, 이뇨제가 원인일 가능성이 많습니다.

**문제 3. DM 환자에제 glucose가 600mg/dl가 측정되었다. 예상되는 plasma $Na^+$ 농도 감소는?**

풀이) Glucose가 100mg/dl 증가할 때마다 [$Na^+$]는 1.6mEq/L가 감소합니다. 600-100(정상 혈당) = 500mg/dl가 증가했으므로, 1.6×5 = 8mEq/L가 감소합니다.

**문제 4. 입원해 있는 DM 환자의 routine lab상에서 glucose는 720mg/dl, $Na^+$는 129mEq/L가 측정되었다. Plasma osmol은 300이었다. 환자의 hyponatremia 의 원인은?**

풀이) 환자의 상태는 hypertonic hyponatremia입니다. 따라서 glucose, mannitol등의 분자량이 큰 물질들을 원인으로 생각할 수 있습니다. glucose가 약 600mg/dl가 증가했으므로, $Na^+$의 감소는 1.6 × 6= 9.6mEq/L 정도가 발생합니다. 정상인의 [$Na^+$]가 135~145인데, 이 수치에서 10mEq/L(9.6의 근사치)정도 감소한다면, 125~135mEq/L입니다. 환자의 $Na^+$ 농도는 129mEq/L이므로 glucose에 의한 dilutional hyponatremia를 hyponatremia의 원인으로 생각해 볼 수 있습니다.

**정답** 1. 2) 2. Urine [$Na^+$] 3. 8mEq/L 4. 고혈당

## 5. Hypotonic hyponatremia의 Pathophysiology

Hypotonic hyponatremia의 pathophysiology에 가장 중요한 요소는 **ADH**입니다. ADH의 분비 증가 없이 hyponatremia가 일어나는 경우는 primary polydipsia 뿐입니다. Hypervolemic & hypovolemic hyponatreamia에서는 effective circulating volume의 감소로 인해 ADH가 분비가 되어 free water 재흡수를 촉진하여 발생하게 됩니다. 한편, SIADH를 포함한 euvolemic hyponatremia에서는 정상 osmolality에서도 ADH가 분비되어 free water의 재흡수가 일어나 hyponatremia가 발생하게 됩니다. 자세한 것은 〈더 알고 싶은 사람만(2)!! Q2 hypotonic hyponatremia의 pathophysiology(p. 149)〉에서 알아보도록 합시다.

## 6. Hyponatremia의 임상증상

Hyponatremia의 증상은 CNS dysfunction과 주로 연관이 되어있는데, **serum $Na^+$ concentration의 감소가 빠르고 많이 일어날 때 더 증상이 심하게** 나타납니다.

Headache, nausea, vomiting등은 brain edema의 증상으로 나타날 수 있으며, muscle cramps, lethargy, restlessness, disorientation, depressed reflexes 등이 발견될 수 있지만, $[Na^+]$ 〉125mEq/L 에서는 증상이 없는 경우가 더 많습니다(즉, **〈125mEq/L에서 주로 임상증상이 나타납니다**).

한편 hyponatremia가 갑작스럽고 빨리 나타나면 seizures, coma, permanent brain damage, respiratory arrest, brainstem herniation등이 생겨 죽음에 이를 수도 있습니다. 이러한 합병증들은 주로 euvolemic Hyponatremia에서 주로 생기는데 수술 후 회복중인 환자, primary polydipsia 그리고 생리중인 여자에서 특히 위험하다고 합니다.

## 7. Hypotonic hyponatremia의 치료 및 합병증

### 1) Hypotonic hyponatremia의 합병증

굉장히 중요한 부분이므로 반드시 알고 있어야 합니다. Hypotonic hyponatremia의 치료시 나타날 수 있는 가장 큰 합병증이 **osmotic demyelination**입니다.

Osmotic demyelination은 hypotonic hyponatremia의 급속한 치료 후 하루에서 며칠 후에 나타날 수 있습니다. Osmotic demyelination의 pathophysiology는 다음과 같습니다. Hypotonic hyponatremia가 생기면, brain edema를 감소시키기 위해 보상이 일어납니다. 보상에는 몇 시간 안에 이루어지는 fast adaptation과 몇 일에 거쳐 이루어 지는 slow adaptation이 있습니다. Fast adaptation은 brain에서 여러 종류의 solute들이 내보내어 brain edema를 완화시키고 slow adaptation은 organic materials를 내보내어 brain volume을 거의 정상화시킵니다(solute나 organic materials의 이동은 water의 이동을 동반). 하지만 brain tissue는 여러가지 solutes을 ECF로 내보내었기 때문에 hypotonic한 상태가 됩니다. 이 때 급격한 치료로 ECF의 tonicity를 정상화시키면 ICF는 hypotonicity, ECF는 isotonicity가 되어 ICF에서 ECF로의 water의 이동이 일어나 brain shrinkage를 동반한 osmotic demyelination이 일어나게 됩니다(그림 4-3).

## 2) Hypotonic hyponatremia의 치료

Hypotonic hyponatremia의 환자의 치료는 ① $Na^+$ restriction, ② Water restriction, ③ Hypertonic solution의 사용, ④ 이뇨제입니다. 하지만 hypervolemic, euvolemic, hypovolemic hypotnoia에 따라 치료법이 조금씩 달라집니다. 각각의 종류별로 살펴보겠습니다.

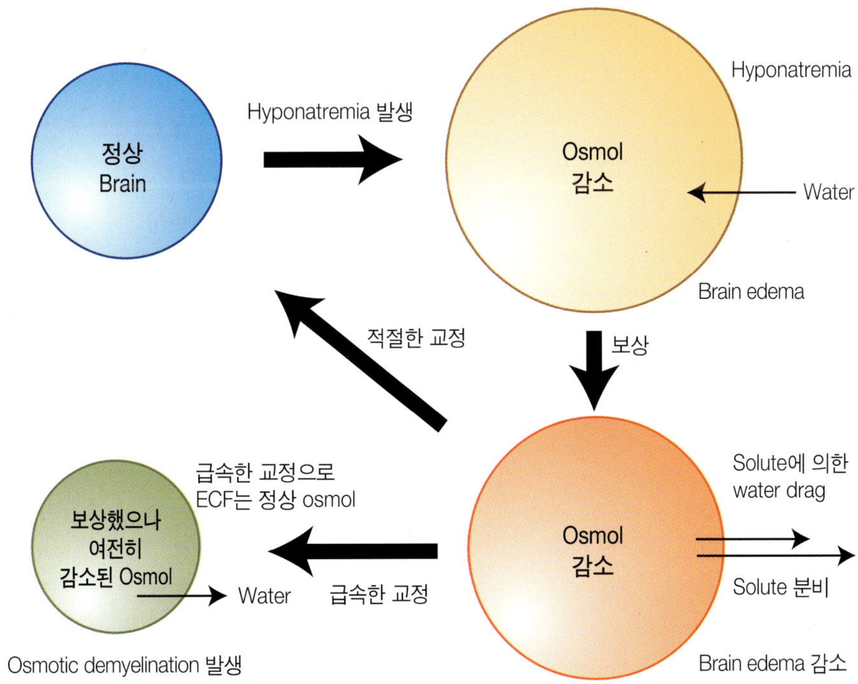


**그림 4-3. Hyponatremia의 급속한 치료로 인한 osmotic demyelination의 기전**

Hyponatremia의 공통된 치료 원칙으로 **neurologic symptom이 존재하지 않을 경우에는 osmotic demyelination을 막기 위해 0.5~1 mEq/L/hr (10~12mEq/L/24hr)의 속도로 천천히 교정**해야 합니다. 하지만 **neurologic symptom이 존재한다면 더 빠른 속도로 교정해야 하는데, 첫 3시간에서 4시간동안 또는 seizure가 사라질 때까지 1~2mEq/L/hr 속도로 교정**을 해야합니다. 또한 **[$Na^+$] 〈 110mEq/L일 때도, neurologic symptom이 있는 것으로 간주**하고 치료해야 하는데, 그 이유는 [$Na^+$]〈110mEq/L 이하에서 irreversible neurologic damage가 생길 수 있기 때문입니다. 그리고 주의해야 할 점은 **절대 24시간 이내에 12mEq/L이상을 교정하면 안 된다**는 점입니다.

### (1) Hyervolemic hypotonic hyponatremia의 치료(표 4-1)

CHF, LC 등에 의한 hypervolemic hyponatremia는 total $Na^+$와 water가 모두 증가되어 있습니다. 따라서 **$Na^+$와 water의 restriction이 모두 필요**합니다. 또한 **이뇨제**를 이용해서 이 둘을 모두 제거해야 합니다. 일반적으로 hypertonic solution은 사용하지 않는데, hyponatremia에 의한 증상이 있는 경우 diuretics와 함께 사용하기도 하며 dialysis까지도 고려해야 합니다.

### (2) Euvolemic hypotonic hyponatremia의 치료

SIADH에 의해 생긴 hyponatremia의 치료는 **water restriction**이 가장 중요합니다. total $Na^+$는 정상이므로 $Na^+$ 섭취를 제한시킬 필요는 없습니다. 오히려 **hypertonic solution을 사용**하는데, 이는 수액에 존재하는 과량의 NaCl을 배설시켜 osmotic diuresis를 일으키기 때문입니다. 또한 이뇨제 중 **loop diuretics**는 free water의 배설을 촉진하므로 사용하는 것이 좋습니다. 한편 급성과 만성의 치료방법이 다르므로 간단히 정리하고 넘어가도록 하겠습니다. 만성인 경우 democlocycline등을 사용하기도 합니다. 〈더 알고 싶은 사람만(2)!! Q4〉에서 실제 SIADH를 어떻게 치료하는지에 대해 같이 문제를 통해 풀어보도록 합시다(p. 152).

① Acute SIADH의 치료

물 섭취 제한

Hypertonic saline or NaCl tablets

Loop diuretics

② Chronic SIADH의 치료

물 섭취 제한

고염, 고단백질 식이요법

Loop diuretics

Democlocclycline, lithium 등

### (3) Hypovolemic hypotonic hyponatremia의 치료

Hypovolemic hyponatremia에서 가장 문제가 되는 것은 volume감소입니다. 따라서 가장 중요한 것은 volume

을 공급하는 것입니다. Normal saline에 $Na^+$가 154mEq/L이고 환자의 $[Na^+]$는 이보다 낮으므로 **normal saline을 공급**하면 volume과 $Na^+$를 모두 공급하는 효과를 가집니다. 또한 volume이 공급이 되면 AVP이 더 이상 분비되지 않기 때문에, 소변으로 water를 배설할 수 있게 됩니다.

### 요점정리

**▪ Hypotonic hyponatremia의 치료 합병증**

Osmotic demyelination

**▪ 교정 속도**

1) 0.5 ~ 1 mEq/L/hr
2) 하루에 12mEq/L를 초과해서 교정하면 안됩니다.

**▪ Hypotonic hyponatremia의 치료법**

**표 4-1. Hypotonic hyponatremia의 치료법**

| | Water restriction | $Na^+$ restriction | 이뇨제 | Hypertonic solution | Isotonic solution |
|---|---|---|---|---|---|
| Hypervolemic | O | O | O | Severe한 경우 | X |
| Euvolemic | O | X | O | O | X |
| Hypovolemic | X | X | X | Severe한 경우 | O |

## 3) Hypertonic saline을 이용한 치료 방법

아래의 식은 hypotonic hyponatremia를 치료하는데 필요한 공식입니다. 만일 여러분이 어느 환자에게 아래 식의 (infusate $Na^+$)만큼의 sodium을 준다면, 환자의 $[Na^+]$는 (change in serum $Na^+$)만큼 증가하게 될 것입니다.

참고로 change in Serum $Na^+$와 serum $Na^+$는 concetration(mEq/L)이고, infusate $Na^+$는 양(mEq or mmol)입니다. 공식 유도는 〈더 알고 싶은 사람만(2)!! Q1〉에서 다룹니다(p. 148).

$$\text{Change in serum Na}^+ = \frac{\text{infusate Na}^+ - \text{serum Na}^+}{\text{total body water} + 1}$$

### (1) 투여해야 할 sodium의 양(Infusate $Na^+$) 구하기

Sodium concentraion이 110mEq/L인 몸무게가 60kg인 남자 환자가 있다고 합시다. 여러분이 이 환자의 sodium concentration을 115mEq/L로 증가시키고 싶다고 한다면,

TBW = 0.6 × 60 = 36L

Change in serum $Na^+$는 115 - 110 = 5 입니다.

위 공식에 대입을 하면

5 = (X - 110 ) / (36 + 1)

X = 5 × 37 + 110 = 185 + 110 = 295 mEq 이므로,

여러분은 환자에게 295mEq의 $Na^+$를 투여하면 됩니다.

### (2) 투여해야 할 sodium양을 용액으로 환산하기

이제 환자에게 295mEq의 $Na^+$을 투여하면 되는데, 우리가 투여할 수 있는 제재는 $Na^+$을 포함하고 있는 용액이므로, $Na^+$양을 용액으로 환산을 해야 합니다.

여러분이 사용할 수 있는 용액은 0.9% Saline, 3% Saline 등이 있습니다. **0.9% saline은 154mEq/L의 sodium을 포함하고 있습니다**. 0.9% saline(NaCl 수용액)이 154mEq/L의 sodium을 가지고 있다는 사실은 반드시 암기하고 있어야 합니다. **3% saline 용액은 513mEq/L를 가지고 있습니다**( 0.9% 1L : 154mEq = 3% 1 L : ? 라는 비례식을 풀면 513mEq/L가 나옵니다).

만일 3% NaCl 수용액을 사용하여 $Na^+$를 295mEq만큼 투여하려면 660ml을 환자에게 주며 됩니다(3% 1L : 513mEq = 3% xL : 295mEq, x = 295/513 = 0.66 L = 660mL).

### (3) 투여 속도 정하기

이 환자가 neurologic symptom이 없는 환자라고 합시다. 그럼 몇 시간 동안 투여해야 할까요? 앞에서 0.5~1 mEq/L/hr씩 상승시키라고 했지요? 환자의 $Na^+$를 5만큼 변화시키려면 5시간에서 10시간 동안 투여하면 됩니다

만약 10시간에 걸쳐 교정을 한다면 10시간 동안 660ml를 투여하면 되므로, 1시간에는 66ml를 투여해야 합니다. Gutts × 4 = 1시간 동안 투여하는 수액량 이므로 66/4 = 16gutts이고, 16gutts이면 1분에 16방울이 떨어지므로, 4초당 1방울 정도 떨어지게 조절하면 됩니다.

만약 5시간에 걸쳐 교정을 한다면 5시간 동안 660ml를 투여해야 하므로, 1시간에 약 130ml을 투여해야 합니다. Gutts로 교정하면 130/4 = 32gutts이고, 32gutts는 1분에 32방울이 떨어지면 되므로, 약 2초당 1방울 정도 떨어지게 조절하면 됩니다. 정리하자면 15~30gutts 정도로 주면 됩니다.

## 요점정리

**■ Hypertonic solution을 이용한 치료순서**

1) 목표 [$Na^+$] 설정
2) 공식을 이용하여, infusate $Na^+$ 구하기
3) Infusate $Na^+$를 이용하여, 투여할 hypertonic solution의 양 구하기
4) 수액의 투여 속도 조절

## Q & A 문제풀이

**문제 1. 50세의 CRF 환자가 pretibial pitting edema가 있고, $Na^+$농도는 120mEq/L이다. 치료방법을 고르시오.**

가. 수분섭취제한　　나. $Na^+$ 섭취 제한　　다. Diuretics　　라. Hypertonic solution

1) 가, 나, 다　　2) 가, 다　　3) 나, 라　　4) 가, 나, 다, 라

풀이) 부종이 있으므로 hypervolemic hypotonic hyponatremia환자입니다. 따라서 $Na^+$와 수분 섭취 제한이 필요하고, 이뇨제를 사용할 수 있습니다. 하지만 neurologic dysfuction이나 [$Na^+$]〈110mEq/L가 아니므로, hypertonic solution까지 사용할 필요는 없습니다.

**문제 2. 60세의 SCLC(small cell lung cancer)환자의 plasma [$Na^+$]는 105mEq/L이고 urine osmol은 600mosmol/kg이다. 적절한 치료방법을 고르시오.**

가. 수분섭취제한　　나. Diuretics　　다. Hypertonic solution　　라. $Na^+$ 섭취 제한

1) 가, 나, 다　　2) 가, 다　　3) 나, 라　　4) 가, 나, 다, 라

풀이) 환자는 SIADH가 의심이 됩니다. SIADH의 가장 중요한 치료는 수분섭취 제한입니다. 또한 NaCl의 공급은 $Na^+$가 신장에서 배설되면서 물을 함께 배설시키므로 도움이 됩니다. 환자에서처럼 $Na^+$ 〈 110인 경우에서는 hypertonic solution과 diuretics를 사용해서 치료하는 것이 필요합니다.

**문제 3. 30세의 남자환자가 약 20회의 설사로 응급실에 내원하였다. 입술이 말라있었고, skin turgor가 감소되어 있었다. Plasma [$Na^+$]는 125mEq/L였다. 치료방법은?**

1) 수분섭취 제한　　2) Hypertonic saline　　3) Normal saline
4) Hypertonic saline + furosemide　　5) 치료필요없음

풀이) 설사로 인한 volume이 감소된 hyponatremia입니다. 따라서 volume replacement가 가장 우선시 되므로 normal saline을 사용해야 합니다. Neurologic dysfunction이 없고 [$Na^+$] 〈 110mEq/L가 아니므로

hypertonic saline은 필요하지 않습니다.

### 더 알고 싶은 사람만(2)!!

**Q1** Hypertonic solution을 이용한 hypotonic hyponatremia의 치료법에 사용한 공식을 유도해 보세요.

**A** 어떤 사람의 total body water를 TBW라고 하고, sodium농도를 $[Na_1]$이라고 합시다. 여기에 $Na^+$을 x mEq를 포함한 1L의 용액을 투여한다면 그의 total body water는 TBW + 1이 됩니다. 그리고 이 때의 sodium 농도를 $[Na_2]$라고 합니다. 이것을 식으로 표현해봅시다(그림 4-4).

양쪽의 Sodium 총량은 같기 때문에

$[Na_1][TBW] + x = [Na_2][TBW+1]$

양변에서 $[Na_1]$을 더하면

$[Na_1][TBW+1] + x = [Na_2][TBW+1] + [Na_1]$

$([Na_2]-[Na_1])[TBW+1] = x - [Na_1]$

양변을 [TBW+1]로 나누면

$[Na_2]-[Na_1] = ( x - [Na_1] ) / [TBW + 1]$ 이 됩니다.

$[Na_2]-[Na_1]$이 change in serum $Na^+$ concentration이고

x는 infusate $Na^+$ 양이므로

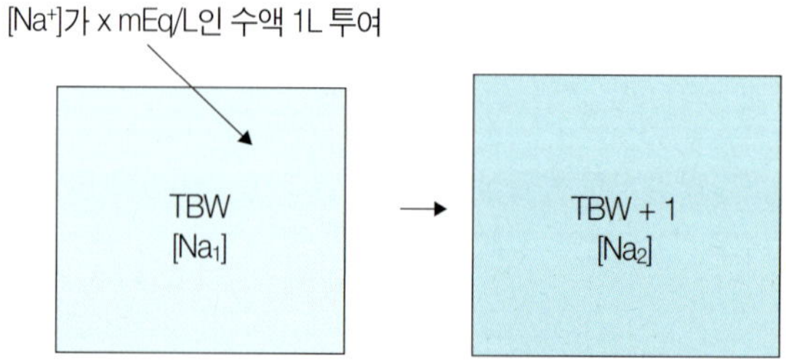


**그림 4-4. 체내에 x mEq의 $Na^+$ 를 포함한 1L의 용액을 투여시 $[Na^+]$의 변화**

**정답** 1. 1) 2. 1) 3. 3)

이 식을 다시 쓰면 아래와 같은 식이 됩니다.

$$\text{Change in serum Na}^+ = \frac{\text{infusate Na}^+ - \text{serum Na}^+}{\text{total body water} + 1}$$

**Q2** Hypotonic hyponatremia의 pathophysiology는?

**A** Hypotonic hyponatremia는 volume status에 따라 hypervolemic, euvolemic, hypovlemic hyponatremia로 분류합니다. 각각에서 어떤 기전으로 hyponatremia가 일어나는지 살펴봅시다.

### (1) Hypervolemic hypotonic hyponatremia

Hypervolemic hyponatremia의 특징은 total $Na^+$의 증가입니다. CHF, LC등에 의한 3rd space의 $Na^+$ 저류는 이 부위로 water의 이동을 일으켜, effective circulating volume을 감소시킵니다. Effective circulating volume의 감소는 RAA system을 작동시켜 $Na^+$를 재흡수하여 volume을 유지하지만 RAA system으로도 보상을 하지 못할 만큼의 volume 감소가 발생하면 ADH가 작동을 하게 됩니다. 즉 volume 감소의 1차 방어선이 RAA system이라고 하면 2차 방어선은 ADH가 되는 것입니다. Volume이 감소했을 때 RAA system만 작동을 하게 되면 $Na^+$의 재흡수를 통하여 물을 흡수하기 때문에 isotonic 하지만, ADH가 작동을 하게 되면 $Na^+$ 재흡수 없이 free water만을 흡수하기 때문에 hyponatremia가 생기게 됩니다.

참고) Hyponatremia에 의한 osmol의 감소는 ADH의 분비를 감소시키지만 effective circulating volume이 감소하면 hyponatremia가 발생해도 ADH를 분비합니다. 이것은 osmolality유지보다 volume 유지가 더 중요하기 때문입니다(그림 4-5).

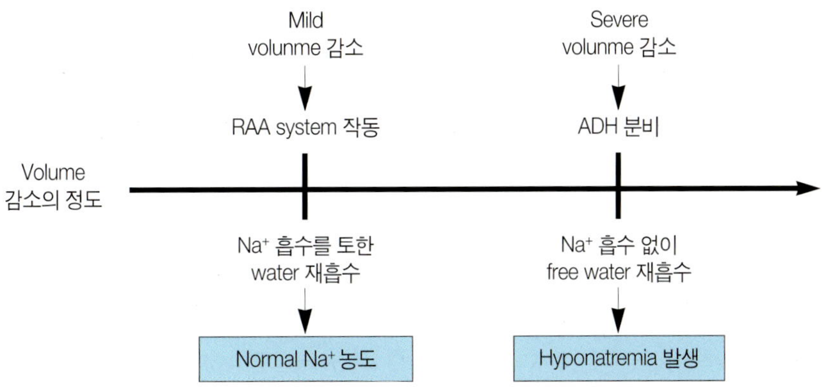


**그림 4-5. Effective circulating volume의 감소와 hypotonic hyponatremia의 발생**

### (2) Euvolemic hypotonic hyponatremia

가장 흔한 SIADH의 기전을 살펴보도록 하겠습니다. SIADH는 ADH의 분비 증가때문에 생깁니다. ADH의 분비는 water을 재흡수하여 체내 volume을 증가시킵니다. 이렇게 volume이 증가되면 우심방의 volume receptor가 activation되어 ANP(Atrial natriuretic peptide)가 분비됩니다. 증가한 ANP는 $Na^+$와 $K^+$ 등을 신장에서 배설하여 물을 제거합니다. 즉 AVP에 의해 흡수된 물을 ANP가 $Na^+$와 $K^+$ 등을 이용해 배설시키므로, hyponatremia와 hypokalemia가 생기게 됩니다. 또한 흡수된 물을 배설하므로 최종적으로 volume은 증가하지 않습니다(그림 4-6).

### (3) Hypovolemic hypotonic hyponatremia

Hypovolemic hyponatremia은 hypervolemic hyponatremia의 기전과 거의 비슷합니다. 차이점은 hyperveolemic hyponatremia는 water와 $Na^+$이 3rd space에 이동해 effective circulating volume이 감소하지만, hypovolemic hyponatremia는 몸 밖으로 volume을 소실하기 때문에 발생합니다. RAA system이 감당 못할 정도로 effective circulating volume이 감소하면, ADH에 의해 hypotonic hyponatremia가 발생하는 것입니다.

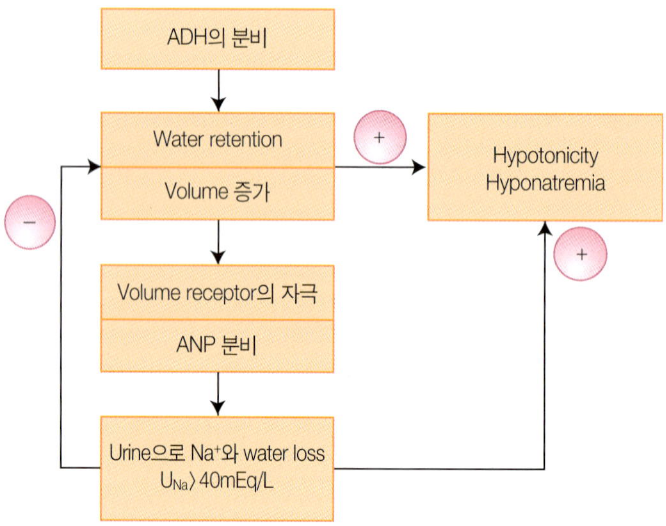


**그림 4-6. SIADH환자에서 hyponatremia의 발생 기전**

**Q3** Hyponatreamia의 evaluation은 Posmol, Uosmol, volume status의 파악 순서로 이루어 집니다. Hypotonic hyponatremia에서 volume의 증가와 감소를 physical examination 외에 다른 방법으로 알 수 있는 방법은 없나요?

**A** 알고리즘에는 없지만 Lab을 통해 알 수도 있습니다. 특히 urine osmolality는 큰 도움을 줍니다. 알고리즘에서는 urine osmol 〈 100mmol/kg을 기준으로 primary polydipsia를 R/O하고 나머지는 volume status를 따라 구분을 합니다.

이 중 effective circulating volume이 감소하는 hypo & hypervolemic hyponatremia는 RAA system을 작동시켜 $Na^+$를 재흡수 하기 때문에, urine의 solutes가 감소하고 urine osmolality는 대체로 200mosmol/kg을 초과하지 않습니다.

반면에 euvolemic hyponatremia의 경우는 ADH에 의한 volume 증가로 인해 RAA system이 억제가 되고 ANP가 활성화되기 때문에, solute인 $Na^+$의 분비가 증가해 urine osmolality가 200~300mosmol/kg이상으로 증가하게 됩니다. 따라서 urine osmolality를 살펴보는 것은 도움이 됩니다(표 4-2, 그림 4-7).

참고) Urine [$Na^+$]에 대해서 살펴보도록 합시다. Euvolemic hyponatremia의 경우 $Na^+$의 배설이 일어나므로 urine [$Na^+$]는 20mEq/L 이상입니다. 또한 hypopovolemic hyponatremia의 경우 $Na^+$ loss가 diuretics 등에 의해 신장에서 일어난 경우이므로 urine[$Na^+$]가 20mEq/L 이상으로 증가합니다. 반면 remote vomiting, remote diuretics 등을 통한 extrarenal loss에 의해 생긴 hypovolecmic hyponatremia의 경우에는 신장에서 [$Na^+$]를 흡수하므로 urine[$Na^+$] 〈 10mEq/L이게 됩니다(표 4-2).

**표 4-2. Urine osmolality, urine[$Na^+$]와 hypotonic hyponatremia의 관계**

<table>
<tr><td>Uosmol 〈100mosmol/kg</td><td colspan="3">Uosmol 100~200mosmol/kg</td><td>Uosmol 〉 200~300mosmol/kg</td></tr>
<tr><td rowspan="2">Primary polydipsia<br>Reset osmol</td><td rowspan="2">Hypervolemic hyponatremia</td><td colspan="2">Hypovolemic hyponatremia</td><td rowspan="2">Euvolemic hyponatremia<br>SIADH<br>Hypothyroidism</td></tr>
<tr><td>Extrarenal loss</td><td>Renal loss</td></tr>
<tr><td colspan="2">Urine[Na+] 10~20mEq/L</td><td>Urine[Na+] 〈 10mEq/L</td><td colspan="2">Urine[Na+] 〉 20mEq/L</td></tr>
</table>

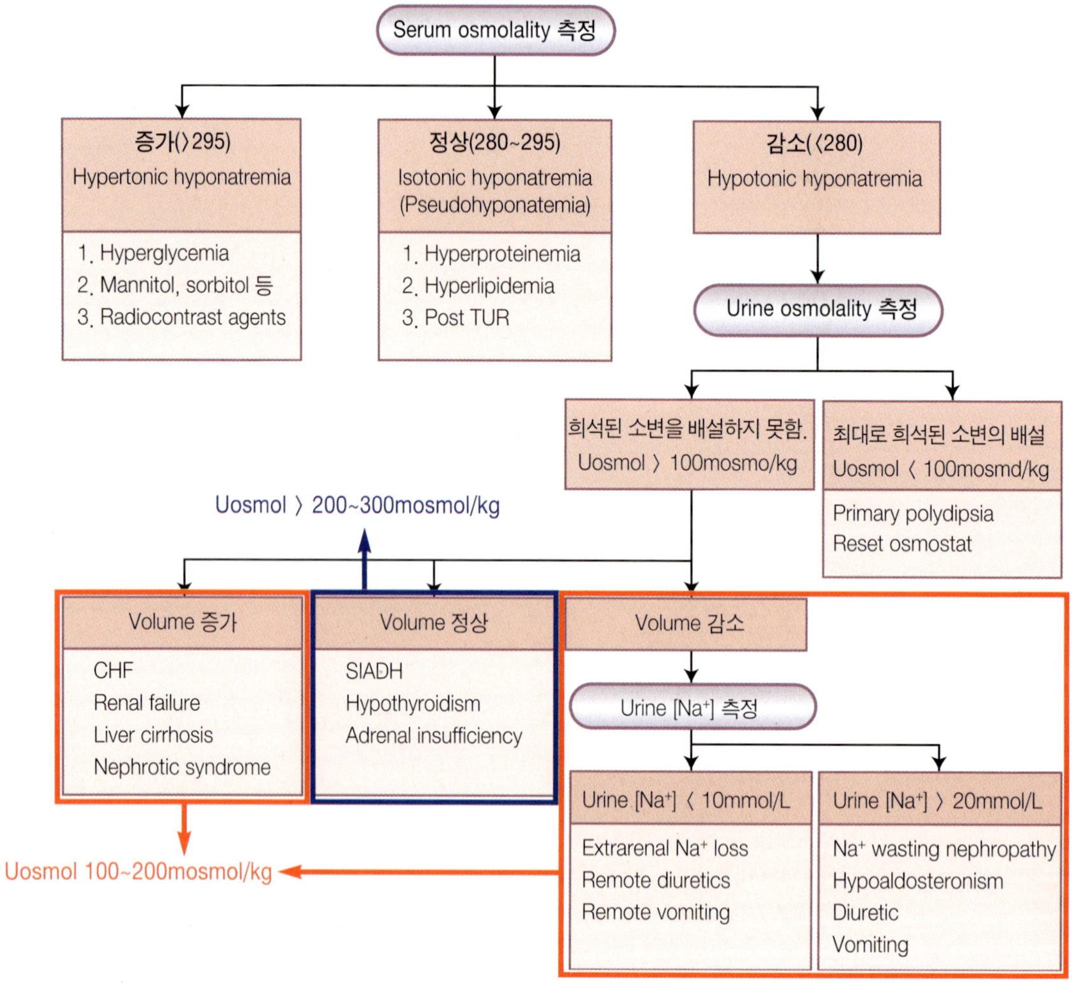


**그림 4-7. Hypotonic hyponatremia와 urine osmolality**

**Q4** 60세의 남자환자가 SCLC로 진단받은 후 headache, nausea 등으로 내원하였다. Brain meta를 R/O하기 위해 응급 CT를 촬영하였지만 큰 이상이 보이지 않았다. Routine lab상 plasma sodium이 112mEq/L, plasma osmolality는 236으로 감소되어 있었고, urine osmolality는 400mosmol/kg으로 증가되어 있었다.

문제 1. 환자의 hyponatremia를 감별하기 위해 다음으로 알아봐야 할 사항은 무엇인가?

문제 2. 환자의 Volume이 증가한 증거는 보이지 않았고, Urine [$Na^+$]는 55mmol/L이었다. 환자에게서 의심되는 진단은?

문제 3. 환자를 water restriction시켜 serum [Na+]를 125mEq/L로 일주일 동안 증가시키려고 한다. 어떻게 치료해야 하는가? (참고로 환자의 몸무게는 60kg이고, 보통사람이 하룻동안 섭취하는 solutes는 체중의 10배라고 가정하자)

A

풀이 1) Plasma osmolality가 236으로 hypotonic hyponatremia입니다. Hypotonic hyponatremia에서 urine osmolality 〉 100이므로 primary polydipsia를 R/O할 수 있습니다. 다음으로 해야 할 사항은 **volume status**를 살펴보는 것입니다.

풀이2) 환자의 경우 volume status가 정상이므로 euvolemic hyponatremia이며, SCLC에 의한 SIADH가 의심이 됩니다. Urine osmolality를 통해 접근을 해 볼 수도 있습니다. Hypervolemic & hypovolemic hyponatremia에 의한 hyponatremia의 경우 effective circulating volume의 감소로 인하여 RAA system이 작동이 되므로 $Na^+$의 재흡수가 일어나 소변에 전해질이 감소하므로 urine osmolality가 감소합니다. 하지만 SIADH(syndrome of inappropriate ADH)를 포함한 euvolemic hyponatremia의 경우 ADH의 분비가 volume의 증가를 일으켜서 RAA system을 억제하고 ANP의 분비를 증가시켜 $Na^+$의 배설을 촉진하므로 urine osmolality가 증가(Uosmol 〉 200~300mosmol/kg)하게 됩니다. 환자의 경우 urine osmolality가 400mosmol/kg이므로 euvolemic hyponatremia를 의심할 수 있습니다. 한편 urine osmolality의 증가가 urine $Na^+$의 증가로 인해 생겼는지를 알아보기 위해 urine $[Na^+]$의 측정이 필요합니다. Urine $[Na^+]$ 〉 20 mEq/L이므로 SIADH를 의심할 수 있습니다.

풀이 3) SIADH에 의해 생긴 hyponatremia의 치료 중 가장 중요한 것은 water restriction입니다. 이 문제를 통해서 실제로 어떻게 water restriction을 하는지 알아보도록 합시다.

1) **체내에 증가되어 있는 물의 양 구하기**

Water excess = TBW × (1 - $[Na^+_1]/[Na^+_2]$)입니다.

$[Na^+_2]$는 목표 $Na^+$ 농도 이고, $[Na^+_1]$은 현재 $Na^+$ 농도입니다.

환자의 경우 water excess = 60 × 0.6 × (1 - 112/125) = 3.74 L 입니다.

다른 방법으로 문제를 답을 구해 봅시다.

체내에 얼마나 물이 증가되어 있느냐는 환자의 TBW에서 물을 얼마나 제거하면 $[Na^+]$가 112mEq/L에서 125mEq/L가 될지를 묻고 있습니다. 112mEq/L일 때의 체내 총 $Na^+$양과 125mEq/L가 되었을 때의 체내 총 $Na^+$ 양은 같으므로, 식 (1)이 성립합니다.

112 × 36 = 125 × (36 - x) - (1) x = 3.74L입니다.

즉 3.74L를 감소시켜야만 합니다.

2) 환자가 하룻동안 섭취하는 solutes의 양은 60 × 10 = 600mosmol/day입니다. 환자의 urine osmolality는 400mosmol/kg였으므로, 하루 **최대 소변양은 600/400 = 1.5L**입니다.

3) 환자의 소변량이 하루에 1.5L이고, 하루에 x L의 물을 마신다고 하면 하루에 (1.5 - x )L만큼의 물이 제거가 되므로, 7일동안에는 (1.5 - x) × 7 이 제거가 되고 이 양이 3.74L가 되어야 합니다. x를 구하면, x = 0.97L 입니다. 따라서 **하루에 970mL 정도의 물을 마시면** 됩니다.

참고) SIADH의 water restriction에서 insensible loss 등을 왜 고려하지 않은지에 대해 궁금한 분들이 있을 것 입니다. 그것은 음식에 들어있는 물이나 대사과정에서 생긴 물의 양이 skin이나 respiratory tract등에 의한 insensible loss와 거의 비슷하기 때문에, 이들의 양은 고려하지 않아도 됩니다. 환자가 NPO를 하고 있다면 당연히 insensible loss를 고려해야 합니다.

**Q5** 삼돌씨는 30갑년의 smoking Hx가 있는 환자로 1개월 전에 SCLC로 진단을 받았다. 입원 치료 중 며칠 전부터 천천히 진행되는 두통, 오심, 쇠약감이 발생하였고 금일 오전부터 기면상태가 되었다. Physical examiation에서 특이소견은 없었고, brain CT에서 meta는 발견되지 않았다. Lab결과는 다음과 같다.

참고) 환자의 몸무게는 60kg이다.

Plama [$Na^+$] = 108mEq/L　[$K^+$] = 3.8mEq/L　Posm = 220mosml/kg

Uosm = 700mosmol/kg　$U_{Na^+}$ = 80mEq/L

문제 1. 환자의 진단은?

문제 2. 환자를 hypertonic solution을 이용해서 치료해 보시오.

문제 3. 환자를 Lasix를 이용해서 치료해 보시오.

**A** 풀이1) Hyponatremia 환자에서 가장 먼저 Posm을 검사해야 합니다. 환자의 경우 220으로 감소해 있으므로 hypotonic hyponatremia입니다. Hypotonic hyponatremia일 경우 다음으로 Uosmol을 검사해야 하는데, urine osmol이 〉100 이상이므로 renal water excretion의 장애를 의심해 볼 수 있습니다. Hypotonic hyponatremia의 경우 volume status에 따라 분류하는데, volume이 증가되거나 감소된 소견은 보이지 않고, urine osmol이 많이 증가되어 있으므로 **SIADH를 의심**할 수 있습니다.

---

**정답** Q4 : 1. volume status 측정　2. SIADH　3. 풀이참고

풀이 2) Neurologic symptom을 보이고 있고 plasma [$Na^+$] < 110mEq/L이므로, hypertonic solution으로 치료를 해야 합니다. [$Na^+$] > 120mEq/L 이상이면 신경학적 증상이 잘 생기지 않으므로 120mEq/L까지 증가시키기로 합시다.

Change $Na^+$ = 120 - 108 = 12mEq/L

TBW = 60kg × 0.6 = 36L

따라서 공식에 대입하면,

12 = (Infusate $Na^+$ - 108) / (36 + 1)

Infusate $Na^+$ = 12 × 37 + 108 = 552 mEq입니다.

552mEq의 $Na^+$를 3% saline으로 공급을 하려면 3%의 saline에는 513mEq를 가지고 있으므로, 약 1.1L(1,100ml)를 공급하면 됩니다.

환자의 경우 neurologic symptom이 존재하므로, 4시간까지는 1~2mEq/L/hr 속도로 주입해야 합니다. 만약 1과 2의 중간인 1.5mEq/L/hr로 4시간 주입한다면 6mEq/L가 교정이 됩니다. 6mEq/L의 변화는 총 교정하려고 했던 $Na^+$(12mEq/L)의 절반이므로, 투여하려고 했던 수액의 절반인 550ml를 공급해야 합니다. 투여 속도는 550ml를 4시간에 주므로 550ml/4hr = 140ml/hr(35gutts)입니다.

중요한 점은 절대로 첫 24시간에 12mEq/L 이상 증가시키면 안됩니다. 우리의 목표치가 120mEq/L이었고, 목표 변화량이 12mEq/L이었습니다. 이미 4시간동안 6mEq/L만큼 변화시켰습니다. 나머지 6mEq/L는 20시간이상에 걸쳐 교정해야 합니다. 대략 24시간에 걸쳐 교정하기로 합시다. 따라서 나머지 6mEq/L를 교정할 수 있는 550ml의 hypertonic solution을 24시간동안 투여하면 되므로 투여 속도는 550ml/24hr = 23ml/hr(6gutts)입니다. 따라서 아래와 같이 수액 order를 내면 됩니다.

3% Saline 1100cc 140ml/hr × 4hr<br>
23ml/hr × 24hr

풀이 3) SIADH에서 hyponatremia는 ADH에 의해 water retention 생겨 발생하므로 이뇨제를 사용해서 치료할 수 있습니다. 성인의 경우 보통 Lasix 40mg을 투여하는데 Lasix에 의해 물뿐만 아니라 배설할 필요가 없는 $Na^+$도 배설되므로 소변으로 배설된 양만큼 공급해 주어야 합니다.

① 교정 속도와 교정 시간 구하기

Neurologic symptom이 있거나 [$Na^+$] < 110mEq/L일 때는, 첫 4시간 동안 시간당 1~2mEq/L로 교정을 하거나 neurologic symptom이 사라질 때까지 $Na^+$를 공급해야 합니다. $Na^+$를 1.5mEq/L/hr로 교정을 한다고 하면 첫 4시간 동안 총 6mEq/L을 변화를 시켜야 합니다.

② Excess water의 양을 구하기

Excess water = 60 × 0.6 × (1- 108/114 ) = 1.9L

③ 따라서 1.9L를 4시간동안 제거해야 합니다. 시간당 배설되어야 하는 수분량을 1.9L/4 = 0.475L = 475ml입니다.

④ 환자에게 Lasix 40mg 투여

⑤1시간 후에 urine[$Na^+$]와 urine volume 측정

1시간 후에 측정된 urine[$Na^+$]는 80mEq/L이고 urine volume은 600ml이었다고 합시다.

⑥ 배설된 $Na^+$와 과량 배설된 free water의 공급

Lasix는 hyponatremia시에 제거해서는 안되는 $Na^+$를 제거합니다. 따라서 제거된 양만큼 보충해야 합니다. 또한 소변이 너무 많이 나온다면, $Na^+$의 교정 속도가 1~2mEq/L를 초과하게 됩니다. 따라서 제거하려고 했던 물의 양보다 더 배설된 물은 공급해야 합니다.

배설된 $Na^+$의 양은 80 × 0.6 = 48mEq입니다. Water는 475ml가 제거되어야 하는데, 600ml가 배설되었으므로 공급해야 하는 양은 125ml입니다. 따라서 5DW 125ml에 NaCl 약 1amp(40mEq)를 환자에게 투여해야 합니다.

⑦ 한 시간 후에 다시 urine[$Na^+$]와 urine volume을 측정하여 추가로 공급해야 할 $Na^+$와 water의 양을 계산합시다.

⑧ 하루에 12mEq/L 이상 변화시키면 안됩니다. 4시간 동안 6mEq/L를 교정시켰으므로, 나머지 20시간 동안에는 6mEq/L 이하를 교정하도록 합니다.

**정답** **Q5 : 1.** Urine[$Na^+$]의 측정 **2.** SIADH **3.** 하루에 970ml정도만 마시게 한다

# 제 5 장
# Hypernatremia

Hypernatremia는 **plasma $Na^+$ 〉 145mEq/L로 정의**합니다. Hypernatremia는 hyponatremia에 비해 드물게 발생하는데, 그 이유는 무엇일까요? 그것은 hypernatremia 가 발생하면, thirst mechanism에 의해 물을 섭취해서 보상을 하기 때문입니다. 따라서 물만 섭취할 수 있으면 hypernatremia가 쉽게 발생기지 않습니다. 예를 들어, 거의 모든 전해질의 농도가 증가하는 부작용을 가진 renal failure에서 조차도 hypernatremia가 드문 것은 환자가 물을 마시기 때문입니다.

그렇다면 hypernatremia는 어느 경우에 발생할까요? ① **체내에 salt가 과도하게 많은 경우(Salt excess)**과 ② **체내의 물을 많이 잃은 경우(Loss of water)**에 발생합니다. 이 중 체내의 물을 많이 잃은 경우가 더 흔한 원인입니다. 따라서 반드시 기억해야 할 점은 hypernatremia발생에 $Na^+$보다 **water가 중요한 역할**을 하고 **water의 감소**없이 hypernatremia가 잘 생기지 않는다는 점입니다.

## 1. 원인 및 감별진단

### 1) Salt Excess

먼저 체 내에 과도한 salt가 존재(salt excess)하여 발생하는 hypernatremia에 대해서 생각해 봅시다. 이 경우 체내의 총 $Na^+$가 증가하므로 **ECF는 증가하게 되고 부종**이 생기게 됩니다. Hypernatremia환자에서 부종이 존재한다면 salt excess가 원인임을 의심해 볼 수가 있고 salt excess는 natriuresis를 일으켜 대체로 urine [$Na^+$] 〉 100mEq/L이 됩니다.

체내에 과도한 salt가 존재하는 원인은 표 5-1과 같습니다.

표 5-1. Excessive Salt의 원인

- **Iatrogenic**
  - Hypertonic dialysis
  - Hypertonic saline solution
  - Hypertonic tube feedings or TPN
- **Excessive sodium ingestion**
  - Excessive salt added to infant formula
  - Excessive salt tablet ingestion
- **Excessive mineralcorticoid activity**
  - Primary hyperaldosteronism(Conn' s syndrome)
  - Cushing syndrome
  - Hyperreninism(renal artery stenosis)
  - Congenital adrenal hyperplasia

## 2) Loss of water

Loss of water는 excessive salt보다 hypernatremia의 **더 흔한 원인**입니다. Water의 감소에 의해 생기는 hypernatremia는 어떻게 접근해야 할까요?

가장 먼저 **urine osmol**을 측정해야 합니다. 그 이유는 물의 부족이 ① water intake의 감소 ② water loss에 의해 생기는데, 이 둘을 감별하기 urine osmol이 필요하기 때문입니다. 만약 물의 섭취가 감소했다면 농축된 소변을 배설하게 되므로, urine osmol은 700mosmol 이상이 됩니다.

### (1) 물 섭취 감소 (Urine osmol 〉 700 msom/l)

물 섭취 감소에 의한 hypernatremia 는 primary 또는 metastatic tumor, trauma, TB, vascular disease등에 의해 hypothalamic thirst center가 손상당해 발생합니다. 또한 의식이 없는 환자나 물이 없는 상황(사막)에서도 발생할 수 있습니다.

신경외과에서 인턴을 할 때 새벽마다 ICU환자들의 sampling을 했는데, 가끔 hypernatremia환자를 볼 수 있었습니다. 거의 대부분의 경우 의식이 없어 mechanical ventilation을 하고 있는 환자에서 발생했는데, 이들의 경우 자발적으로 물을 마실 수 없기 때문에 hypernatremia가 발생하는 것입니다. 이 때 신장은 hypernatremia를 보상하기 위해 **최대로 농축된 소변을 최소한의 양**으로 내보냅니다. 따라서 urine osmol 〉 700mosm/L입니다.

(2) Water loss (Urine osmol 〈 700msom/l)

Water loss에 의한 hypernatremia도 물섭취 감소가 동반되지 않으면 잘 발생하지 않습니다. 그 이유는 GI tract을 통한 물의 흡수력이 신장을 통한 배설능력보다 더 크기 때문입니다. 따라서 물 섭취 감소와 water loss가 동시에 있어야 water loss의 증가에 의한 hypernatremia가 생기게 됩니다. 이 경우 urine osmol이 증가하지만 700mosm/L미만입니다(Uosmol 〈 700).

① Renal loss of water (Polyuria)

가장 유명한 병으로 **요붕증(Diabetes insipitus)**가 있습니다. 요붕증은 신장에서 소변을 농축하지 못해 free water의 배설이 증가해서 발생합니다. 요붕증에서는 중추성 요붕증과 신성 요붕증이 있습니다.

앞서 신부전 환자에게도 환자가 물을 마시기 때문에 hypernatremia가 발생하지 않는다고 했는데, 만약 어떤 이유에 의해서 물 섭취가 감소하면 hypernatremia가 발생하게 됩니다. 이 경우 신장성 water loss이기 때문에 소변의 양은 증가합니다.

② Extra-renal loss of water (Oliguria)

Burn, diarrhea, 마라톤 등의 극심한 운동으로 인해 탈수 등에 의해 생길 수 있습니다. 신외성 water 소실의 경우에는 신장에서 물을 재흡수 하기 때문에 소변의 양은 감소합니다(그림 5-1).

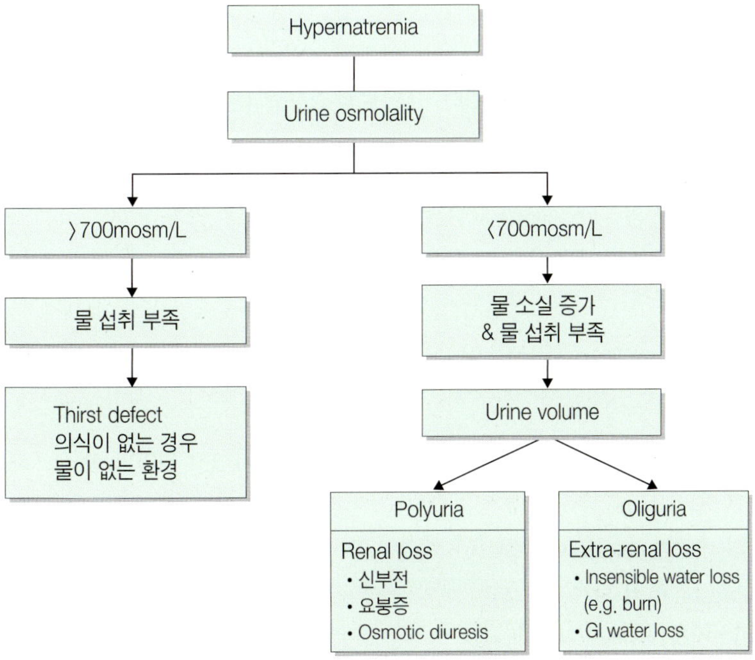


**그림 5-1. Hypernatremia의 감별 진단**

## 요점정리

- **Hypernatremia은 1) Salt excess와 2) Water loss에 의해 발생합니다.**
- **Water loss에 의한 hypernatremia**

1) Water intake의 감소
   Uosmol 〉 700mosmol/L
2) Water loss의 증가
   Uosmol 〈 700mosmol/L
   (1) Renal loss - polyuria
   (2) Extrarenal loss - oliguria

## Q & A 문제풀이

**문제1. Hyponatremia 환자에서 가장 먼저 검사해야 할 검사는 ( 1 )이고, hypernatremia 환자에서 가장 먼저 검사해야 할 검사는 ( 2 )이다.**

풀이) Hyponatremia에서는 hypotonic hyponatremia인지를 알아보기 위해 serum osmolality를 측정해야 합니다. 반면에 hypernatremia환자에서는 water loss의 원인을 감별하기 위해 urine osmol을 측정해야 합니다.

**문제2. 40세 남자가 다뇨증과 야간뇨 때문에 왔다. 이 사람의 검사결과는 다음과 같다. 적절한 치료는?(KMLE 06')**

혈청 Cr 1.0mg/dl
혈청 $Na^+/K^+$ 140/3.8mEq/L
요삼투압 : 병원에 왔을 때 150mOsm/kg$H_2O$
수분제한 후 170mOsm/kg$H_2O$
바소프레신투여후 200mOsm/kg$H_2O$

1) Lithium
2) Furosemide
3) Desmopressin
4) Chlorpropamide
5) Hydrochlorthiazide

풀이) 수분제한 검사 후 Uosm이 증가하지 않았으므로, 요붕증이 의심이 됩니다. 바소프레신 투여후 50/150 × 100 = 33.3%의 osmol의 증가가 생겼습니다. 따라서 partial central diabetes insipitus입니다. Partial central DI의 치료는 chlorpropamide를 사용합니다.

참고) Vasopressin 투여 후 Uosmol의 변화와 DI의 종류
1) ~9% 증가 : 정상, primary polydipsia
2) 10% ~ 50% 증가 : Partial DI

3) 50% 이상 증가 : Central DI

4) 변화없음 : Nephrotic DI

**문제3. 다뇨증이 있는 사람의 수분 제한 검사 결과이다. 진단은? (KMLE 04' )**

| 탈수 전 오스몰 (mosmol/kg) | | 탈수 후 오스몰 (mosmol/kg) | | 바소프레신 투여 후 소변 오스몰 농도 (mosmol/kg) |
|---|---|---|---|---|
| 혈장 | 소변 | 혈장 | 소변 | |
| 290 | 150 | 302 | 160 | 165 |

1) 삼투성 이뇨(Osmotic diuretics)
2) 원발 다음증(Primary polydipsia)
3) 신성 요붕증(Nephrogenic diabetes insipidus)
4) 완전 중추 요붕증(Complete central diabetes insipidus)
5) 불완전 중추 요붕증(Incomplete central diabetes insipidus)

풀이) 탈수 후에도 urine osmol이 증가하지 않으므로 diabetes insipitus입니다. Vasopressin 투여 후 소변 오스몰 농도의 변화가 거의 없습니다. 따라서 신성요붕증이 의심됩니다.

**문제4. 16세 남자가 다음과 다뇨를 호소하여 내원하였다. 혈청 $Na^+$ 150mOsm/L, 혈청 오스몰농도 300mOsm/kg, 소변 비중 1.004이었으며 아침 9시부터 12시까지 수분 제한 후에 혈청 오스몰 농도 300~310mOsm/Kg, 소변 오스몰농도 120~130mOsm/kg이었다. 바소프레신 5단위 피하주사 1시간 후 소변 오스몰 농도 135mOsm/kg이었다. 올바른 치료는? (KMLE 02' )**

1) Aqueous vasopressin
2) Chlorpropamide
3) DDAVP
4) Democlocycline
5) Thiazide

풀이) 수분 제한 검사 후 Uosmol의 증가가 없습니다. 따라서 요붕증이 의심됩니다. 바소프레신 투여 후에도 Uosmol의 증가가 없으므로 신성 요붕증입니다. 신성 요붕증의 치료는 thiazide입니다.

**문제5. 48세 여자가 심한 갈증, 다음, 다뇨로 내원하였다. 일일 소변량 6~8L, 혈장 및 소변 몰랄 삼투압 농도 (mOsm/kg · $H_2O$)는 각각 258,720이었다. 가장 의심되는 질환은? (KMLE 00' )**

1) 일차성 다음증(Primary polydipsia)
2) 중추성 요붕증(Central DI)
3) 신성 요붕증(Nephrogenic DI)
4) 삼투성 이뇨(Osmotic diuresis)
5) SIADH

풀이) 요붕증에서는 free water의 배설로 인해 임으로 측정한 plasma osmolality가 증가합니다. 하지만 primary polydipsia는 과량의 물을 먹어 blood가 희석이 되고 소변으로 희석된 소변이 배설되기 때문에 plama osmolality는 감소해 있습니다. 따라서 primary polydipsia가 의심됩니다.

**문제6.** 37세 남자가 다음, 다갈을 주소로 내원하였다. 하루에 7L의 요량을 보였고, Uosm 152mOsm/kg였고, 6시간 수분제한 후에는 Uosm 160mOm/kg, pitressin 투여 후에는 Uosm 490mOsm/kg이었다. 이 환자에게 적절한 치료 약제는? (KMLE 98' )

1) Lithium 2) 수분제한 3) DDAVP 4) Clofibrate 5) Thiazide

풀이) 수분제한 후 urine osmolality가 증가하지 않았으므로 요붕증이 의심됩니다. Vasopressin 투여 후 Uosm이 약 200%(330/160 × 100)증가하였으므로, 중추성 요붕증입니다. 따라서 DDAVP를 투여해야 합니다.

**문제7.** 19세 여자가 다뇨와 다갈을 주소로 내원하였다. 내원 당시 혈장 삼투압 280mOsm/L, 소변삼투압 100mOsm/L였고, vasopressin 5U 주사 1시간 후 측정한 혈장 삼투압 290mOm/L, 소변 삼투압 100mOsm/L일 때, 이 환자의 치료로 적합한 것은? (KMLE 96' )

1) Chlorpropamide 2) Chlorpromazine 3) Vasopressin 4) Chlorthiazide 5) Lithium

풀이) vasopressin 투여 후 소변 삼투압이 하나도 증가하지 않았습니다. 따라서 신성 요붕증이 의심이 됩니다. 신성 요붕증은 thiazide가 치료제입니다.

**문제8.** 35세 남자가 다음, 다뇨를 주소로 내원하였다. 환자는 야간에도 5~6회의 소변을 본다고 하였다. 혈당은 105mg/dL, 요비중은 1.005이었다. 이 환자에서 시행한 수분제한 검사결과이다. 다음 중 이 환자에서 다뇨증의 원인 규명을 위하여 다음 단계에서 시행되어야 할 것은? (KMLE 95' )

| Time(hr) | 0 | 1 | 2 | 3 | 4 | 5 |
|---|---|---|---|---|---|---|
| Usom(mOsm/kg) | 125 | 137 | 140 | 150 | 800 | 750 |
| | 수분제한시작 | | | | vasopressin | |

1) 복부 CT 2) 뇌 MRI 3) 경정맥 신우조영술 4) Psychiatric evaluation 5) 신장스캔

풀이) 수분 제한 시작 후 Uosm의 증가가 거의 없으므로 요붕증입니다. Vasopressin 투여 후 433%(650/150 ×100)의 증가가 생겼으므로 중추성 요붕증입니다. 중추성 요붕증을 감별하기 위해서는 뇌 MRI를 촬영해야 합니다.

**문제9.** 다뇨가 있는 환자에서 탈수검사(water deprivation test)를 시행한 결과이다. 진단은?

| 탈수 전 오스몰 (mosmol/kg) | | 탈수 후 오스몰 (mosmol/kg) | | 바소프레신 투여 후 소변 오스몰 농도 (mosmol/kg) |
|---|---|---|---|---|
| 혈장 | 소변 | 혈장 | 소변 | |
| 290 | 150 | 302 | 160 | 165 |

1) 삼투성 이뇨 2) 신성 요붕증 3) 원발성 다음다갈증 4) 완전 중추성 요붕증 5) 불완전 중추성 요붕증

풀이) 탈수 후 소변 osmol이 증가하지 않으므로 요붕증이 의심됩니다. 바소프레신 투여 후 소변 osmol의 증가가 거의 없으므로 신성 요붕증입니다.

## 2. 증상

Hyponatremia에서와 같이 임상 증상의 심한 정도는 발생속도와 변화량과 관계가 있습니다. 증상은 크게 **병의 원인과 관련된 증상**과 **신경계 증상**이 생길 수 있습니다. 예를 들어 요붕증에 의한 hypernatremia에서는 다뇨 증상이 있는 것은 당연하겠지요. 이러한 증상은 원인을 찾는데 도움을 줍니다.

신경계 증상으로는 lethargy(졸음증), weakness, altered mental status, neuromuscular irritability, seizure, coma 등이 생길 수 있습니다.

## 3. 치료

### 1) Hypernatremia의 치료 합병증

Hyponatremia를 급격히 교정했을 시에는 osmotic demyelination이 일어났는데, hypernatremia를 급격히 교정을 한다면 어떤 일이 일어날까요? Hypernatremia가 발생을 하게 되면 brain은 hypernatremia에 적응을 하기 위해 ECF의 $Na^+$를 흡수하여 hypertonic 상태가 됩니다. 그런데 만일 급격한 치료로 ECF의 tonicity를 정상시킨다면, water는 ECF에서 hypertonic한 ICF로 이동해 brain edema를 일으키게 됩니다(그림 5-2).

교정시 주의할 점은 교정속도가 **0.5mEq/L/h**이하여야 하며, 하루에 **12mEq/L이상**을 감소시키면 안됩니다. 예외적으로 seizure등을 동반한 acute symptomatic hypernatremia의 경우, **1.5~2.0mEq/L/hr로 교정**할 수 있습니다. 하지만 증상이 사라지면 교정 속도를 줄여야 합니다.

정답 **1.** (1) Serum osmol (2) Urine osmol **2.** 4) **3.** 3) **4.** 5) **5.** 1) **6.** 3) **7.** 4) **8.** 2) **9.** 2)

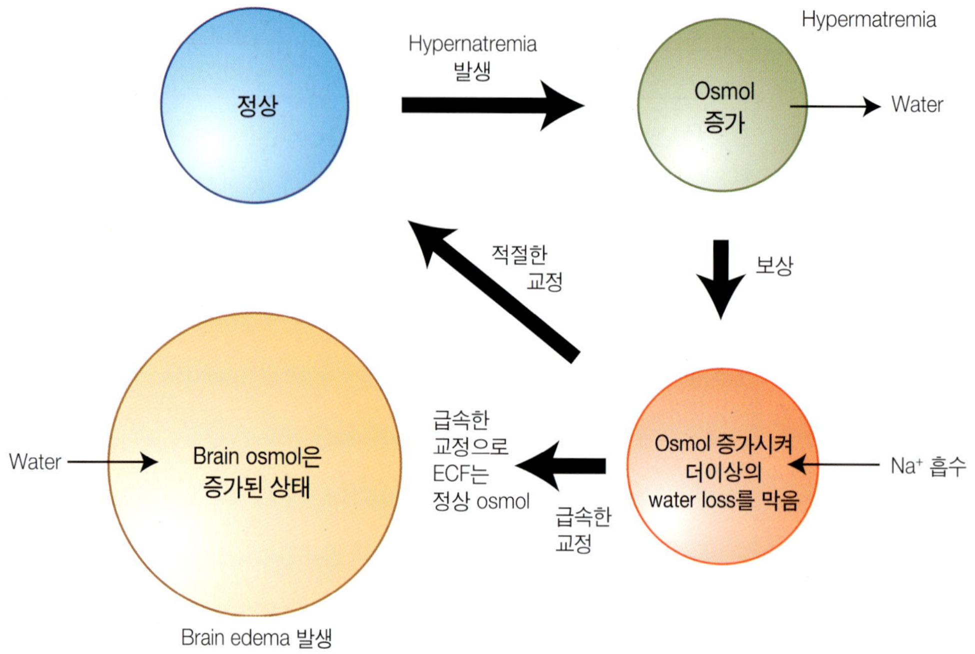


그림 5-2. Hypernatremia의 급속한 치료로 인한 brain edema의 발생 기전

## 2) Hypotonic solution을 이용한 치료

몸무게가 60kg, $Na^+$농도가 160mEq/L인 45세 남자 환자를 D5W을 이용해서 하룻동안 150mEq/L로 2가지 방법을 이용해서 교정해 봅시다. 예전에는 치료 방법 2를 주로 사용했는데, NEJM(New England Journal of Medicine)에 치료 방법 1이 소개된 이후에는 이 방법을 많이 사용하는 것 같습니다.

### (1) 치료 방법 1

① D5W 1L를 공급했을 때, $Na^+$의 변화량 구하기

TBW = 60 × 0.6 = 36 L

D5W 1L의 $Na^+$ 농도 = 0mEq/L

환자에게 D5W 1L를 투여했을 때, 환자의 $Na^+$가 얼마나 변하는지를 알아보도록 합시다. 공식에 대입하면,

$$\text{Change in serum Na}^+ = \frac{\text{infusate Na}^+ - \text{serum Na}^+}{\text{total body water} + 1}$$

$$= (0 - 160) / (36 + 1)$$

$$= -4.34\text{mEq/L}$$

② 투여해야 할 D5W양 구하기

1L를 투여하면 4.34mEq/L가 감소하므로, 10mEq/L(160-150)을 감소시키기 위해서는 10/4.34 = 2.3L가 필요합니다.

③ 투여속도 정하기

2.3L를 24시간 동안 투여해야 하므로, 2.3L/24hr = 0.095L/hr = 95ml/hr로 투여하면 됩니다. Gutts로 환산하면 95/4 = 24gutts입니다.

### (2) 치료방법 2

① Water deficit 구하기

$$\text{Water deficit} = \text{TBW} \times (1 - [\text{Na}^+_1] / [\text{Na}^+_2])$$

$$= 60 \times 0.6 \times (1 - 160/150)$$

$$= 36 \times (-0.067) = -2.4\text{L}$$

참고) $[Na^+_1]$ =측정된 $Na^+$농도, $[Na^+_2]$ = 목표 $Na^+$농도

분자가 항상 측정된 $Na^+$농도랍니다.

② 따라서 24시간 동안 2.4L의 D5W를 공급하면 됩니다.

2400ml/24hr = 100ml/hr = 25gutts

### 요점정리

**■ Hypernatremia의 교정 원칙**

1) 교정 속도는 0.5mEq/L/hr 이하여야 합니다.
2) 하루에 12mEq/L 이상 교정을 하면 안됩니다.
3) Hypernatremia를 급속히 교정하면 brain edema가 생길 수 있습니다.

## Q & A 문제풀이

**문제 1. Hyponatremia의 치료 시, 적정 교정 속도는 (1) ________mEq/L/hr이며, 하루동안 (2) ________mEq/L 이상 교정하면 안된다. Hypernatremia 의 치료 시, 적정 교정 속도는 (3) ________mEq/L/hr이며, 하루동안 (4) ________mEq/L 이상 교정하면 안된다.**

풀이) Hyponatremia 및 hypernatremia 치료 참고(144p, 163p)

**문제 2. Hyponatremia를 급속하게 교정시 (1) ________이 발생할 수 있으며, hypernatremia를 급속하게 교정시, (2) ________이 발생할 수 있다.**

풀이) Hyponatremia의 치료 합병증은 osmotic demyelination이고, hypernatremia의 치료 합병증은 brain edema입니다.

## 더 알고 싶은 사람만(3)!!

**Q1** 아래 지문을 읽고, 질문에 답을 달아보세요.

### (1) 탈수된 형제

10대의 쌍둥이 형제가 여름방학 동안 자동차로 모하비사막을 거쳐 산림 경비원이 가끔 이동하던 길로 여행 중이었다. 길에 나타난 독도마뱀을 피하려고 방향을 바꾸다가 자동차가 큰 바위에 부딪쳤다. 운전을 하던 드류는 머리를 운전대에 부딪혀서 의식을 잃었다. 자동차 시동이 다시 걸리지 않아 피시는 의식을 잃은 드류를 업고, 아무것도 먹지 못한채 이틀이나 걸려서 근처 마을로 데려갈 수 있었다. 매우 힘든 경험이었지만, 피시는 의식을 잃은 드류의 소변으로 계속 옷이 젖는 것을 느낄 수 있었다.

결국 경찰의 도움으로 병원의 응급실에 도착하였을 때, 두 소년 모두 의식이 혼미했었고, 의사들은 두 소년 모두 심하게 탈수되어있음을 발견하였다.

*임상문제에 바탕을 둔 학습(군자출판사) 4. 탈수된 형제 p.47*

### (2) 초기 신체검사 소견의 요약

신체검사에서 두 형제 모두 구강 점막은 건조했고, 연하고 움푹한 안구를 보였으며(피부 긴장도의 감소), 드류는 보다 심한 소견을 보였다.

**정답** **1.** (1) 0.5~1 (2) 12 (3) 0.5 (4) 12 **2.** (1) Osmotic demyelination (2) Brain edema

| | 퍼시 | 드류 |
|---|---|---|
| 의식정도 | 기면상태 | 혼수상태 |
| 맥박 | 110/분 | 130/분 |
| 혈압 | 90/52mmHg | 75/40mmHg |
| 호흡 | 30/분 | 42/분 |

(3) Lab 검사 결과

| | 퍼시 | 드류 | 정상치 |
|---|---|---|---|
| BUN(mg/dl) | 80 | 120 | 10~20 |
| Serum creatinine(mg/dl) | 3.5 | 5.0 | 0.9~1.5 |
| Serum $Na^+$(mEq/L) | 152 | 165 | 134~142 |
| Urine specific gravity | 1.040 | 1.005 | 1.020-1.030 |
| Hematocrit | 54 | 57.5 | 42-52% |
| Serum osmolality(mOsm/L) | 310 | 345 | 280-295 |
| Urine osmolality(mOsmo/L) | 1,250 | 310 | 500-800 |

문제 1. 퍼시와 드류에서 hypernatremia의 원인은?

문제 2. 드류의 진단을 확진하기 위해 필요한 검사는?

문제 3. 퍼시와 드류의 hypernatremia의 치료는?
(퍼시와 드류의 몸무게는 각각 70kg, 60kg라고 가정, 수액은 5% DW 사용)

**A** 풀이 1) 퍼시와 드류는 모두 탈수된 상태이며, 특히 **드류가 심한 것**을 알 수 있습니다. 두사람 모두에서 hypernatremia가 발생되어 있는데, 가장 먼저 살펴보아야 할 사항은 urine osmolality입니다.

**퍼시의 경우** urine osmolality가 1250mosmol/L 〉 700이므로 표 5-1에 의해, **primary hypodipsia**(thirst defect, 물이 없는 환경, 의식이 없는 경우)가 원인인 것을 알 수 있습니다.

**드류의 경우** urine osmolality가 310mosmol/L 〈 700이므로 **water loss**가 원인인 것을 알 수 있습니다. Water loss의 경우 urine 양을 검사해 봐야 합니다. 드류의 소변 양은 퍼시의 옷이 젖을 정도로 소변 양이 많았으므로 renal loss가 원인입니다. Renal loss에는 diabetes insipitus와 renal failure등이 있습니다. 특히 머리를 다쳤다는 것을 생각해 볼 때, central diabetes insipitus가 의심됩니다.

풀이 2) 드류는 diabetes insipidus가 의심이 됩니다. Central DI와 nephrotic DI를 감별하기 위해 ADH challenge test를 할 필요가 있습니다. 만일 central DI라면, ADH를 투여했을 시, urine osmolality가 50% 이상

이 증가합니다. 반면 partial central DI라면 10~50% 정도 증가하며, nephrotic DI라면 변화가 없습니다.

풀이 3) 퍼시의 경우 TBW는 0.6 × 70 = 42L이고, $Na^+$의 농도가 152mEq/L입니다. 24시간 동안 140mEq/L으로 감소시키려고 합니다. 5% DW에 포함된 $Na^+$ 양은 0mEq/L이므로, 5% DW 1L를 퍼시에게 투여한다면
$Na^+$변화량은 ( 0 - 152 ) / (42 + 1) = -3.53mEq/L입니다.
따라서 12mEq/L를 감소시키려면, 5% DW를 10/3.53 = 2.8L를 투여해야 합니다.
24시간 동안 2.8L를 투여하므로 2800ml/24hr = 117ml/hr = 30gutts입니다.

드류의 경우, TBW는 0.6 × 60 = 36L이고, $Na^+$의 농도는 165mEq/L입니다. 24시간 동안 155mEq/L로 감소시킨다고 합시다. 5% DW에 포함된 $Na^+$ 양은 0mEq/L이므로, 5% DW 1L를 드류에게 투여한다면,
Na 변화량 = (0 - 165) / (36+1) = -4.46mEq/L입니다.
따라서, 10을 감소시키려면 10/4.46 = 2.2L입니다.
24시간동안 2.2L를 투여하므로 2200ml/24hr = 91.6ml/hr = 22.9gutts로 투여합니다.

아래 지문을 읽고, 질문에 답을 달아보세요.

**Q2** 2003년 전북체전 중에 아래 기사와 같은 사고가 있었습니다.

무리하게 체중감량을 하다 쓰러져 병원에서 치료중이던 전국체전 레슬링 전북대표 김○○(17. 전북체고 2년)군이 12일 오전 숨졌다. 김군은 지난 10일 오후 3시께 전북 전주시 인후동 동중학교 운동장에서 **체중감량을 위해 땀복을 입고 40여분간 돌던 중 쓰러져 병원으로 옮겨졌으나 중태에 빠졌었다.** 병원 측은 "심한 탈수현상으로 장기가 많이 훼손된데다 뇌사상태가 진행되는 등 가망이 없어 오늘 오전 8시 가족의 동의를 얻어 산소호흡기를 뽑았다" 고 밝혔다.

지난해 KBS 전국레슬링대회에서 금메달을 따는 등 유망주로 꼽힌 김군은 11일 전주실내체육관에서 벌어진 46kg급 그레꼬로망형에 출전할 예정이었다. 현재 김군의 시신은 전북대 병원 영안실에 안치돼 있으며 사망 소식을 전해 듣고 달려온 레슬링협회 관계자들이 가족들과 함께 장례절차를 논의하고 있다. 유족은 전북도체육회가 전체 참가선수 명의로 가입한 보험약관에 따라 1천만원을 지급받게 되며 대한체육회도 이연택 회장 명의의 조화와 조의금을 유족에게 전달할 것으로 전해졌다. 김군이 사망함에 따라 레슬링협회 등 선수관리를 둘러싼 지도자들의 책임 문제가 야기될 것으로 보인다.

*연합뉴스 2003-10-12 자에서 발췌*

**정답** **Q1 : 1.** 퍼시 : primary hypodipsia, 드류 : Diabetes insipidus **2.** ADH challenge test **3.** 풀이 참고

문제 1. 환자에서 의심이 되는 전해질 장애는?
문제 2. 원인은?
문제 3. 환자의 치료는?
문제 4. 만일, normal saline만을 공급한다면 어떻게 될까요?

**A** 풀이 1) 만일 땀에 salt가 water보다 많다면 hyponatremia 가 발생할 수도 있겠지만 땀에는 항상 water가 salt보다 많기 때문(땀의 $Na^+$의 농도는 30mEq/L)에 hypernatremia가 발생 합니다.

풀이 2) 건강한 운동선수에게 물을 섭취시키지 않고 운동을 시켰기 때문에 탈수가 발생한 것으로 보입니다.

풀이 3) Severe한 water loss인 경우 먼저 normal saline으로 circulation volume을 확보한 후, hypotonic solution(half saline, 5%DW)으로 hypernatremia를 교정해야 합니다.

풀이 4) 만약 normal saline만을 공급한다면, normal saline을 1L 공급할 때마다 $Na^+$는 (154 - Serum $Na^+$) / (TBW + 1)씩 변합니다. 따라서 환자의 Serum $Na^+$가 154mEq/L보다 낮으면, 오히려 hypernatremia를 악화시키게 됩니다. 또한 154mEq/L 이상일 경우라도 half saline이나 5DW를 사용하는 것보다 비효율적이며 total $Na^+$를 증가시켜 hypernatremia를 심화시킬 수 있습니다. 따라서 volume 공급 후에는 half saline이나 5DW를 사용해야 합니다.

## Q3 탈수(hypovolemia)시 hyponatremia도 생기고 hypernatremia도 생길 수 있나요?

**A** 탈수 시 hyponatremia와 hypernatremia가 모두 발생할 수 있는데, 소실되는 체액의 조성에 의해 결정됩니다.

1) $Na^+$ 소실 〉 Water의 소실(hypertonic fluid의 소실)
   $Na^+$의 손실이 더 많기 때문에 hyponatremia가 발생합니다.
2) $Na^+$ 소실 = Water의 소실(hypotonic fluid의 소실)
   $Na^+$와 water의 손실이 동일하므로 $[Na^+]$의 변화가 없습니다.
3) $Na^+$ 소실 〈 Water의 소실(hypotonic solution 소실)
   Water의 소실이 더 많기 때문에 hypernatremia가 발생합니다.

**정답** Q2 : 1. Hypernatremia 2. Primary hypodipsia 3. Normal saline + half saline 또는 5DW 4. 풀이 참고

하지만 **체액의 손실이 매우 심하면 손실된 체액의 조성에 관계없이 hyponatremia가 발생**합니다. 이것은 volume의 감소가 심하면 체내 osmolality에 관계없이 **ADH가 분비되어 free water의 흡수**를 일으키기 때문입니다(volume 감소가 심하지 않을 경우, 체내 osmolality의 증가는 ADH 분비를 촉진하고, osmolality의 감소는 ADH 분비를 억제합니다. 하지만 volume의 감소가 심하면 체내 osmolality에 관계없이 ADH의 분비가 증가하게 됩니다. 즉, volume regulation이 osmol regulation보다 더 우선시 됩니다).

**Q4** 설사는 hypernatremia와 hyponatremia를 다 일으키는데, 어떻게 된 일이죠? 또 gastric suction은 왜 hyponatremia만 일으키나요?

**A** 학생 때, infectious diarrhea로 치료받던 환자가 hypernatremia 가 발생을 했는데, 교수님께서 회진 중에 주치의에게 "이 환자의 hypernatremia의 원인이 뭐지?" 라고 물었더니 주치의가 "설사 때문인 것 같습니다." 라고 대답했는데, 교수님께서는 다른 원인을 찾아보라고 했습니다. 왜 그랬을까요?

Infectious diarrhea는 hypernatremia를 일으키지 않습니다. 그 이유는 infectious diarrhea는 secretory diarrhea로 설사의 성분이 체액과 거의 비슷하기 때문입니다. 또한 gastric suction 의 경우에도 $Na^+$ 농도가 plasma $Na^+$농도와 거의 비슷하므로 hypernatremia를 일으키지 않습니다.

Hypernatremia를 일으키는 설사는 osmotic diarrhea입니다. 장에서 흡수되지 않는 고분자 물질들이 물을 빨아드려 hypotonic fluid의 손실을 일으키므로 hypernatremia가 발생합니다(그림 5-3).

참고) Secretory diarrhea는 감염(E. coli, Rota virus etc.)에 의한 경우가 가장 흔합니다. 체액과 비슷한 성분의 fluid의 loss가 일어나고, 굶으면 설사가 멈추는 특징이 있습니다. Stool osmolar gap은 측정된 stool osmol과 계산된 stool osmol[(2 × (stool $Na^+$ + stool $K^+$)]의 차이인데, scretory diarrhea는 〈 50 mmol/L입니다.

Osmotic diarrhea는 lactose intolerance, 하제 사용 등에 의해서 일어나는데, 굶어도 설사가 계속됩니다. Stool의 $Na^+$가 plasma보다 낮기 때문에, hypernatremia를 일으킬 수 있습니다. 대변에 존재하는 전해질 이외의 고분자 물질들이 장관에서 물만 빨아드리기 때문입니다. 한편 stool osmol은 고분자 물질들 때문에 높게 측정이 되고, stool osmolar gap은 〉 100mosmol/L입니다.

참고) 소실되는 fluid의 조성

1) Isotonic : 복수, 늑막삼출, secretory dianhea

2) Hypotonic : 요붕증(DI), water intake 감소, 설사, 땀

3) Hypertonic : 이뇨제

## Q5 이뇨제는 왜 hypernatremia를 일으키지 않나요?

**A** 이뇨제는 hypertonic fluid($Na^+$의 소실 〉 water의 소실)의 소실을 일으킵니다. 따라서 hyponatremia를 발생시킵니다. 하지만 임상적으로 의미가 있는 hyponatremia는 이뇨제에 의한 severe한 volume감소로 인해 ADH가 분비되어야 발생을 하게 됩니다. 하지만 이뇨제 중에 mannitol은 osmotic diuresis(mannitol과 같이 흡수되지 않는 물질이 물을 끌어 소변으로 배설)를 일으켜 hypernatremia를 발생시킵니다(그림 5-3).

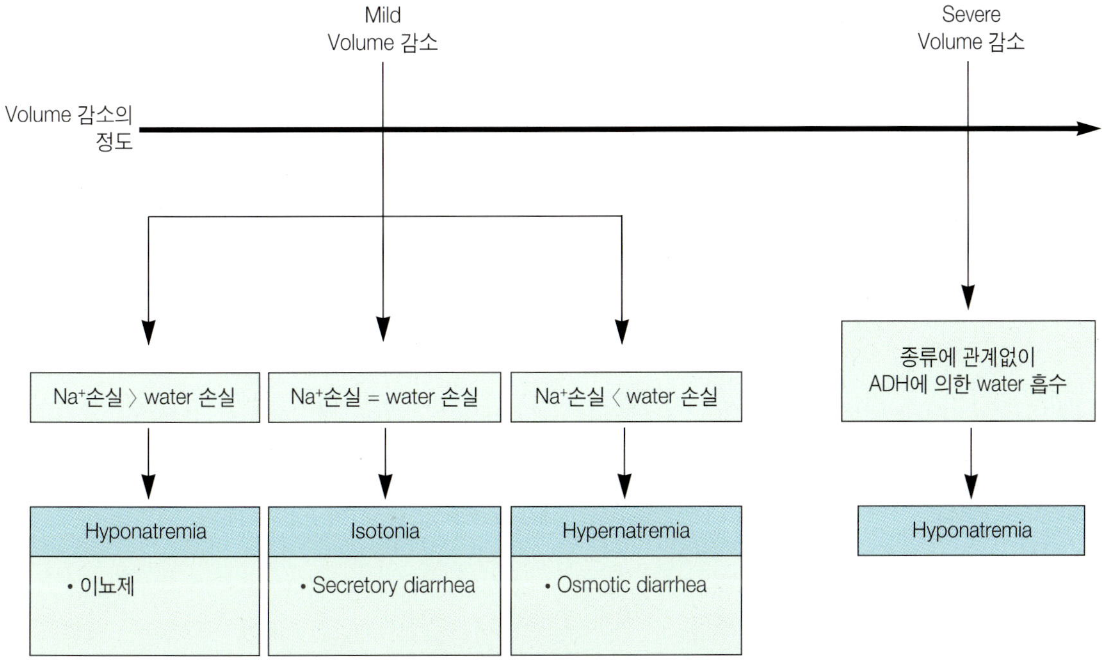


**그림 5-3. 체액의 손실 정도와 $Na^+$ 대사 장애와의 관계**

# 제 6 장 Potassium 대사

Potassium 장애에 대해서 공부하기 전에 우선 potassium의 대사와 hypokalemia와 hyperkalemia의 감별진단에 중요한 TTKG(transtubular potassium gradient)에 대해서 공부해 봅시다.

## 1. Potassium의 ECF와 ICF사이의 이동

Potassium은 주로 ICF에 존재하는 이온입니다. 특히 근육에 많이 존재하는데, 98%가 ICF에 존재하고 ECF에 2%가 존재합니다. 따라서 ICF의 농도는 150mEq/L인 반면에, ECF의 농도는 3.5~5mEq/L밖에 되지 않습니다.

이렇게 농도 차이가 크기 때문에, **세포 주변 환경의 변화는 ECF와 ICF사이의 $K^+$의 이동**을 일으킵니다. 예를 들어 metabolic acidosis는 $K^+$을 ICF에서 ECF로 이동시켜 hyperkalemia를 만드는 반면, insulin은 $K^+$을 ICF로 이동시킵니다. ECF와 ICF간 $K^+$이동에 영향을 미치는 요소들은 아래 요점 정리와 같습니다.

## 요점정리

■ **ECF에서 ICF로의 이동**

Inulin, β-adrenergic agonist, metabolic alkalosis

■ **ICF에서 ECF로의 이동**

α-adrenergic agonist, β-adrenergic antagonist, metabolic acidosis

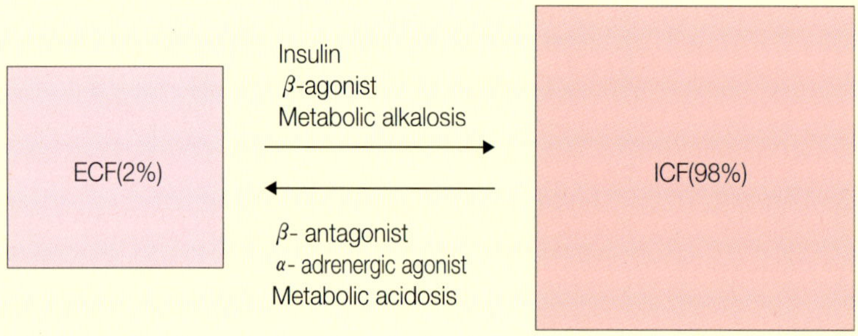


**그림 6-1. Potassium의 이동**

## Q & A 문제풀이

**문제. 다음 중 hyperkalemia 의 치료에 쓰일 수 없는 약물은?**

1) Insulin
2) Albuterol nebulizer
3) Bicarbonate
4) Propranolol
5) Loop diuretics

풀이) Albuterol($\beta_2$-agonist)는 기관지 확장제로 천식 치료제인데, potassium을 ICF로 이동시키기 때문에 hyperkalemia의 치료제로 쓰일 수 있습니다. Bicarbonate는 염기이므로 투여시 metabolic alkalosis를 일으켜 $K^+$을 ICF로 이동시킵니다. Loop diuretic는 $K^+$의 배설을 촉진시킵니다. 하지만 propranolol은 β-blocker로 고혈압치료제입니다. 이 약물은 hyperkalemia를 일으킬 수 있습니다.

정답 4)

# 2. Potassium 의 배설을 일으키는 요인

Potassium의 대사 중 가장 중요한 부분은 collecting duct에서 이루어 집니다. Potassium의 secretion을 일으키는 요소에 대해서는 산염기 장애 편에서 설명하였지만, 다시 한 번 정리하도록 하겠습니다.

### (1) Increased flow to collecting duct

이뇨제나 NaCl의 섭취 증가 등으로 distal tubule로의 flow가 증가하게 되면 luminal $K^+$은 씻겨 내려가 lumen의 potassium 농도는 계속 저농도를 유지하게 되므로, collecting duct에서는 $K^+$를 계속해서 배설합니다(그림 6-2).

또한 collecting duct의 principal cell에 의한 $Na^+$의 흡수는 $Na^+$가 collecting duct로 운반되는 속도에 비례하여 증가합니다. Collecting duct에서는 Na를 흡수하면서 $K^+$을 배설하기 때문에 flow가 증가하면, collecting duct로의 $Na^+$의 이동속도 또한 증가하고 $K^+$의 secretion이 증가됩니다.

### (2) Increased delivery of poorly re-absrobable anions

Collecting duct에서 흡수되지 않는 음이온들은 lumen의 (-) charge를 증가시켜 collecting duct에서 양이온(주로 $K^+$)의 배설을 증가시킵니다. 예를 들어 acetazolamide는 proximal tubule에서 $HCO_3^-$의 재흡수를 막아 collecting duct로의 $HCO_3^-$의 이동을 증가시킵니다. $HCO_3^-$는 collecting duct에서는 흡수가 되지 않는 음이온이므로 lumen의 (-) charge를 증가시키고 $K^+$의 배설을 유발합니다.

### (3) Mineralocorticoid

Aldosterone과 같은 mineralocorticoid는 principal cell에서 $Na^+$를 흡수하고 $K^+$을 배설시킵니다.

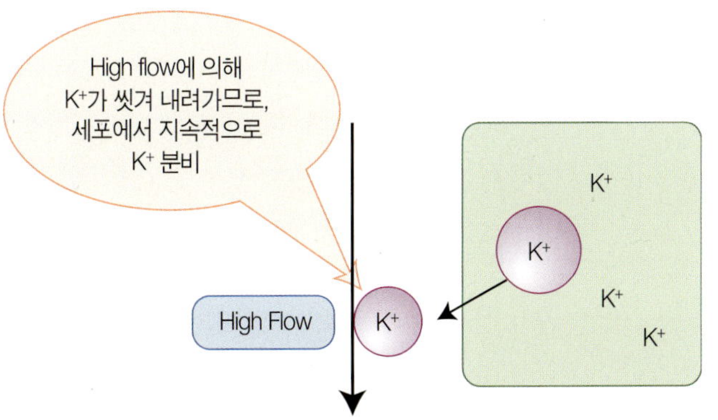


**그림 6-2. Increased flow to distal tubule이 hypokalemia를 일으키는 기전**

### (4) Hyperkalemia

Hyperkalemia 자체가 RAA system을 활성화시켜 신장의 collecting duct에서 $K^+$의 분비를 증가시킵니다.

## 요점정리

■ **Potassium의 배설을 일으키는 환경**

1) Distal tubule로의 flow증가
2) 흡수되지 않는 음이온
3) Mineralocorticoid
4) Hyperkalemia

## Q & A 문제풀이

**문제. 다음 중 potassium의 배설을 일으키지 않는 것은?**

1) 이뇨제
2) DKA
3) Hyperkalemia
4) Bilateral renal artery stenosis
5) Hypoaldosteronism

풀이) 이뇨제는 distal flow의 증가로 인한 hypokalemia를 일으킵니다. DKA는 unmeasured anion(ketone)이 신장으로 배설이 되는데, 이 음이온들이 $K^+$의 secretion을 일으킵니다. Bilateral renal artery stenosis은 GFR 감소를 일으켜 RAA system의 항진을 가져오는데, 증가된 aldosterone은 $K^+$을 배설시킵니다.

**정답** 5)

# 3. 신장의 collecting duct에서는 $K^+$을 얼마나 배설했을까?

$K^+$의 가장 중요한 대사는 collecting duct에서 일어나는데, 이 부위에서 얼마만큼의 $K^+$을 배설했는지 알아보기 위해 도입된 개념이 TTKG(Transtubular $K^+$ gradient)입니다.

Hyperkalemia나 hypokalemia의 감별진단을 위해서 TTKG는 반드시 알아야 합니다. 국시문제에는 ECG소견, 증상, 응급치료에 대해서만 주로 다루지만 실제로 **potassium대사 장애를 감별하기 위해서는 TTKG가 반드시 필요**합니다. TTKG의 식은 아래와 같고 TTKG의 정상값은 6~8입니다.

$$TTKG = \frac{U_K/P_K}{Uosm/Posm}$$

참고) $U_K$ = urine $[K^+]$, $P_K$ = Plasma $[K^+]$, Uosm = Urine osmol, Posm = Plasma osmol

## 1) TTKG의 유도

TTKG는 collecting duct의 lumenal의 $K^+$ 농도와 peritubular capillaries의 $K^+$의 농도 비입니다. Collecting duct lumen의 urine은 요로를 통해 나온 urine과 거의 같다고 생각할 수 있습니다. 따라서 식 (1)이 성립합니다.

Uccd × Osmccd = Uv × Osmu ------------------------(1)

(참고, Uccd = CCD에서의 urine volume, Osmccd = CCD에서의 urine osmol)

그런데 ADH가 정상적으로 작동을 한다면, collecting duct에서 water의 재흡수는 collecting duct의osmol과 capillaries에서의 osmol이 같은 때까지 일어나므로, collecting duct의 osmol과 peritubular capillaries의 osmol은 같다고 가정 할 수 있습니다(그림 6-3).

따라서 Osmccd = Osmp(Osmp = capillaries의 osmol)이므로, (2)와 같은 식이 성립합니다.

Uccd × Osmp = Uv × Osmu --------------------------(2)

또한, CCD에서의 $K^+$의 양과, urine에서의 $K^+$의 양은 같기 때문에, (2)의 식이 성립을 합니다.

Uccd × Kccd = Uv × $U_K$ ---------------------------------(3)

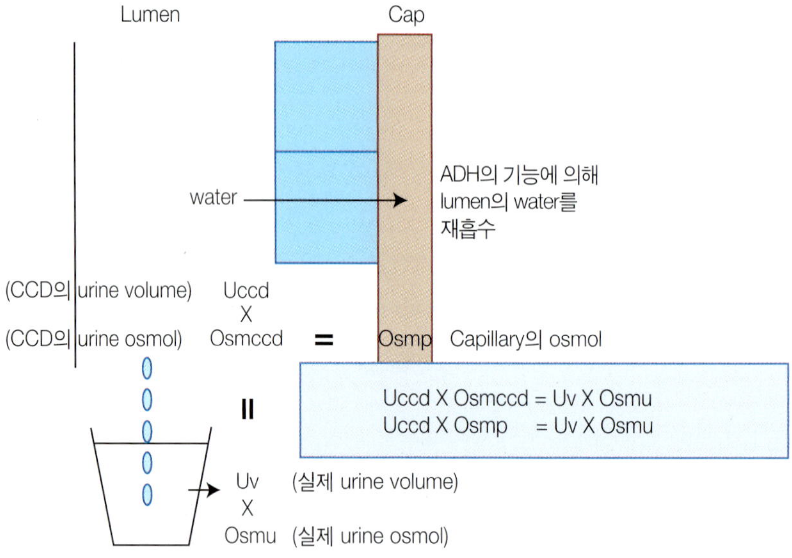


**그림 6-3. TTKG의 유도**

(2)와 (3)을 정리하면,

Kccd = (Uv / Uccd) × $U_K$ = $U_K$ / (Osmu / Osmp) ---------------- (4)입니다.

TTKG는 CCD의 $K^+$와 peritubular capillaries의 $K^+$의 비이므로

TTKG = Kccd / Kp ---------------- (5)입니다.

(4)를 (5)에 대입을 하면, 아래와 같은 공식이 성립합니다.

TTKG = ($U_K$/$P_K$) / (Uosm/Posm)

**요점정리**

■ **TTKG**

$$TTKG = \frac{U_K/P_K}{Uosm/Posm}$$

# 제 7 장
# Hypokalemia

제가 모교 신경외과 실습을 하던 중이었습니다. TA(traffic accident)로 SDH(subdural hemorrhage)가 생겨 hematoma removal을 받은 환자가 아침 회진 중 교수님께 불편한 증상을 호소했습니다(P : 환자, D:교수, R : 레지던트, F : 펠로우).

P : "선생님, 다리에 힘이 없어요."

D : "그래요? trauma series는 괜찮아(R을 보면서)?"

R : "특별한 이상은 없었습니다."

D : "오늘 spine MRI 찍어보고 이상 없으면 brain CT F/U해봐."

R : "네"

정규 수술을 마치고 오후에 chief 회진을 돌고 있는데, 아침에 힘이 없다고 불편함을 호소했던 환자의 보호자가 소리를 질렀습니다.

"누구 없어요? 환자가 이상해요!"

레지던트 선생님들과 함께 뛰어가보니 환자가 숨을 거의 쉬지 않고 있었습니다. Monitoring상 $O_2$ Saturation이 떨어지고 EKG에서도 HR가 느려지고 있었습니다.

R : "Intubation 준비해 주세요!"

다행히 intubation이 잘 되었습니다. 환자가 안 좋아졌다는 소식을 들은 fellow 선생님께서 급히 오셨습니다.

F : "오늘 CT에서 hemorrhage는 늘어나 있지는 않았어?"

R : "네."

F : (CT를 보면서) "오늘 환자가 힘이 없다고 했고, mental이 좀 이상했지?"

R : "네."

F : "Spine MRI는 이상 없었지?"

R : "네."

F : "왜, 갑자기 안좋아졌지(Lab을 보면서)? ABGA나갔어?"

R : "Ventilator setting 하면서 보냈습니다."

F : (마우스로 tool bar를 내리며 lab을 보다가 소리를 지르며) "포타슘이 왜 이래? 아침 저녁으로 lab check는 왜 하는 거야?"

단순히 hypokalemia 때문에 이런 일이 일어날 수 있다는 것이 너무 신기하지 않나요? 신경외과에서는 뇌수술 후에 뇌압을 낮추기 위해서 mannitol같은 이뇨제를 자주 쓰는데, 이뇨제 때문에 hypokalemia가 가끔 발생한다고 합니다.

## 1. Hypokalemia의 정의

Hypokalemia는 **plasma $K^+$ < 3.5mEq/L로 정의**합니다.

## 2. 임상증상

Hypokalemia **증상은 3.0mEq/L 이하**부터 일어나게 됩니다. 따라서 hypokalemia의 증상이 있다면, potassium level은 3mEq/L도 안되겠다는 생각을 하고 있어야 합니다. 증상으로는 **전신쇠약함, myalgia, 하지의 약화, 다뇨** 등이 있습니다. Hypokalemia가 지속된다면 progressive weakness가 일어나서 hypoventilation과 complete paralysis까지 생길 수 있습니다.

Potassium 대사장애와 EKG의 변화는 KMLE에 자주 출제되는 내용이므로 잘 알고 있어야 합니다. **EKG에서 $K^+$을 보는 지표는 T wave입니다.** Potassium이 증가하면 tall T가 나타나고, potassium이 감소하면 low T가 생깁니다. "**T는 Potassium의 창고**" 라고 생각하시면 됩니다. EKG를 정리하면,

(1) Flattening or inversion of T wave

(2) Prominent U wave

(3) ST depression

(4) Prolonged QU interval

(T파가 사라지고 U파가 등장하면, long QT인지 long QU인지 구분할 수 없다고 합니다. Long QU가 Long QT처럼 보이는 것이지요.)

(5) Prolonged PR interval

(6) Decreased voltage

(7) Widening QRS complex

Long QU는 long QT처럼 PR interval을 증가시키고 QRS를 widening 시키며, VT를 일으키기 쉬운 조건을 만든답니다.

쉽게 문장으로 만들어 같이 외워봅시다.

"T wave는 poatissum의 창고이므로 hypokalemia가 생기면 ST와 T wave의 depression이 생기게 되고, U wave가 증가합니다. 따라서 long QU가 생기는데 long QU는 long QT와 같이 long PR과 QRS widening을 일으키며, VT를 만들 수 있는 환경을 조성합니다."

## 3. Hypokalemia의 원인과 감별진단

Hypokalemia의 감별진단은 **신장성 원인**과 **신장외 원인**으로 나누어 접근해야 합니다. 신장이 정상인 경우에 hypokalemia가 생긴다면 신장에서는 potassium의 재흡수가 일어나 소변에서의 potassium의 양은 감소하게 됩니다. 하지만 신장성 원인일 경우, 신장에서의 potassium 배설 증가가 hypokalemia의 원인이므로 urine potassium의 양은 증가되어 있습니다.

따라서 hypokalemia시에 가장 먼저 해야할 검사는 **urine $K^+$을 측정**하는 것입니다. 또한 HTN은 hypokalemia의 감별에 큰 도움이 되기 때문에, HTN의 동반 유무에 따라 hypokalemia를 감별해 보도록 해보겠습니다.

**요점정리**

- Hypokalemia 환자에서 가장 먼저 해야 할 검사는 urine $K^+$입니다.

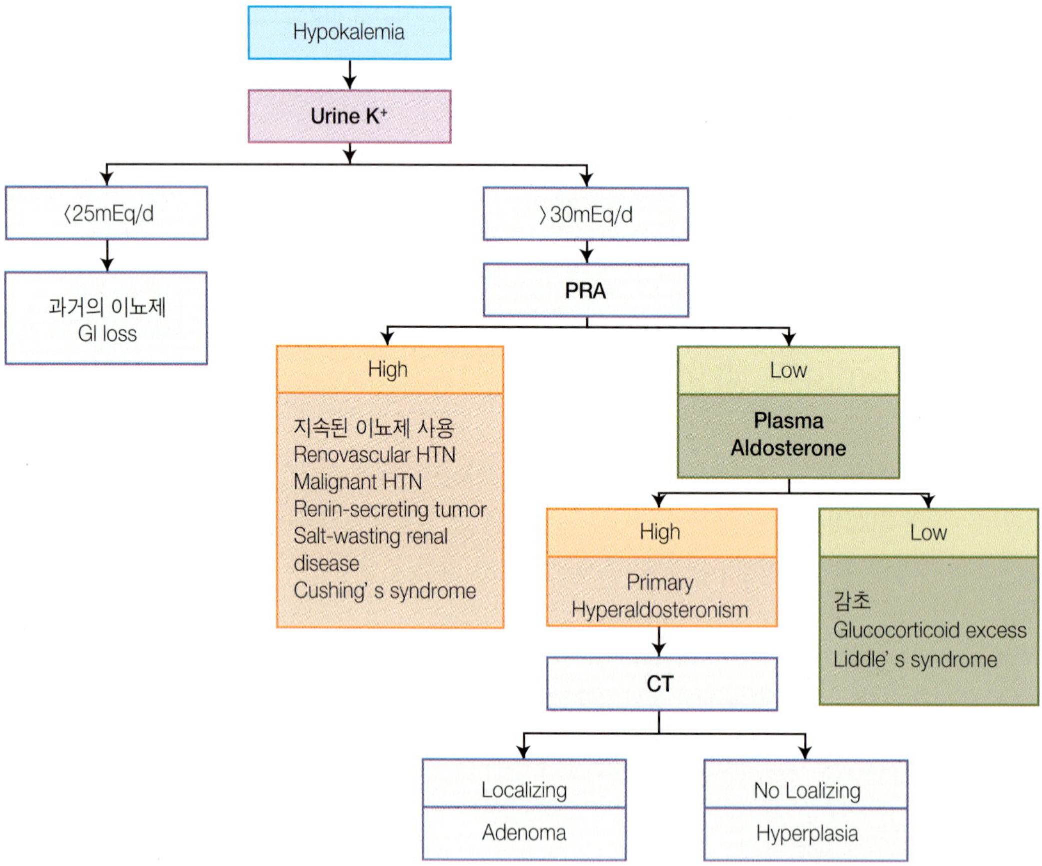


그림 7-1. HTN이 동반된 Hypokalemia 환자의 감별진단

## 1) HTN이 동반된 hypokalemia환자의 감별진단

### (1) 신외성 원인(Urine $K^+$ 〈 25mEq/day)

신외성 원인 (GI loss 또는 과거의 이뇨제 사용)에 의한 $K^+$ loss는 신장성 보상이 일어나므로 urine $K^+$이 감소하게 됩니다.

### (2) 신장성 원인(Urine $K^+$ 〉 30mEq/day)

신장을 통한 $K^+$ 배설 증가는 RAA system과 관련이 있습니다. 따라서 가장 먼저 측정해야 하는 것은 **plasma renin activity(PRA)**입니다.

① Renin이 증가하는 경우

Renin이 증가하는 경우는 **지속된 이뇨제 사용**, **renovascular HTN**, **malignant HTN**, **renin-secreting tumor**,

**salt-wasting renal disease, Cushing's syndrome** 등이 있습니다. 이 중 **renovascular HTN, malignant HTN**에서는 renin이 증가되어 있다고 꼭 기억해 둡시다. 참고로 체액의 소실을 일으키는 지속된 이뇨제 사용과 salt-wasting renal disease 등은 RAA system을 순차적으로 상승시켜 secondary hyperaldosteronism을 일으킵니다(그림 7-2).

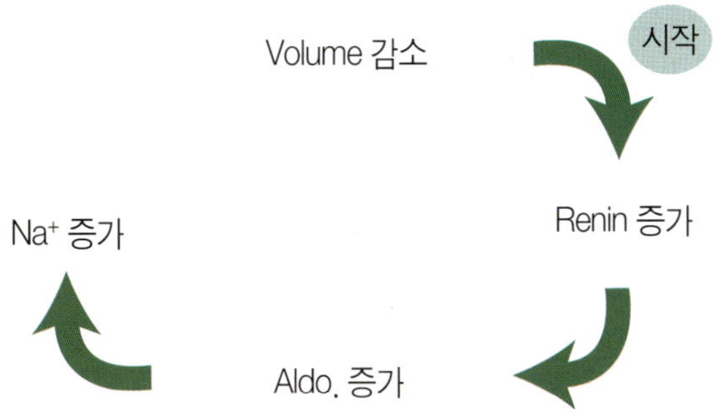


**그림 7-2. Secondary hyperaldosteronism에 의한 RAA system의 변화**

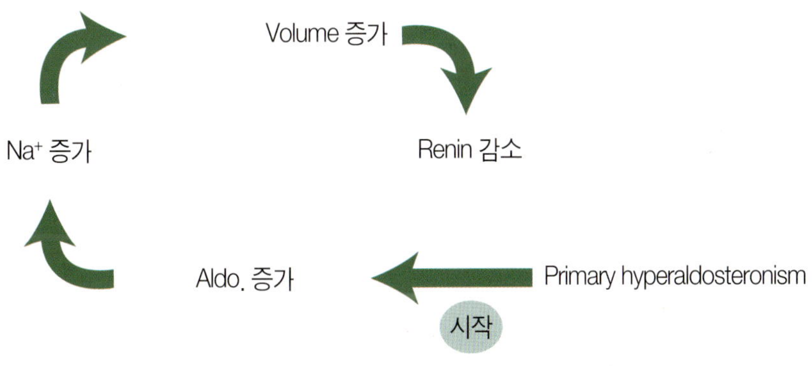


**그림 7-3. Primary hyperaldosteronism에 의한 RAA system의 변화**

### ② Renin이 감소하는 경우

Renin이 감소하는 경우는 두 가지가 있습니다. 그 중 하나는 **primary hyperaldosteronism(Conn's disease)**이고, 다른 하나는 **외용성 steroid의 복용**입니다.

#### a. Primay hyperaldosteronism

Primay hyperaldosteronism는 aldosterone-producing adrenal adenoma나 hyperplasia에 의해 aldosterone의 생성이 증가합니다. Aldosterone이 증가하므로 $Na^+$를 재흡수 하여 ECF volume이 증가하고 HTN(주로 diastolic)이 생깁니다. 또한 aldosterone은 $K^+$과 $H^+$를 배설하므로 hypokalemia와 alkalosis가 발생합니다. 한편 aldosterone에 의한 ECF volume 증가는 renin activity를 감소시킵니다(그림 7-3).

b. 외용성 steroid 복용

한약(감초) 또는 외용성 steroid는 volume을 증가시켜 renin을 억제하므로 aldosterone이 감소하게 됩니다(그림 7-4).

참고) Liddle' s syndrome은 산염기 장애의 평형에서 살펴보았듯이 고혈압이 생기는 유일한 renal tubular disease입니다. Aldosterone이 증가되어 있지 않지만 collecting duct의 amiloride sensitive $Na^+$ channel의 활성화에 의해 $Na^+$ 흡수가 일어나 primary hyperaldosteronism의 임상양상이 나타납니다. $Na^+$ 증가에 의한 volume 증가가 나타나므로 renin의 감소에 이어 aldosterone의 감소가 나타납니다.

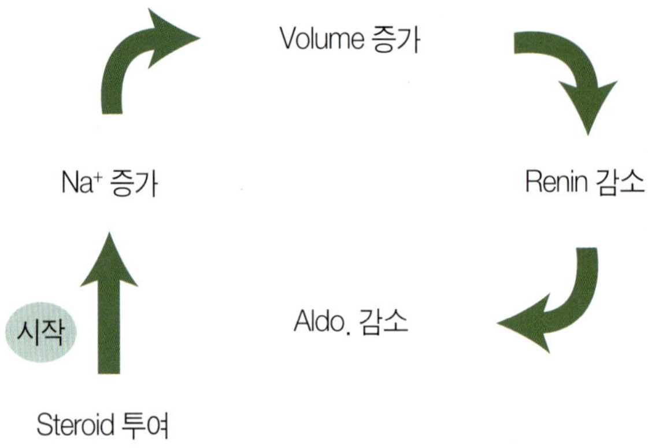


**그림 7-4. Steroid 투여에 의한 RAA system의 변화**

## 요점정리

**■ 표 7-1. Hypokalemia를 일으키는 다양한 질환들과 PRA, Aldosterone과의 관계**

| | Primay hyperaldosteronism | Secondary hyperaldosteronism | 외용성 Steroid투여 Liddle' s syndrome | Renovascular HTN Malignant HTN |
|---|---|---|---|---|
| PRA | ↓ | ↑ | ↓ | ↑ |
| Aldosterone | ↑ | ↑ | ↓ | ↑ |

**■ 고혈압이 동반된 hypokalemia의 접근**

1) Urine $K^+ < 25$mEq/d이면 신외성(과거의 이뇨제, GI loss)입니다.
2) Urine $K^+ > 30$mEq/d이면 신장성입니다.
   신장성 원인을 감별하기 위해 PRA를 측정합니다.
   (1) Renin이 증가하는 원인에는 renovascular HTN, malignant HTN이 있습니다.
   (2) Renin이 감소하는 경우 aldosterone을 측정합니다.
      a. Aldosterone 증가 : Primary hyperaldosteronism
      b. Aldosterone 감소 : 외용성 Steroid, Liddle' s syndrome

# Q & A 문제풀이

**문제1. 25세 여자에게서 고혈압이 발견되었다. 양쪽 팔과 다리의 맥박은 정상으로 만져졌고, 왼쪽 옆구리 근처에서 혈관 잡음이 들렸다. 콩팥동맥조영술이다. 원인은?(KMLE 06')**

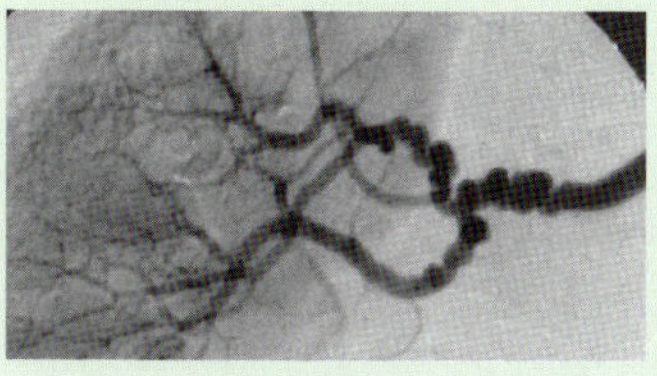

1) 콩팥 동맥 자루(Renal artery aneurysm)
2) 섬유근육형성이상(Fibromuscular dysplasia)
3) 동맥경화성 협착(Artherosclerotic stenosis)
4) 타카야수 혈관염(Takayasu's arteritis)
5) 결절 다발 동맥염(Multiple nodular arteritis)

풀이) Renal artery stenosis의 가장 흔한 원인은 죽상동맥경화증입니다. 죽상동맥경화증에 의한 renal artery stenosis는 노인에서 주로 발생하며 신동맥 근위부 1/3에서 호발합니다. Renal artery stenosis의 두번째로 흔한 원인은 섬유근성이형증(fibromuscular dysplasia)인데 원위부 2/3에서 호발하고 젊은 여성에서 잘 발생합니다. 특히 혈관 조영술에서 염주알모양으로 보이는 것이 특징입니다. 문제에서는 젊은 여자에게서 발생하였고 혈관조형술상 염주알모양을 보이고 있으므로 섬유근육형성이상이 원인입니다.

**문제2. 24세 여자가 두통으로 내원하였다. 혈압 160/120mmHg 좌측 상복부에서 혈관 잡음이 들였다. 안저 검사에서 경도의 고혈압성 병변이 발견되었다. 혈액 검사상 Hb 12.1g/dl, $K^+$ 3.2mEq/L Cr 0.9mg/dl 총콜레스테롤 175mg/dl, 요검사는 정상이었다. 선별 검사로서 적당한 것은?( KMLE 01')**

1) ACE inhibitor 투여 후 renogram
2) CT
3) Renal angiogram
4) Ultrasonography
5) Peripheral vein renin 농도 측정

풀이) 고혈압이 젊은 사람에게서 발생했으며 상복부에서 혈관 잡음이 들리므로 renovascular HTN이 의심됩니다. 선별 검사로서 가장 좋은 검사는 ultrasonography입니다.

**문제3. 23세 여자가 두통이 발생하여 내원하였다. BP 180/110mmHg, 우측 상복부에서 수축기 잡음이 들렸고, 요검사에서 단백질(-), RBC 1~3개/HPF, WBC 2~4개/HPF였다. 혈청학적 검사상 Hct 38%. BUN 16.0mg%, Cr 1.0mg/dl이었다. 이 환자의 진단에 필요한 검사는?(KMLE 98')**

가. 말초혈액 레닌 활성도
나. Captopril scan
다. 신혈관조영술
라. 복부 CT

1) 가, 나, 다 2) 가, 다 3) 나, 라 4) 라 5) 가, 나, 다, 라

풀이) 고혈압이 젊은 사람에게서 발생했으며 상복부에서 혈관 잡음이 들리므로 renovascular HTN이 의심됩니다. 진단 도구로는 1)신장초음파, 2)positive Captopril test, 3) MRA, 4) 동맥조영술등이 5) Captopril renal scan(scintigram)이 있습니다.

이 중 positive Captopril test에 대해서 알아봅시다. Renovascular HTN의 발생 기전은 아래와 같습니다. 신동맥 협착→신장으로 혈류 감소→GFR 감소→Rnin증가→Angiotenisin I,II증가(GFR의 감소는 angiotensin II에 의해 tubuloglomerular feedback을 일으켜 GFR을 일정하게 유지하게 합니다) →고혈압 발생

Captopril은 ACEi로 angiotensin I이 angiotensin II로 전환되는 과정을 억제합니다. Tubulogloemrular feedback은 angiotensin II에 의해 일어나는데, ACEi에 의해 angiotensin II가 만들어지지 않으므로 신장에서는 더 많은 renin을 분비하게 되는 것이랍니다.

Positive captopril test의 양성 소견은 Captopril 투여후 1) PRA 12μg/L/h, 2)PRA가 10μg/L/h이상 증가, 3) PRA가 150% 증가 입니다.

문제4. 고혈압으로 내원한 환자의 신혈관 조영술 소견이다. 이 환자의 치료에 관한 설명으로 맞는 것은? (KMLE 95')

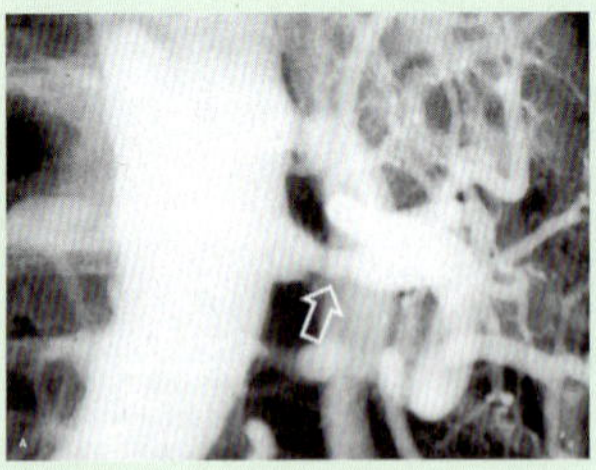

가. 이뇨제 투여에 잘 반응한다.
나. ACE inhibitor는 효과적인 약물이다.
다. heparin을 투여한다.
라. angioplasty를 시도한다.

1) 가, 나, 다  2) 가, 다  3) 나, 라  4) 라  5) 가, 나, 다, 라

풀이) Renal artery stenosis의 치료에 1차 치료법은 PTRA(percutaneous transluminal renal angioplasty, 섬유근이형성증에 의한 협착시)와 stent insertion(동맥경화증에 의한 협착시)입니다. 또한 원위부 병변이나 혈관이 완전 폐색시 수술을 고려해 볼 수도 있습니다. 이 중 수술의 재협착 빈도가 가장 낮고 신기능의 유지가 가장 우수한 방법은 수술입니다. 만약 문제에서 가장 예후가 좋은 치료방법을 묻는 다면 수술이라고 답을 해야 합니다. 한편 내과적 치료는 위의 치료방법을 하지 못하는 환자들에서 고려해야 합니다.

문제5. 53세 여자가 피곤함과 두통을 주소로 내원하였다. 검사소견은 다음과 같았고 CT상 왼쪽부신에 덩어리가 있었다. 검사 소견은 아래와 같다. 이 환자에 대한 치료로 옳은 것은?(KMLE 07')

BP 180/120mmHg, $Na^+$ 146mEq/L, $K^+$ 2.8mEq/L
Aldosterone 20ng/dL(증가), PRA 0.1ng(감소)

가. Spironolactone　　나. Metabolic acidosis 교정
다. Aamiloride 공급　　라. $Ca^{2+}$공급

1) 가, 나, 다　2) 가, 다　3) 나, 라　4) 라　5) 가, 나, 다, 라

풀이) 1) Potassium이 감소해 있으므로 hypokalemia입니다.
2) HTN이 동반된 hypokalemia의 알고리즘으로 접근합시다.
3) 24시간 urine $K^+$은 측정하지 않았습니다.
4) Plasma renin activity가 감소해 있고 aldosterone은 증가해 있으니, primary hyperaldosteronism 입니다.
5) CT상 localizing이 되므로 adrenal adenoma입니다.
6) Aldosterone이 증가해 발생하므로 aldosterone antagonist(spinorolactone, amiloride)를 사용해야 합니다.

**문제6. 48세 여자 환자가 심한 전신 쇠약감과 다뇨증으로 내원하였다. BP는 180/130mmHg, $K^+$ 3.2mEq/L, PRA가 증가되어 있었다. 가장 가능성이 적은 것은?(KMLE 00')**

1) 악성고혈압　2) 신혈관성 고혈압　3) 일차성 알도스테론증
4) 쿠싱증구훈　5) 크롬친화성 세포종

풀이) 고혈압과 hypokalemia가 동반되는 질환들은 모두 RAA system과 연관이 있습니다. Renin이 증가하는 질환에는 악성고혈압, 신혈관성 고혈압, 쿠싱증후군 등이 있습니다. 일차성 알도스테론증에서는 aldosterone의 primary증가가 원인으로 renin은 감소하게 됩니다.

**문제7. 23세 여자 환자가 근위부 근육 쇠약감과 다뇨증 때문에 병원을 찾아왔다. 약물은 전혀 복용하지 않았다고 한다. 혈압은 160/100mmHg였고, 체위에 따른 변화는 없었다. 부종은 관찰되지 않았다. 혈청 $Na^+/K^+/Cl^-$은 143/2.8/101mEq/L였다. CT 촬영상 adrenal mass가 보였다. 가장 적절한 치료제는? (KMLE 01')**

1) Captopril　2) Metyrapone　3) Phenoxybenzamine
4) Propanolol　5) Spironolactone

풀이) Primary hyperaldosteronism의 치료로는 aldosterone의 antagonist인 spironolactone과 amiloride를 사용합니다. Captopril(ACEi)은 RAA system을 억제하여 aldosterone의 합성을 억제합니다. 하지만 primary hyperaldosteronism에서는 RAA system과 관계없이 aldosterone의 분비가 증가하므로 Captopril은 치료제로 사용할 수 없습니다.

**문제8. 54세 남자가 우연히 발견한 고혈압 때문에 병원에 왔다. 고혈압의 가족력은 없었다. 키는 172cm, 몸무게 67kg이이었다. 혈압은 160/110mmHg, 맥박수는 72회/분이었다. 복부에서 잡음은 들리지 않았고 혈청 $Na^+/K^+/Cl^-$은 144/2.8/102mEq/L 였다. 환자의 진단은? (KMLE 04')**

1) 본태성 고혈압　　2) Renal parenchymal disease　　3) 신혈관성 고혈압
4) Primary hyperaldosteronism　　5) 쿠싱 증후군　　6) Pheochromocytoma
7) Acromegaly　　8) 갑상선 기능 항진증　　9) 대동맥 축삭

풀이) 위의 보기 중 고혈압과 hypokalemia를 일으킬 수 있는 질환에는 3)신혈관성 고혈압, 4) primary hyperaldosteronism, 5) 쿠싱 증후군이 있습니다. 복부에서 잡음이 들리지 않았으므로 신혈관성 고혈압은 가능성이 적고, moon face, buffalo hump등의 쿠싱증후군의 임상 양상이 없기 때문에 쿠싱 증후군도 가능성이 적습니다. 따라서 primary hyperaldosteronism 을 의심해봐야 합니다.

**문제9. 40세 여자가 건강 검진에서 혈압이 높다는 말을 듣고 병원에 왔다. 혈압은 160/100mmHg였다. 검사결과는 다음과 같다. 진단은?(혈청 Cr 1.2mg/dl, $Na^+$ 146mEq/L, $K^+$ 3.0mEq/L, PRA 0.2ng/ml(참고치 1~2.5), Aldosterone 25ng/dl(참고치, 〈 8) 기립 후 레닌 활성도 및 정맥 내 등장 식염수 부하 후 알도스테론 농도 변화는 없음) (KMLE 04')**

1) 특발 양측 결절 부신 과다 형성　　2) 신혈관성 고혈압　　3) 알도스테론 분비 부신샘종
4) 본태성 고혈압　　5) 바터(Bartter) 증후군

풀이) Hypokalemia와 HTN이 동반된 환자입니다. Aldosterone이 증가하고 renin이 감소해 있으므로 알도스테론 분비부신샘종이 의심됩니다.

**문제10. 다음 중 plasma renin activty가 증가하는 경우는? (KMLE 98')**

가. 심부전　　나. 간경화
다. 신증후군　　라. 신부전

1) 가, 나, 다　　2) 가, 다　　3) 나, 라　　4) 라　　5) 가, 나, 다, 라

풀이) Effective circulating volume의 감소는 RAA system의 항진을 유발합니다.

**문제11. 다음 중 2차성 알도스테론증에서 일어날 수 있는 것이 아닌 것은?(KMLE 95')**

가. 혈청 $Na^+$의 증가　　나. Aldosterone의 증가
다. Renin의 증가　　라. 체액의 증가

1) 가, 나, 다　　2) 가, 다　　3) 나, 라　　4) 라　　5) 가, 나, 다, 라

풀이) Secondary hyperaldosteronism은 체액의 소실로 인해 RAA system이 항진되는 경우입니다. 따라서 renin의 증가와 aldsterone의 증가, $Na^+$의 흡수와 $K^+/H^+$의 배설 증가를 일으키게 됩니다. Primary hyperaldosternism과 secondary hyeraldosteronism, steoid투여시 renin과 aldosterone의 변화는 아래와 같습니다.

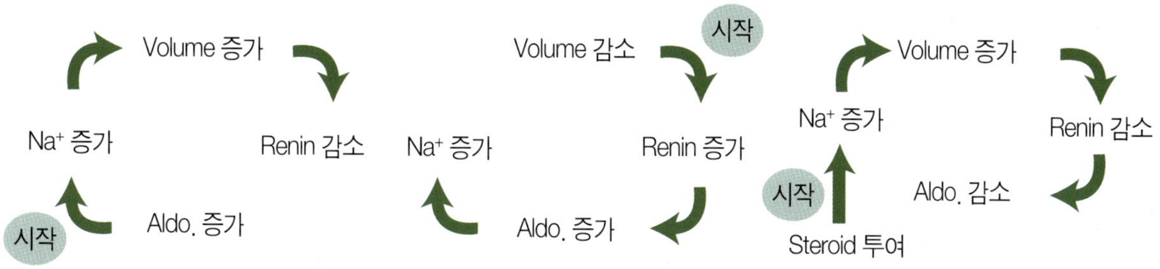


Primary hyperaldosteronism　　Secondary hyperaldosteronism　　Steroid 투여

**문제12. 25세의 여자가 두통과 근육쇠약증을 주소로 내원하였다. 이학적 검사상 혈압이 150/100mmHg, $K^+$ 2.9 mEq/L, 24hr urine VMA 5.5(정상치, 〈8mg/day), plasma renin activity 0.2(정상), aldosterone level 440pg/mL(증가)였다. 다음으로 시행해 볼 수 있는 검사는?(KMLE 95')**

1) Low dose dexamethasone suppression test
2) Plasma ACTH level
3) Renal scan
4) IV saline loading test
5) Clonidine test

풀이) Aldosterone이 증가해 있고 renin이 감소해 있으므로, primary hyperaldosteronism이 의심이 됩니다. Primary hyperaldosteronism을 진단하기 위해서는 IV saline loading test를 합니다. 정상인에게서는 saline을 투여하면 volume이 증가해서 aldostereone level이 감소하는데, primary hyperaldosteronism에서는 aldosterone level이 감소하지 않습니다.

**문제13. 23세 여자가 근육 쇠약감, 다뇨, 야뇨증 등을 주소로 내원하였다. 최근 1년간 체중 감소는 없었으며, 양손의 tetany를 종종 경험했다고 한다. 약물복용의 과거력은 없었으며, postural BP change나 부종은 없었다. 이 환자에게서 실시해야 할 검사는? (KMLE 97')**

1) Cortisol, ACTH
2) Dehydroepiandrostedione sulfate
3) Renin, aldosterone
4) 24hr urine metanephrine
5) 25hr 5-hydroxyindolactetic acid

풀이) Primary hyperaldosteronism이 의심이 됩니다. 따라서 renin과 aldosterone을 측정해야 합니다.

**문제14. 다음 중 plasmia rennin activity가 증가하는 경우는?**

가. Renin secreting tumor
나. Renovascular HTN
다. $Na^+$ wasting nephropathy
라. Primary hyperaldosteronism

1) 가, 나, 다　2) 가, 다　3) 나, 라　4) 가, 나, 다, 라

풀이) $Na^+$ wasting nephropathy의 경우 $Na^+$ loss에 의해 volume loss가 생겨, RAA의 항진이 일어납니다.

---

정답 **1.** 2) **2.** 4) **3.** 1) **4.** 4) **5.** 2) **6.** 3) **7.** 5) **8.** 4) **9.** 3) **10.** 1) **11.** 4) **12.** 4) **13.** 3) **14.** 1)

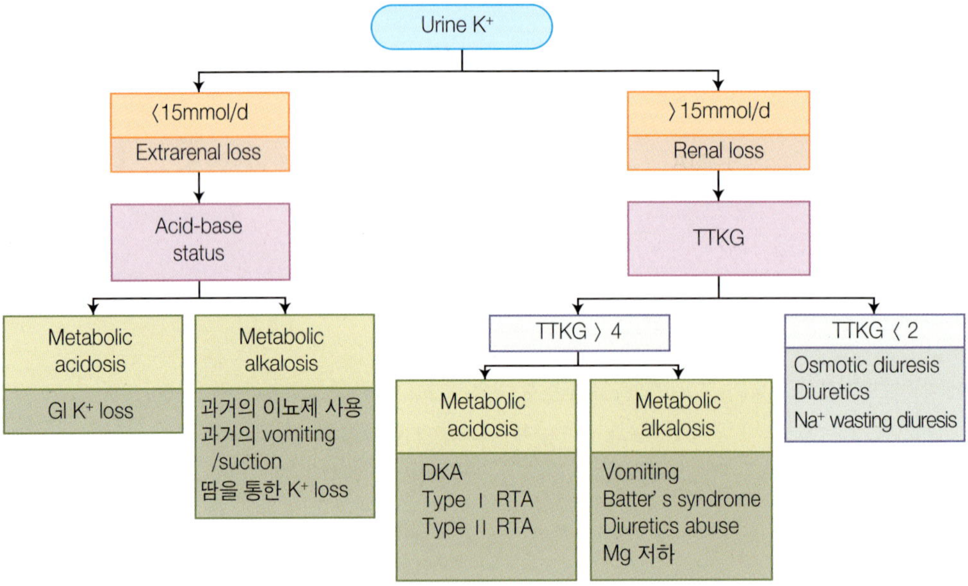


**그림 7-5. 혈압이 정상인 hypokalemia 환자의 감별진단**

## 2) 혈압이 정상인 hypokalemia환자의 감별진단(그림 7-5)

혈압이 정상인 hypokalemia환자의 감별진단도 Urine $K^+$을 먼저 측정하여 **신성원인**과 **신외성원인**으로 구분하여 접근해야 합니다.

### (1) 산염기 장애와 hypokalemia의 관계

혈압이 정상인 hypokalemia환자들의 hypokalemia를 감별하기 전에 산염기 질환들과 hypokalemia의 관계에 대해서 알아보도록 하겠습니다. 그 이유는 산염기 평형의 장애에서 공부했듯이, 산염기 대사 질환과 hypokalemia가 밀접한 관계를 가지고 있기 때문입니다. 우선 hypokalemia와 산증과의 관계를 알아보도록 하겠습니다.

#### ① Metabolic acidosis와 hypokalemia와의 관계

Metabolic acidosis의 경우 hyperkalemia가 동반되지만, **normal AG metabolic acidosis의 경우에는 hypokalemia가 동반(type IV RTA제외)**된다는 것을 기억하시나요? Normal AG metabolic acidosis에서 hypokalemia가 동반되는 이유는 bicarbonate와 potassium을 함께 소실하기 때문입니다. 따라서 normal AG metabolic acidosis는 hypokalemia의 감별 진단에 매우 중요합니다. Hypokalemia를 일으키는 normal AG metabolic acidosis의 원인을 신외성 원인과 신장성 원인으로 구분하면 표 7-2과 같습니다.

표 7-2. Hypokalemia를 일으키는 normal AG metabolic acidosis의 원인

| | |
|---|---|
| **• GI를 통한 bicarbonate의 loss (설사)** | **—신외성 원인** |
| **• Acidosis를 일으키는 renal tubular disease** | **—신장성 원인** |
| Type Ⅰ RTA | |
| Type Ⅱ RTA | |
| 참고) Type Ⅳ RTA는 hyperkalemia를 일으킴 | |

② Metabolic alkalosis와 hypokalemia의 관계

이번에는 metabolic alkalosis와의 관계를 생각해 봅시다. Hypokalemia와 metabolic alkalosis를 일으킬 수 있는 질환에는 vomitting, collecting tubule 이전에 작용하는 이뇨제 사용(ACEi, spironolactone, amiloride 제외), metabolic alkalosis를 일으키는 신세뇨관 질환(renal tubular disease)이 있습니다. 이들을 신장성 원인과 신외성 원인으로 구분하면 표 7-3와 같습니다. Vomiting과 이뇨제 사용은 현재 일어나는 일인지 과거에 일어났던 일인지에 따라 신외성 원인과 신장성 원인 모두에 해당될 수 있습니다〈더 알고 싶은 사람만(4)!!〉에서 그 이유를 다룰 예정입니다).

### (2) 신외성 원인감별(Urine K⁺ 〈15mmol/d)

신외성 $K^+$ loss는 신장에서 보상을 하기 때문에 $K^+$의 배설이 감소합니다. 표 7-1의 **GI tract를 통한 loss(설사)는 metabolic acidosis와 동반**되고, 표 7-3의 **remote diuretics, vomiting은 metabolic alkalosis와 동반**됩니다.

### (3) 신장성 원인 감별(Urine K⁺〉15mmol/d)

신장성 원인은 collecting duct에서의 $K^+$의 secretion에 의한 hypokalemia(TTKG 〉 4)와 단순히 distal tubule로

표 7-3. Hypokalemia를 일으키는 metabolic alkalosis의 원인

- **알카리증을 일으키는 신세뇨질환 —신장원 원인**
  - Bartter' s syndrome
  - Gitelman' s syndrome
  - Liddle' s syndrome(고혈압을 일으키므로 제외)
- **Vomiting**
  - Remote event—신외성 원인
  - Current event—신장성 원인
- **이뇨제 사용**
  - Remote use—신외성 원인
  - Current use—신장성 원인

표 7-4. Potassium secretion을 증가시키는 원인

- **Increased flow to distal tubule—TTKG 〈 2**
  Colecting duct 이전에 작용하는 이뇨제 사용
  Osmotic diuresis
  $Na^+$ wasting nephropahy
- **Increased delivery of poorly reabsrobable anion—TTKG 〉4**
- **Mineralocorticoid—TTKG 〉 4**
- **Hyperkalemia(제외)**

의 flow가 증가되어 발생한 hypokalemia(TTKG 〈 2)로 구분할 수 있습니다.

표 7-4은 6장 potassium의 대사에서 공부한 신장에서 potassium secretion을 증가시키는 원인을 정리한 것인데, 이들을 TTKG에 의해 분류해 봅시다(표 7-3).

① TTKG 〈 2인 질환들의 감별

이 중 TTKG가 증가하지 않는 원인은 **Increased flow to distal tubule**입니다. TTKG는 lumen과 capiilary 사이의 $K^+$ 농도비 입니다. 정상인에서는 3~7인데, flow가 증가되어 생기는 $K^+$의 secretion의 경우에는 distal tubule에서 lumen으로 $K^+$을 분비를 해도, flow에 의해 계속 씻겨 내려가 lumen의 $K^+$ 농도가 감소하기 때문에, 이 비가 감소하게 됩니다(그림 7-6).

**Distal flow를 증가시켜 TTKG 〈2인 원인에는 이뇨제 사용, osmotic diuresis, $Na^+$ wasting nephropathy등이 있습니다.**

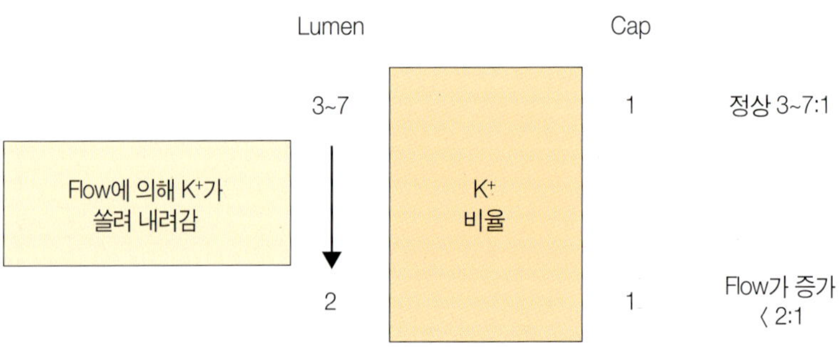


그림 7-6. Increased flow to distal tubule에서 TTKG 〈 2인 이유

표 7-5. TTKG 〉 4인 질환들

| (표 7-1) Hypokalemia를 일으키는 normal AG metabolic acidosis |
|---|
| • **Acidosis를 일으키는 renal tubular disease** |
| RTA I |
| RTA II |
| (표 7-2) Hypokalemia를 일으키는 metabolic alkalosis |
| • **Alkalosis일으키는 renal tubular disease** |
| Bartter' s syndrome |
| Gitelman' s syndrome |
| Liddle' s snyndrome(고혈압을 일으키므로 제외) |
| • **Vomoting** |
| Current evet |
| • **Diuretic** |
| Currrent use |
| (표 7-3) Potassium secretion을 증가시키는 요인 |
| • **Increased delivey of poorly reabsrobable anion** |
| DKA, penicillin, toluene |
| • **Mineralocorticoid–TTKG 〉 4(고혈압을 일으키므로 제외)** |

② TTKG 〉 4인 질환들의 감별

이제 TTKG 〉 4 인 질환들을 감별하기 위해, 표 7-2, 3, 4에서 이미 감별된 질환들을 제외하고 열거해 봅시다. 고혈압을 일으키는 질환들도 앞서 분류했으니 제외하도록 하겠습니다. 이들 모두가 TTKG 〉 4 인 질환들 입니다(표 7-5). TTKG는 distal tubule에서의 $K^+$ secretion을 의미합니다. 따라서 hypokalemia환자들에서 TTKG가 증가해 있다면 이는 distal tubule에서 $K^+$ secretion 증가가 바로 hypokalemia의 원인이라는 뜻입니다.

이들 질환군들 중에 **metabolic acidosis를 일으키는 질환은 RTA I, RTA II, DKA**가 있습니다. 한편 **metabolic alkalosis를 일으키는 질환들에는 Batter' s syndrome, Gitelman' s syndrome, current vomiting, current diuretics 사용** 등이 있습니다. 참고로 hypokalemia시에 magnesium 결핍이 동반된 경우가 많으며, hypomagnesemia는 신장에서 potassium secretion을 일으킵니다. 이들 질환에서 왜 TTKG 〉4인지는 〈더 알고 싶은 사람만(4)!!〉에서 살펴보도록 하겠습니다.

## 요점정리

**■ 혈압이 정상인 hypokalemia의 접근**

1) Urine $K^+$ 〈15mmol/d이면 신외성 원인입니다.
   (1) GI loss(설사)는 대사성 산증을 유발합니다.
   (2) 과거의 이뇨제 사용과 과거의 구토는 대사성 염기증을 유발합니다.

2) Urine $K^+$〉15mmol/d이면 신장성 원인입니다.
   신장성 원인을 감별하기 위해 TTKG를 측정합니다.
   (1) TTKG 〈 2
      Increased distal flow
   (2) TTKG 〉 4
      a. Renal tubular disease
         Acidosis를 일으키는 renal tubular disease(RTA I,II)
         Alkalosis를 일으키는 renal tubular disease(Bartter' s syndrome, Gitelman' s syndrome)
      b. Current vomiting과 current diuretics는 대사성 염기증을 유발합니다.
      c. DKA는 대사성 산증을 유발합니다.

## Q & A 문제풀이

문제. 다음 중 TTKG가 증가하는 경우는?

가. Bartter' s syndrome 나. RTA I 다. RTA II 라. Vomiting

1) 가, 나, 다 2) 가, 다 3) 나, 라
4) 라 5) 가, 나, 다, 라

풀이) 네 질환은 모두 TTKG가 증가합니다.

# 4. 치료

치료를 위해 $K^+$는 **PO(구강)로 투여**하는 것이 가장 좋습니다. 응급한 경우에 IV(정맥) 투여를 하는데, 수액의 농도와 주입속도가 매우 중요하므로 반드시 알고 있어야 합니다.

정답 5)

### (1) PO 투여시

K+ contin이라는 약물을 들어본 적 있나요? KCl tablet입니다. Chronic hypokalemia나 응급이 아닐 때 주로 사용하며, 선호되는 방법입니다.

### (2) IV 투여시

IV 투여는 위험할 수 있기 때문에 **응급상황**에서만 사용합니다.

① Cardiac or neuromuscular dysfunction

② 부정맥, digitalis toxicity

③ Severe hypokalemia(〈2.0 mEq/L)

④ 경구로 섭취가 불가능 할 때

⑤ DKA의 회복기

앞서 수액의 농도와 주입속도가 중요하다고 설명했지요? 반드시 기억해야 합니다.

① **속도 : 20mEq/hr 이하**(하루 200 mEq 이하)

② **농도 : 40mEq/L 이하**

심각한 경우 40mEq/hr까지 줄 수 있지만, 이 경우는 close monitoring이 필요합니다.

## Q&A 문제풀이

**문제. 저칼륨혈증(hypokalemia)의 치료로 옳은 것은? (KMLE 04')**

가. 생리식염수에 혼합해서 사용한다. 나. 신장 기능을 확인한 후 치료한다.
다. 농도는 40mEq/L를 초과하지 않는다. 라. 주입속도는 60mEq/hr로 한다.

1) 가, 나, 다 2) 가, 다 3) 나, 라
4) 라 5) 가, 나, 다, 라

풀이) 생리식염수에 혼합해서 사용해야 합니다. 만약 dextrose solution과 혼합할 경우, dextrose에 의해 insulin 분비가 일어나고 K+의 ICF shifting이 발생해 hypokalemia가 악화될 수 있습니다. 주입속도는 20mEq/hr, 농도는 40mEq/hr입니다. 반드시 기억해 두세요.

정답 1)

## 더 알고 싶은 사람만(4)!!

**Q1** Hypokalemia 알고리즘에 과거의 이뇨제 사용과 vomiting은 extrarenal loss(urine $K^+$ 〈 15mmol/d)로 현재 이뇨제의 사용(diuretics abuse)과 vomiting은 renal loss로 구분되어 있습니다. 이뇨제는 체액의 신장성 소실이 일으키고 vomiting은 체액의 신외성 소실을 일으키는데, **왜 이뇨제와 vomiting 모두 과거의 event는 신외성**으로 **현재의 evnet는 신장성으로 구분**될까요?

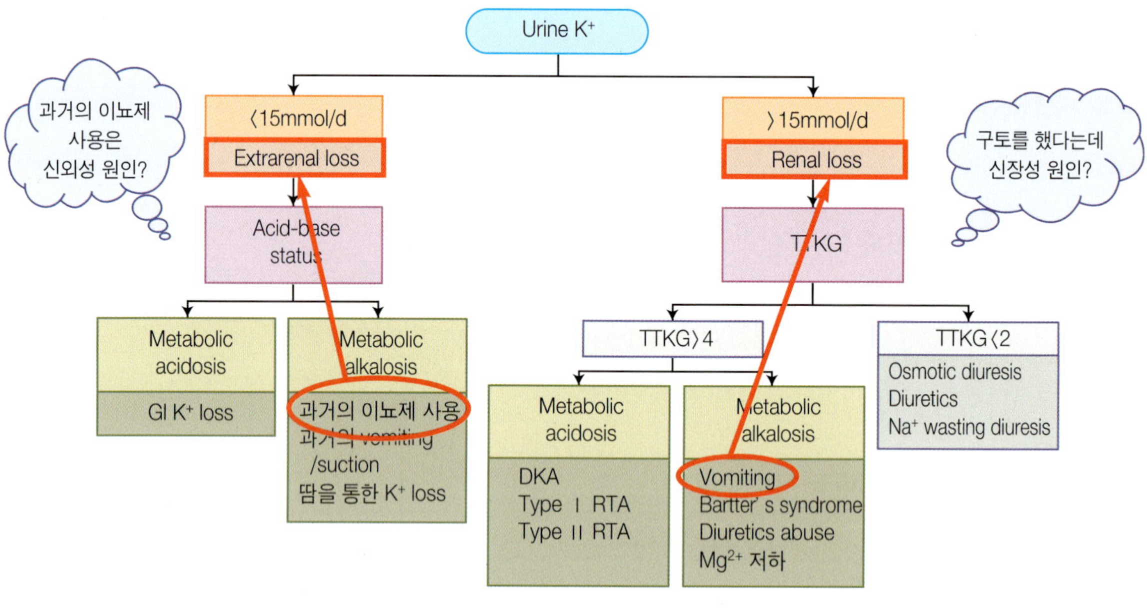


**그림 7-5. 혈압이 정상인 hypokalemia 환자의 감별 진환**

**A** 1) 과거의 event가 신외성 원인으로 구분되는 이유

과거의 event가 신외성 원인으로 구분되는 이유는 과거의 $K^+$ loss에 의해 생긴 hypokalemia를 보상하기 위해, 신장에서 $K^+$의 흡수를 최대화 시키고 배설을 최소화 시키기 때문입니다. 따라서 urine $K^+$ 〈 15mmol/day이고 extrarenal로 구분됩니다.

2) 현재의 event가 신장성 원인으로 구분되는 이유

현재의 이뇨제 사용은 당연히 신장으로의 $K^+$배설을 촉진하므로 신장성 원인으로 구분한 것이 쉽게 이해가 될 것입니다. 그러나 현재의 vomiting은 체액의 신외성 소실을 일으키는데 왜 신장성 원인으로 구분되는

것일까요? 그것은 vomiting만으로는 hypokalemia를 일으킬 수가 없고 신장의 도움을 받기 때문입니다. Vomitus에 포함된 $K^+$의 소실(5~10mmol/L)만으로 hypokalemia 를 만들려면 무려 위액을 30~80L나 소실해야 합니다.

현재의 vomiting에 의해 hypokalemia가 일어나는 기전은 vomiting에 의한 체액 소실이 **RAA system의 항진**(aldosterone에 의한 $Na^+$흡수와 $K^+$와 $H^+$의 배설)과 **metabolic alkalosis를 발생**(proximal tubule에서 bicarbonate의 재흡수 감소 → distal tubule로 bicarbonate의 이동 증가→intercalated cell에서 $H^+$를 흡수하고 $K^+$을 내보냄)시키기 때문입니다. 즉 **current vomiting이 신성 $K^+$의 배설을 유발**하므로 current vomiting을 hypokalemia의 신장성 원인으로 구분합니다.

**Q2** TTKG 〉4인 질환군들에서는 어떻게 distal tubule에서 $K^+$배설을 증가시킬까요?

**A** 각각의 질환들이 TTKG 〉 4를 일으키는 기전은 아래와 같습니다.

① Type I RTA

Type I RTA의 경우 어떻게 신장에서 $K^+$ loss가 일어나는지는 아직 밝혀지지 않았습니다.

② Type II RTA

Type II RTA는 proximal tubule에서 bicarbonate의 재흡수를 억제하여 distal tubule로 bicarbonate의 이동을 증가시킵니다. Bicarbonate는 distal tubule 에서는 **흡수가 되지 않는 음이온**이므로 distal tubule에서 양이온인 $K^+$의 secretion을 일으키고, TTKG가 증가하게 됩니다.

③ Bartter' s syndrome

Bartter' s syndrome은 Lasix의 부작용과 같은 임상양상이 나타납니다. Bartter' s syndrome에서는 ascending loop의 $Na^+/K^+/2Cl^-$ channel에 이상이 생기기 때문에, potassium의 배설이 발생할 뿐만 아니라 **volume contraction으로 RAA system이 항진**되는데, 증가된 aldosterone에 의해 distal tubule에서의 $K^+$ secretion이 증가합니다.

④ 이뇨제 사용

주로 이뇨제를 과용하여 **volume contraction이 생겼을 때 발생하는데 volume contraction**은 RAA system을 **항진**시키고 $K^+$을 배설시킵니다.

⑤ 구토

Vomiting으로 인한 **volume contraction이 RAA system의 항진**과 **metabolic alkalosis의 발생**시켜, distal tubule에서 $K^+$ secretion이 증가하게 됩니다.

⑥ DKA

DKA가 발생하면 체내에는 β-hydroxybutyrate와 hippurate 등의 ketoneol 다량 생성됩니다. ketone은 신장에서 흡수되지 않는 음이온이므로 distal tubule에서 양이온인 $K^+$의 배설을 일으킵니다.

결론적으로 hypokalemia에서 urine $K^+$〉 15mmol/day이면 신장성 소실을 원인으로 생각할 수 있고, TTKG 〈 2 이면 increased flow to distal tubule이 원인입니다. TTKG 〉 4인 경우에는 distal tubule로의 flow도 증가되지만 흡수되지 않는 음이온, RAA system의 항진 등에 의해 distal tubule에서 $K^+$의 secretion이 일어납니다.

**Q3** Diuretics는 왜 이렇게 다양한 원인의 hypokalemia를 일으킬가요? (그림 7-5)

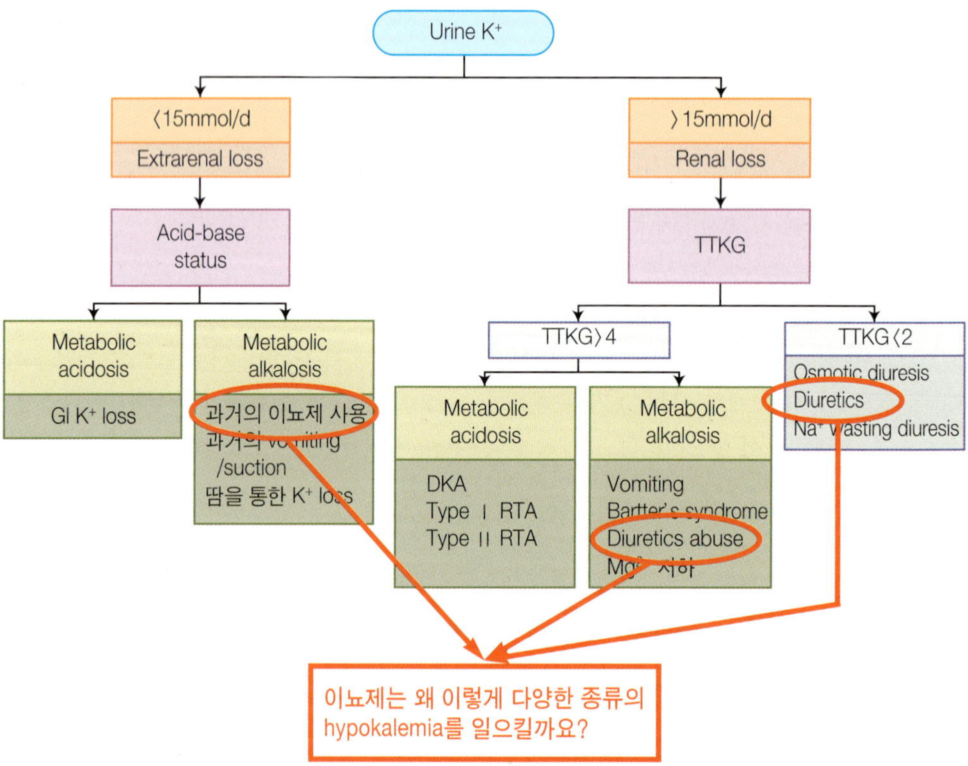


그림 7-5. 혈압이 정상인 hypokalemia 환자의 감별 진환

**A** 이뇨제의 부작용과 $K^+$의 대사 및 산염기의 장애를 다시 정리해 봅시다. **Collecting duct이전에 작용하는 이뇨제(loop diuretics, thiazide)들은 metabolic alkalosis와 hypokalemia를 일으킵니다.** 한편 Collecting duct에 작용하는 이뇨제(ACEi, $K^+$sparing diuretics)들은 metabolic acidosis, hyperkalemia를 일으킵니다(기전은 산염기 평형의 장애 〈제6장 이뇨제와 산염기 장애〉를 복습하기 바랍니다).

요약하자면, hypokalemia를 일으키는 diuretics는 collecting duct 이전에 작용하는 이뇨제들 뿐이고 이들 이뇨제들은 항상 metabolic alkalosis를 함께 일으킨다는 것을 반드시 알고 있어야 합니다. **알고리즘에서도 remote use이건 current use이건 metabolic alkalsosis의 하위 그룹에 속해 있습니다.**

이미 remote diuretics가 왜 extrarenal cause인지는 설명했기 때문에, 어떻게 TTKG 〈 2와 TTKG 〉 4의 원인 모두가 될 수 있는지 알아보도록 하겠습니다.

그림 7-6은 이뇨제의 사용기간과 용량이 증가함에 따라 volume depletion이 증가하는 것을 보여주고 있습니다. 이뇨제의 사용기간과 용량이 많지 않다면, collecting duct 이전에 작용하는 이뇨제는 NaCl의 재흡수를 막기 때문에(acetaolamide 제외) distal tubule로의 flow증가를 일으키고, TTKG 〈 2인 hypokalemia를 일으킵니다. 하지만 이뇨제의 사용기간과 용량이 많다면 severe volume depletion을 일으킬 수 있고, 이는 RAA system을 활성화 시켜 distal tubule에서 $K^+$의 배설을 증가시키므로 TTKG 〉 4인 hypokalemia를 일으킵니다.

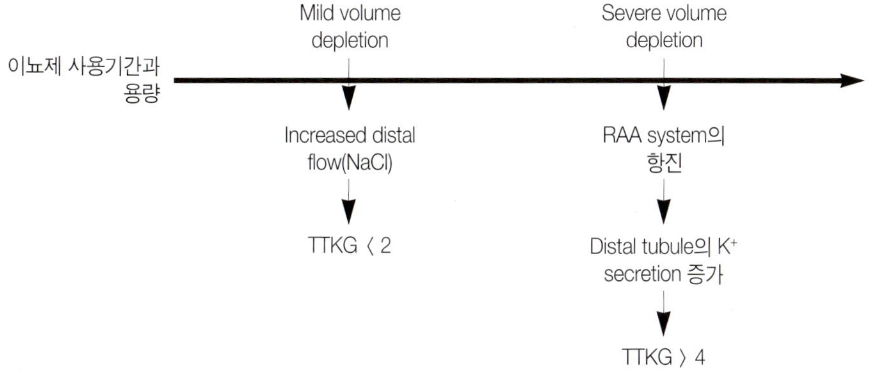


**그림 7-6. 이뇨제 사용 기간과 용량에 따른 hypokalemia의 발생 기전**

## Q4 Hypomagnesemia는 어떻게 hypokalemia를 일으키게 할까요?

**A** Hypomagnesemia는 ROMK라는 potassium channel에 영향을 미쳐서 hypokalemia를 일으키는 것으로 알려져 있습니다. ROMK는 thick ascending limb of Henle와 cortical collecting duct에 존재하는 potassium channel인데, thick ascending limb에서는 potassium을 lumen으로 이동시켜 $Na^+/K^+/2Cl^-$ channel이 작동할 수 있도록 합니다(NaCl은 lumen에 충분히 존재하지만, potassium은 충분하지 않아서, 다시 재활용을 해야 합니다)(그림 7-7A).

또한 CCD에서는 basolateral(capillary쪽)에 있는 $Na^+/K^+$ pump에 의해 세포 내로 이동된 $K^+$을 lumen(apical)쪽으로 배설하는 역할을 합니다(그림 7-7B).

ROMK channel은 2개의 membrane segment로 구성되어 있는 channel입니다. 세포안과 세포 밖의 $K^+$의 농도가 같을 때 ROMK channel은 세포 안으로 $K^+$을 이동시키기 때문에, inward rectifier potassium channel(안쪽으로 potassium이 흐르게 하는 통로)이라고도 부릅니다(하지만 실제 세포에서는 세포 밖의 $K^+$의 농도가 낮기 때문에, 농도차에 의해 $K^+$를 밖으로 이동시킵니다). 세포 밖과 안의 $K^+$ 농도가 같을 때 세포 내로 $K^+$을 이동시키는 기능은 세포 내에 $Mg^{2+}$과 polyamine에 의한 pathway에 영향을 받습니다. 만약 체내에 $Mg^{2+}$이 부족하게 되면, $K^+$를 잡아두려고 하는 channel 본래의 성격을 잃어버리고 $K^+$를 밖으로만 내보내게 됩니다. 따라서 $Mg^{2+}$의 결핍은 TAL 및 CCD에서 $K^+$를 분비시켜 TTKG 〉 4의 hypokalemia를 일으키게 됩니다.

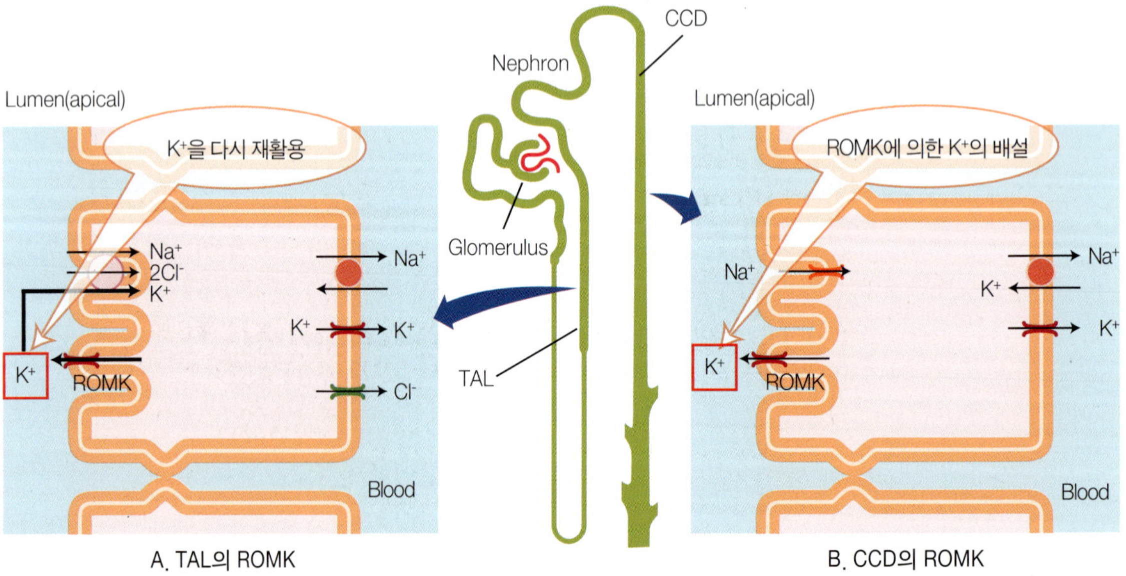


**그림 7-7. ROMK에 의한 thick ascending loop에서 $K^+$의 재활용과 CCD에서 $K^+$의 배설**

# 제8장
# Hyperkalemia

Hyperkalemia의 발생은 응급상황입니다. Calcium gluconate 등의 응급처치에 이어 $K^+$을 제거하는 만성기치료(e.g. Kalimate enema)를 해야 합니다. 제가 일했던 병원은 sampling까지도 인턴 업무였는데 새벽에 hyperkalemia 환자가 발생하면 '잠은 다 잤구나.' 라는 생각을 하고 당직실 침대에서 대기했던 기억이 납니다. Potassium level을 측정하기 위해서 보통 kalimate enema를 하고 2시간 후에 피검사를 하는데, potassium level이 떨어지지 않으면 다시 kalimate enema를 해야 했으므로 잠을 한 숨도 못 잤습니다.

이렇게 hyperkalemia환자가 생기면 새벽에 자지도 못하고 요란 법석을 떠는 이유가 무엇일까요? 바로 **tall T에 이은 VT나 VF로 환자가 죽을 수 있기 때문**입니다.

## 1. Hyperkalemia의 정의

Hyperkalemia는 plasma **$K^+$ 〉 5.5 mEq/L**로 정의합니다.

## 2. Hyperkalemia의 임상증상

대개 $K^+$ 농도가 6.5mEq/L 이상일 때 증상이 발생합니다. Hypokalemia는 **tall T와 sine wave 등의 EKG 변화**뿐만 아니라, **ascending muscular weakness**를 일으킵니다. 환자는 다리부터 힘이 없어지기 시작하여 결국에는 숨까지 못 쉬게 됩니다(참고로, hypokalemia에 의한 weakness는 주로 lower limb의 weakness가 생기는 반면, hyperkalemia는 ascending paralysis가 생기게 됩니다).

Hyperkalemia가 유발하는 EKG변화는 아래와 같습니다.

① Tall T

② P wave 소실

③ PR prolongation

④ QRS widening

⑤ Sine wave

⑥ Ventricular fibrillation & asystole

Hypokalemia와 hyperkalemia의 EKG 변화를 표 8-1에 정리를 했으니 참고하기 바랍니다.

## 3. Hyperkalemia의 감별진단(그림 8-1)

### 1) Pseudohyperkalemia의 감별

인턴 때 있었던 일입니다. 응급실에 내원한 한 환자의 routine 검사에서 potassium level 이 8mEq/L가 나왔습니다. 그런데 환자는 아무런 증상이 없습니다. 어떻게 해야 할까요? 제가 간호사에게(제가 근무했던 병원의 ER에서만은 간호사가 ECG와 sampling을 했습니다),

"환자 ECG 좀 찍어주시고, potassium lab 좀 다시 해 주세요"

"(성질내면서) 환자 혈관도 안보여서 피 뽑는데 5분은 걸렸단 말이에요."

"——;"

Hyperkalemia라고 하면, 무시무시한 tall T와 함께, calcium gluconate가 생각나지 않나요? 학생 때, 10/10으로 외웠습니다. 응급실에서 근무하는데 이런 환자를 내가 만일 보게 된다면, 멋지게 "Calcium gluconate 10% solution 10ml 주세요!" 라고 말하려고 생각했는데, 그럴 기회는 없었답니다. 우선 내과에 notify해야 하고, 이런 환자는 응급의학과 레지던트들이 직접 보기 때문입니다. 간호사가 5분 동안이나 피를 뽑았다면, 아마도

**표 8-1. Potassium 대사와 관련된 EKG 변화**

| | P | PR interval | QRS | ST | T | QT & QU |
|---|---|---|---|---|---|---|
| Hyperkalemia | 소실 | 증가 | 증가 | 낮은 ST 분절 | Tall T | QT 증가 |
| Hypokalemia | (-) | 증가 | 증가 | 낮은 ST 분절 | Low T | QU 증가 |

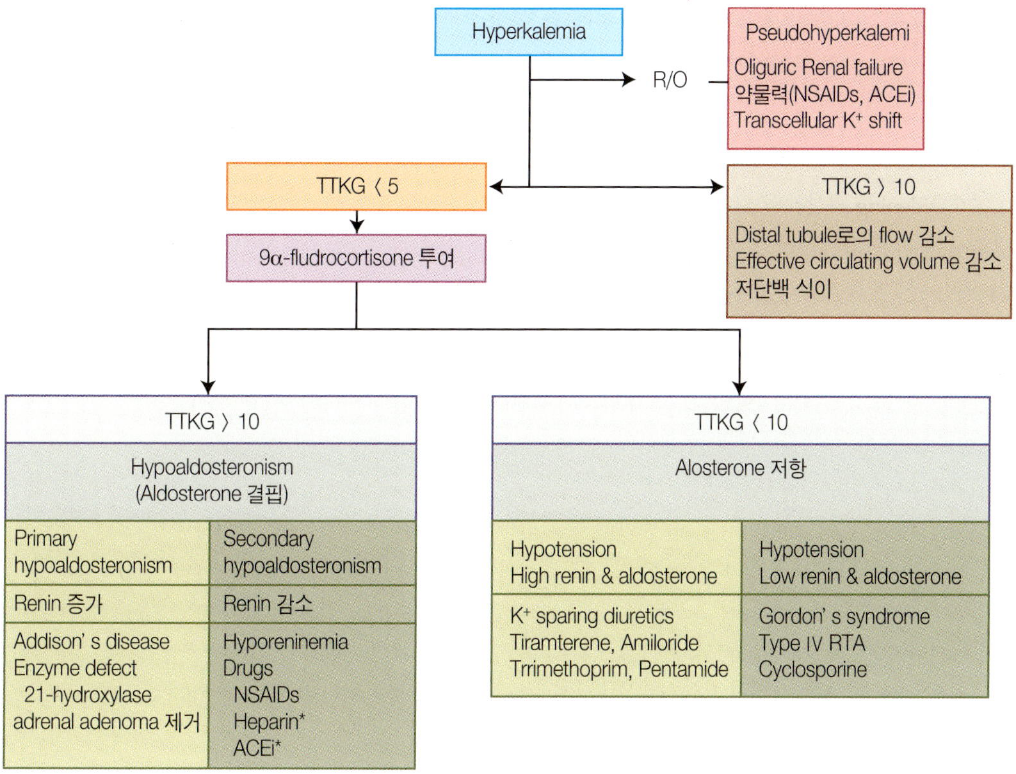


**그림 8-1. Hyperkalemia의 감별진단** (참고: Heparin, ACEi는 예외적으로 renin을 증가시킴)

hemolysis되었을 확률이 가장 많겠지요?

따라서 hyperkalemia환자에서 **가장 먼저 해야하는 일은 pseudohyperkalemia를 R/O**하는 일입니다. 실제 환자의 potassium level은 정상인데, 토니켓을 너무 세게 묶은 상태에서 주먹을 쥐었다 폈다를 많이 하면, hemolysis가 되면서 hyperkalemia처럼 보이게 됩니다. Pseudohyperkalemia를 일으킬 수 있는 조건에는 다음과 같은 것들이 있습니다.

① Sampling시 반복적으로 주먹을 쥐었다 펴기

② Hemolysis

③ Leukocytosis

④ Megakaryocytosis

그 다음으로는 $K^+$이 ICF에서 ECF로의 이동하게 할 만한 요인**(transcellular $K^+$ shift)이 있는지 혹은 oligouric renal failure가 있는지**를 살펴봐야 합니다. **약물력**도 중요한데 NSAIDs나 ACEi를 사용하고 있으면 중단해야 합니다.

만약 위와 같은 원인에 의한 hyperkalemia가 아니라면, 신장의 $K^+$배설(특히 RAA system)에 문제가 있는지 살펴보기 위해 **TTGK를 계산**해야 합니다. hyperkalemia발생시 신장의 $K^+$배설이 정상이라면 TTKG는 증가하고, 신장의 $K^+$배설에 이상이 있다면 TTKG는 감소하게 됩니다.

참고) Pseudohyperkalemia, oligouric renal failure, transcellular $K^+$ shift, 약물이 hyperkalemia의 대부분을 차지합니다.

요점정리

■ **Hyperkalemia의 감별진단**

1) 먼저 pseudohyperkalemia를 R/O합니다.
2) Transcellular $K^+$ shift, 약물력, oligouric renal failure등을 확인합니다.
3) TTKG를 계산합시다.

## 2) TTKG에 의한 감별

### (1) TTKG 〉 10 (Distal tubule로의 flow 감소)

Hyperkalemia가 발생하면 신장은 보상을 하기 위해 distal tubule에서 $K^+$의 배설을 증가시키므로 TTKG 〉 10이상이 됩니다. 그렇다면 신장이 hyperkalemia를 잘 보상하고 있는데도 hyperkalemia가 발생하는 원인은 무엇일까요? 그것은 신장의 $K^+$ 분비 능력은 증가했지만, 그것을 배설시킬 만한 충분한 distal flow가 존재하지 않기 때문입니다. Distal tubule의 flow를 감소시키는 **원인에는 1) Effective circulating volume의 부족, 2) Low-protein diet(decreased urea)** 등이 있습니다.

### (2) TTKG 〈 5 (Aldosterone 결핍 또는 저항)

Hyperkalemia가 발생했는데도 신장 특히 distal tubule에서 $K^+$이 배설이 증가하지 않고 오히려 감소했다는 것은 distal tubule의 dysfunction이 hyperkalemia의 원인임을 의미합니다. Distal tubule에서 $K^+$ 배설의 장애는 **aldosterone의 부족** 또는 **aldosterone에 대한 저항**으로도 생길 수 있습니다.

이 둘을 감별하기 위해서 **mineralocorticosteroid인 fludrocortisone(Florinef)를 50~200ug PO로 투여를 한 후**

**다시 TTKG를 계산**을 합니다. 실제로 aldosterone이 결핍된 경우에는 TTKG가 증가(TTKG 〉 10)하는 반면, aldosterone에 저항이 있는 경우에는 같은 mineralocorticosteroid인 fludrocortisone에도 반응하지 않으므로 TTKG는 증가하지 않습니다(TTKG 〈 10).

## 요점정리

**■ TTKG 〉 10(Distal tubule로의 flow 감소)**

1) Effective circulating volume 감소
2) 저단백 식이

**■ TTKG 〈 5(Aldosterore 결핍 또는 저항)**

1) Aldosterone 결핍(Fludrocortisone투여시 TTKG 〉 10)
2) Aldosterone 저항(Fludrocortisione투여시 TTKG 〈 10)

① TTKG 〈 5인 환자에게 fludrocortisone투여 후 TTKG 〉 10 (Aldosterone 결핍)

mineralocorticoid의 투여로 distal tubule의 기능이 정상화 되었기 때문에, **hypoaldosteronism을 의심**할 수 있습니다. Hypoaldosteronism은 adrenal gland 자체에 이상이 있어 생기는 primary hypoaldosteronism과 그 외의 원인으로 생기는 secondary hypoaldosteronism으로 분류됩니다. 이 둘을 감별하기 위해 **renin과 aldosterone level을 check** 해야하는데, 수일동안 mild volume contraction을 만든 후에(이뇨제와 $Na^+$ restriction, $Na^+$ intake 〈 10mEq/day), supine & erect position에서 renin & aldosterone level을 측정합니다. Hypoaldosteronism을 일으키는 질환은 표 8-2를 참고하기 바랍니다.

a. Primary hypoaldosteronism (Renin 증가)

Primary hypoaldosteronism은 **adrenal gland의 일차적인 장애**로 aldosterone이 감소해 발생합니다. **Addison' s disease**의 일환으로 발생할 수 있으며, adrenal gland에 존재하는 **steroid 합성호르몬의 결핍**으로도 생길 수 있습니다. 21-hydroxylase deficiency가 그 예입니다. 한편 primary hyperaldosteronism을 일으키는 **adrenal adenoma를 제거**한 후에도 primary hypoaldosteronism이 생길 수 있습니다. 이는 tumor에서 생성된 aldosterone이 정상조직을 억제하여 atropy시키는데, tumor를 제거하면 atropy된 조직에서 aldosterone을 생성할 수 없기 때문입니다. 회복하는 데에는 6개월 이상이 걸립니다. RAA system에 primary hypoaldosteronism은 미치는 영향은 renin 증가입니다. 이는 aldosterone에 의한 volume의 증가가 일어나지 않아 renin분비가 자극되기 때문입니다(그림 8-2).

표 8-2. Primary & secondary hypoaldosteronism의 원인

- **Primary hypoaldosteronism(Renin증가)**
  1) Addison's disease
  2) Enzyme defect
     21-hydroxylase deficiency
     3-β-hydroxysteroid dehydrogenase deficiency
  3) adrenal adenoma removal
- **Secondary hypoaldosteronism(Renin 감소)**
  1) Hyporeninemia(m/c, Renin 감소)
  2) Drugs : ACEi(Renin 증가), NSAIDs(Renin 감소), heparin(Renin 증가)

b. Secondary hypoaldosteronism(Renin 감소)

secondary hopoaldosteronism은 adrenal gland 자체에는 문제가 없지만, 외부 요인들이 adrenal gland에 영향을 미쳐, aldosterone의 합성이 감소되는 경우입니다. Aldosterone의 생산은 **renin의 영향**이 가장 크기 때문에, **hyporeninemia**가 가장 흔합니다. 그 예로 NSAIDs는 prostaglandin 생산을 억제하여 renin의 생산을 감소시켜 hypoaldosteronism을 나타나게 됩니다(그림 8-3). 대부분의 secondary hypoaldosteronism에서 renin은 감소해 있지만 ACEi와 heparin은 renin을 증가시킵니다. ACEi는 angiotensin I의 II로의 전환을 억제하여 aldosterone의 생성을 막고, heparin은 adrenal galnd에서 aldosterone의 secretion을 억제하여 hypoaldsteronism을 나타냅니다. Heparin의 경우에 저용량을 사용해도 hypoaldosteronism이 4~7일

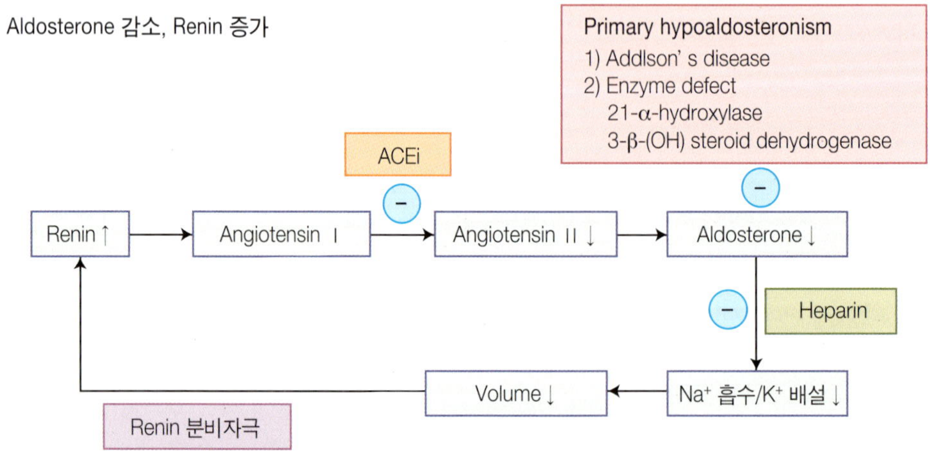


**그림 8-2. Primary hypoaldosteronism이 RAA system에 미치는 영향**
(참고: ACEi와 heparin은 secondary hypoaldosteronism의 원인임)

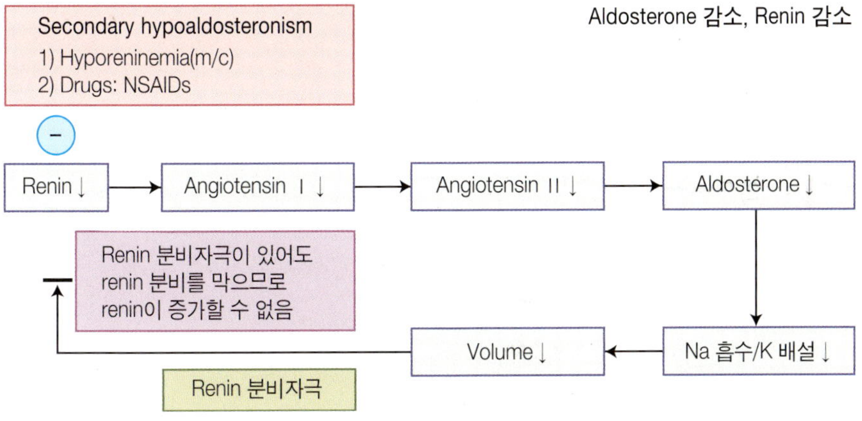


**그림 8-3. Secondary hypoaldosteronism이 RAA system에 미치는 영향**

후에 나타나는데, hyperkalemia는 renal insufficieny등이 동반되지 않았다면 잘 발생하지 않습니다. 한편 약물을 끊으면 aldosterone level은 곧 회복이 됩니다. 두 약물 모두 aldosterone에 의한 volume의 증가가 일어나지 않아 renin 분비가 자극되어 마치 primary hypoaldosteronism에서처럼 renin이 증가합니다(그림 8-2).

## 요점정리

- Primary hypoaldosteronism—Renin 증가
- Secondary hypoaldosteronism—Renin 감소
  예외) ACEi, Heparin

## Q & A 문제풀이

49세 여자환자가 건강검진결과 $K^+$이 6.8mEq/L로 측정이 되어, hyperkalemia의 evaluation을 위해 병원에 내원하였다. 환자는 만성 피로감 이외에는 특별히 불편한 점은 없다고 하였으나 온 몸에 검버섯이 핀다고 하였다. Hyperkalemia를 일으킬 만한 약물사용 기왕력은 존재하지 않았다.

문제 1. 가장 먼저 해야 하는 검사은?

풀이) Pseudohyperkalemia를 감별하기 위해 $K^+$ level을 다시 측정해야 합니다.

**문제 2. 재 검사시 $K^+$이 여전히 높게 측정이 되었다. 그 다음으로 해야 하는 검사는?**

풀이) $K^+$을 증가시킬 만한 기왕력과 약물, oliguric renal failure가 R/O된다면 TTKG를 구해야 합니다. TTKG를 구하기 위해서는 plasma osmol, urine osmol, urine $K^+$이 필요합니다.

**문제3. 다음은 환자의 검사 결과이다.**

| | |
|---|---|
| Plasma [ $Na^+$] = 132mEq/L | Plasma [$K^+$] = 6.8mEq/L |
| Plasma [bicarbonate] = 20mEq/L | Plasma [Glucose] = 90mg/dl |
| Plasma [BUN] = 28mg/dL | Plasma [Cr] = 1.2mg/dl |
| Urine [$Na^+$] = 50mEq/L | Urine [$K^+$] = 34mEq/L |
| Urine osmol = 550mEq/L | |

**환자의 TTKG를 구해보시오.**

풀이) Plasma osmol = 2 × [$Na^+$] + Glu/18 + BUN/2.8 = 2 × 130 + 90/18 + 28/2.8 = 275

TTKG = ($U_K$/$P_K$)/(Uosmol/Posmol) = (34/6.8)/(550/270) = 4.5

**문제 4. 환자의 TTKG의 결과를 해석하시오.**

풀이) TTKG 〈 5 이므로 aldosterone 결핍 또는 aldosterone저항이 의심됩니다.

**문제 5. 다음에 필요한 검사는?**

풀이) TTKG 〈 5일때는 aldosterone 결핍인지 저항인지를 감별하기 위해 fludrocortisone을 투여해야 합니다.

**문제 6. 환자에 Fludrocortisone을 투여한 후 다시 lab을 측정하였다.**

| | |
|---|---|
| Plasma [ $Na^+$] = 135mEq/L | Plasma [$K^+$] = 5.6mEq/L |
| Plasma [bicarbonate] = 22mEq/L | Plasma [Glucose] = 90mg/dl |
| Plasma [BUN] = 28mg/dL | Plasma [Cr] = 1.2mg/dl |
| Urine [$Na^+$] = 15mEq/L | Urine [$K^+$] = 100mEq/L |
| Urine osmol = 400mEq/L | |

(1) TTKG를 계산하면?

(2) TTKG 값을 해석하고, 이 후에 시행할 검사를 적으시오.

(3) 환자에게서 의심되는 질환과 질환은?

풀이) (1) TTKG = $(U_K/P_K)$/(Uosmol/Posmol) = (100/5.6) / (400/285) = 12.7

(2) Fludrocortisone을 투여 후 TTKG 〉 10 이므로 aldosterone의 결핍이 의심이 됩니다. Primary aldosterone deficiency인지 secondary aldosterone deficiency인지 감별하기 위해 renin과 aldosterone level을 측정할 필요가 있습니다.

(3) 무력감, pigmentation, hyperkalemia, hyponatremia등을 생각해 볼 때, 환자는 primary adrenal insufficiency(Addison' s disease)가 의심이 됩니다.

**문제 7.** TTKG 〈 5인 환자에서 fludrocortisone을 투여 후 다시 TTKG를 계산하니 13이 나왔다. 환자는 aldosterone 1)(결핍,저항)이 의심이 되며, primary hypoaldosteronism인지 secondary hypoaldosteronism인지 감별하기 위해서는 2) (　　)와 3) (　　)을 측정해야 한다 (1번은 둘 중 하나를 고르고, 나머지는 빈칸에 알맞은 단어를 넣으시오).

**문제 8.** Secondary hypoaldosteronism은 대부분 renin의 감소에 의해 일어나는데, 일부 secondary hypoaldosteronism을 일으키는 약물들은 renin을 증가시킨다. 보기에서 이들의 조합을 고르시오.

가. Heparin　나. ACEi　다. Angiotensin II antagonist　라. NSAIDs

1) 가, 나, 다　2) 가, 다　3) 나, 라　4) 가, 나, 다, 라

풀이) Heparin과 ACEi는 renin을 증가시킵니다. 본문에서 언급하지는 않았지만 angiotensin II antagonist는 aldosterone합성을 자극하는 angiotensin II를 억제합니다. 따라서 angiotensin의 합성은 억제되고, feedback에 의해 renin은 증가됩니다.

**문제 9.** 46세 여자환자가 구역질이 심해져 병원에 내원하였다. 15년 전 심한 자궁출혈로 의식을 잃은 적이 있다. 그 이후로 월경은 없어졌고 모유 수유를 하지 못했다고 하였다. 3일전 갑상전 저하증으로 진단받은 후 L-thyroxine을 복용하였고 BP는 90/60mmHg이었다. 치료는? (KMLE 07')

1) 칼륨　2) 3% 식염수　3) 포도당　4) Thyroxine　5) 프레드니손

풀이) 자궁출혈 후 월경 소실이 나타나고 모유 수유를 하지 못한 것을 고려할 때 Sheehan syndrome이 의심됩니다. Sheehan syndrom은 hypopituitarism을 일으키므로 갑상선호르몬 결핍과 코티코스테로이드 결핍, 성호르몬의 결핍이 환자에게 나타납니다. Sheehan syndrome의 치료는 부족한 호르몬을 공급하는 일입니다. 호르몬 공급시 주의해야 할 점은 **코티코스테로이드를 먼저 공급하고 갑상선 호르몬을 공급**해야 하는 것입니다. 그 이유는 코티코스테로이드가 부족한 환자에게서 갑작스런 스트레스는 adrenal insufficiney로 인한 adrenal crisis를 일으키는데, 갑상선 호르몬의 공급(catabolic hormone으로서 대사를 증가시켜 스트레스를 유발)도 그 원인이 될 수 있기 때문입니다.

**문제 10. 무릎 관절염으로 수년 전부터 '스테로이드' 로 추정되는 약을 복용해오던 66세 여자가 감기 때문에 일주일 전부터 평소 복용하던 약을 중단한 후 심한 무력감, 식욕부진, 구토, 설사가 발생했다. 진단을 위한 검사는? (KMLE 06')**

1) 항부신항체  2) 혈청 aldosterone  3) 24시간 소변 유리 코르티솔
4) 혈청 ACTH  5) 급속 ACTH 자극검사

풀이) 갑작스럽게 스테로이드를 중단한 환자는 adrenal insufficiney가 발생할 수 있습니다. Adrenal insufficiency의 증상으로는 weakness, hypotension, weight loss등이 있으며, 진단을 위해 rapid ACTH stimulation test를 실시합니다.

**문제 11. 38세 남자가 윗배가 아파서 토하고 의식을 잃어 병원에 실려 왔다. 2년 전부터 전신쇠약감이 있었고 6kg의 체중감소가 있었다. 혈압은 80/50mmHg이었고 입안점막과 손금의 색소 침착이 있었다. 다음은 혈액 검사 소견이다. 처치는?**

$Na^+$ 122mEq/L, $K^+$ 5.8 mEq/L, $Cl^-$ 83mEq/L

1) 0.9% normal saline  2) 3% normal saline
3) 5% dextrose solution  4) Ringer's lactate solution
5) 0.9% normal saline + 5% dextrose solution

풀이) 저혈압과 전신 쇠약감, weight loss 등의 증상은 adrenal insufficiency를 의심하게 하고 갑작스런 구토와 복통, 의식상실은 이로 인한 adrenal crisis의 발생을 의미합니다. 치료로 저혈압을 교정하기 위해 normal saline을 사용하며, 저혈당을 교정하기 위해 5% dextrose solution을 사용합니다. 또한 호르몬을 보충하기 위해 high dose hydrocortisone을 주입합니다.

**문제 12. 이차 부신 겉질부족(adrenocirtical insufficiency)환자와 비교하여 일차 부신 겉질부족 환자에게서 특징적으로 나타나는 소견은?**

가. 피부 및 점막의 색소 과다 침착  나. 대사성 알카리증
다. 고칼륨혈증  라. 체중 감소

1) 가, 나, 다  2) 가, 다  3) 나, 라  4) 라  5) 가, 나, 다, 라

풀이) Adrenal insufficieny는 primary adrenal insufficiency(Addison's disease)와 secondary adrenal insufficiney로 구분할 수 있는데, pigmentation과 hyerkalemia는 primary adrenal insufficiency를 진단하는데 도움을 줍니다.

Primary adrenal insufficiency는 adrenal gland의 파괴로 인해 corticosteroid가 분비되지 않아 feedback

으로 CRH가 증가하는데, CRH는 ACTH뿐 아니라 melanocyte stimluating hormone의 분비도 증가시켜 pigmentation을 증가시킵니다. 또한 adrenal gland의 파괴로 mineralcorticosteroid(e.g. aldosterone)도 분비되지 않으므로 hyerkalemia가 발생하게 됩니다.

**문제 13.** 53세 여자가 구토와 의식혼탁으로 병원에 왔다. 이 환자는 10년 전부터 rheumatic arthritis로 스테로이드를 복용해 왔다. 2주 전부터 임으로 약을 끊었고, fatigue, nausea, skin pigmentation, hypotension 등의 증상으로 내원하였다. 내원 시 혈압 90/60mmHg, 맥박수 110회/분, 호흡수 20회/분 일 때 공급해야할 수액은?(KMLE 03')

1) Ringer' s lactate solution
2) 0.9% normal saline + 5% dextrose solution
3) 10% 알부민
4) 10% dextrose solution
5) 3% normal saline

풀이) 11번 문제풀이 참고

**문제 14.** 36세 여자가 2일 전부터 명치의 복통, 구토로 내원하였다. 평소에 심한 피로를 호소하였고 피부가 점점 검어졌다. $Na^+/K^+/Cl^-$ 124/5.9/88mEq/L이 었다. 진단은?(1개) (KMLE 03')

1) 간경변
2) 고칼륨성마비
3) 납중독
4) 근막통증증
5) 다발성 경화증
6) 신부전
7) 만성피로증
8) 섬유근육병
9) 아디슨병(Addison' s dz)
10) 중증근무력증
11) 철결핍
12) 혈색소증

풀이) 평소의 피로감과 pigmentation등은 primary adrenal insufficiency(Addison' s disease)를 의심하게 하고, 갑작스러운 명치의 복통과 구역등의 증상은 이로 인한 adrenal crisis의 발생을 의미합니다.

**문제 15.** 34세 여자가 심한 전신 쇠약감과 구역 및 복통으로 내원하였다. 1개월 전 부신 결핵을 진단 받고 항결핵제와 글루코코르티코이드를 복용중이었으나, 3일전부터 글루코코르티코이드 복용을 중단하였다고 한다. 이 사람에게서 관찰될 수 있는 것은? (KMLE 02')

가. 저나트륨혈증　나. 저칼륨혈증　다. 저혈당　라. 대사성 알카리증

1) 가, 나, 다　2) 가, 다　3) 나, 라　4) 라　5) 가, 나, 다, 라

풀이) 부신결핵으로 인한 primary adrenal insufficiency(Addison's disease)가 의심됩니다. Addison's disease에서는 corticosteroid의 분비 결핍으로 인한 저혈당과 mineralcorticosteroid의 분비 결핍으로 인한 hyponatremia, hyperkalemia, metabolic acidosis등이 발생할 수 있습니다(Aldosterone은 $Na^+$를 흡수하고, $K^+/H^+$를 배설합니다).

**문제 16.** 53세 여자가 general weakness, fatigue, weight loss, nausea, vomiting 으로 병원에 내원하였다. oral mucosa에 pigmentation이 보였다. 가능한 진단은 무엇인가?(KMLE 01' )

1) Cushing' s disease
2) Primary adrenal insufficiency
3) Primary hyperaldosteronism
4) Pheochromocytoma
5) Panhypopituitarism

풀이) General weakness, fatigue, weight loss등은 adrenal insufficiency를 의심하게 하는데, 점막의 hyperpigmentation은 primary adrenal insufficiency(Addison's disease)의 특징입니다.

**문제 17.** 15년 전 폐결핵을 앓은 50대 여자 환자가 4년 전부터 adrenal insufficiency로 스테로이드를 복용 중이다. 최근 감기증세로 1주일 간 약을 임의로 먹지 않았다고 한다. 3일 전부터 fever, vomiting, weakness로 응급실에 내원하였다. 이 환자에게 가장 적절한 수액 제재는?(KMLE 97' )

1) Normal saline
2) Hartman' s solution
3) 5% Dextrose
4) 0.45% saline
5) 5% Dextrose + normal saline

풀이) 11번 문제풀이 참고

**정답** **1.** $K^+$ 재검사 **2.** Plasma osmol, Urine osmol, Urine $K^+$ **3.** 4.5 **4.** Aldosterone의 결핍 또는 저항 **5.** Fludrocortisone 투여 **6.** (1) 12.7 (2) 풀이 참고 (3) Primary adrenal insufficiency(Addison' s disease) **7.** 1) 결핍, 2) Renin, 3) Aldosterone **8.** 1) **9.** 5) **10.** 5) **11.** 5) **12.** 2) **13.** 2) **14.** 9) **15.** 2) **16.** 2) **17.** 5)

② TTKG 〈 5인 환자에게 fludrocortisone투여 후 TTKG 〈 10 (Aldosterone 저항)

Fludrocortisone을 외부에서 공급하더라도 TTKG의 증가가 없다면, **aldosterone에 저항**을 갖는 경우입니다. Aldosteone의 저항은 **a. $K^+$ sparing diuretics와 같은 물질들이 aldosterone의 작용을 막는 경우(Antagonizing aldosterone effect)**와 **b. $Cl^-$ shunt등이 aldosterone의 역할을 대신하고 있는 경우(Substituting aldosterone effect)**로 나눌 수 있습니다.

a. Aldosterone의 작용을 막는 경우(Antagonizing aldosterone effect)

**(Aldosterone의 증가, Renin증가)**

$K^+$ sparing diuretics는 aldosterone이 작용하는 receptor에 aldosterone과 경쟁적으로 결합하여 aldosterone이 작용하는 것을 막습니다. 그리고 triamterene과 amiloride와 같은 이뇨제는 luminal side의 $Na^+$ channel을 막아 cell 내의 $Na^+$ 증가를 억제시키고 aldosterone에 의해 작동되는 $Na^+/K^+$ pump를 억제합니다(그림 8-4).

한편 AIDS환자에서 잘 생기는 PCP(Pneumocyctis carinii pneumonia)의 치료에 쓰이는 pentamidine과 trimethoprim은 triamterene과 amiloride와 같은 방법으로 aldosterone의 작용을 막습니다.

이들 약물은 RAA system에 미치는 영향은 aldosterone에 의해 일어나는 $Na^+$의 재흡수에 의한 volume expansion을 억제하므로, renin이 증가하고 aldosteone이 증가하게 됩니다. 하지만 aldosterone이 증가하더라도 이들 약물이 aldosterone의 작용을 막아 작용을 하지 못합니다(그림 8-5).

b. Aldosterone의 역할을 대신하고 있는 경우(Substituting aldosterone, $Cl^-$ shunt)

**(Aldosterone 감소, Renin감소)**

Gordon' s syndrome은 알 필요가 없지만 $Cl^-$ shunt를 이해하기 위해 필요합니다. $Cl^-$ shunt는 distal tubule에서

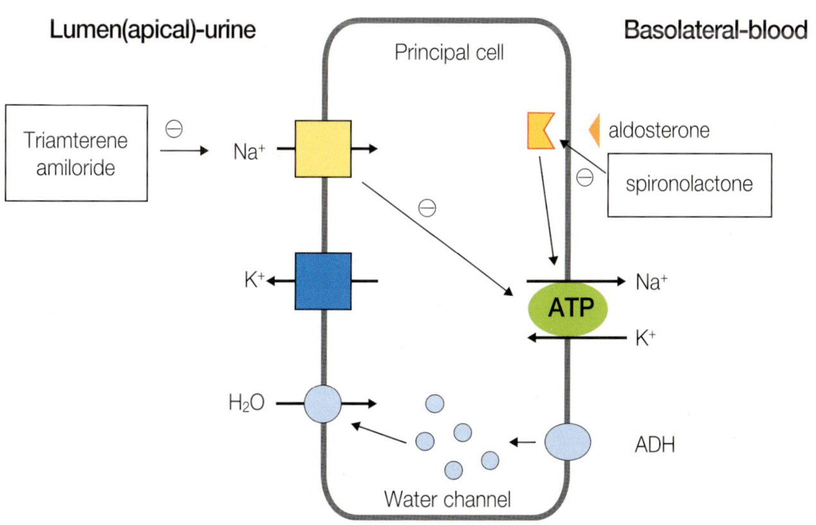


**그림 8-4. Aldosterone의 작용을 막는 이뇨제들**

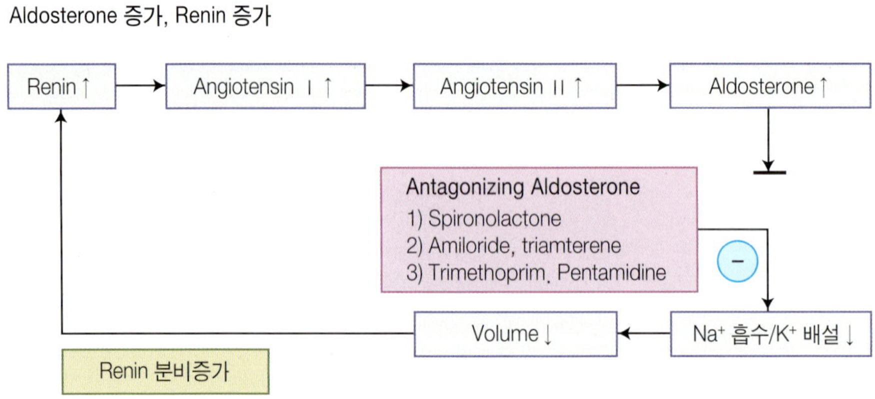


**그림 8-5. Antagonizing aldosterone effects**

증가된 $Cl^-$의 재흡수가 전기적 평형을 유지하기 위해 $Na^+$의 재흡수를 일으켜 마치 aldosterone의 작용을 하는 것처럼 보이게 합니다. Cyclosporine도 $Cl^-$ shunt를 일으킵니다. Hyporeninemic hypoaldosteronism을 일으키는 type IV RTA는 $Cl^-$ shunt도 동반한다고 합니다(그림 8-6).

Chloride shunt가 RAA system에 미치는 영향을 살펴봅시다. $Cl^-$ shunt가 aldosterone의 역할을 대신해서 $Na^+$ 재흡수와 volume 증가를 일으키므로 renin은 감소하고 aldosterone도 감소하게 됩니다(그림 8-7).

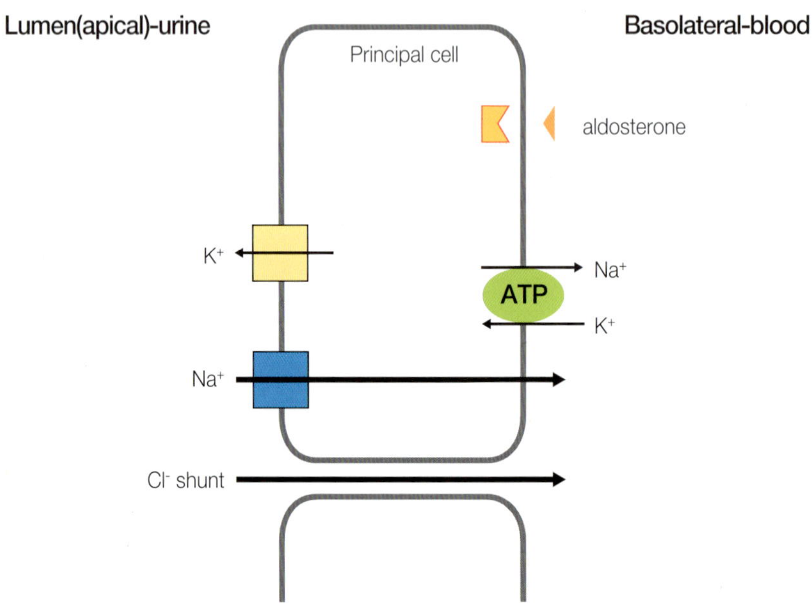


**그림 8-6. Chloride shunt에 의한 $Na^+$의 재흡수**

Aldosterone 증가, Renin 증가

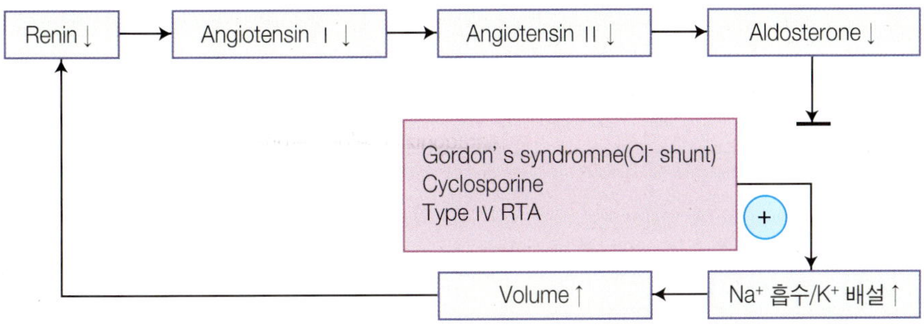


그림 8-7. Substituting aldosterone effects

## 요점정리

**표 8-3. TTKG 〈 5인 hyperkalemia의 감별진단**

| | TTKG 〈 5 (Aldosterone결핍 또는 저항) | | | |
|---|---|---|---|---|
| Fludrocortisone에 대한 반응 | i) TTKG 〉 10 | | ii) TTKG 〈 10 | |
| 해 석 | Aldosterone 결핍 | | Aldosterone 저항 | |
| | a. Pirmary hypoaldosteronism | b. Secondary hypoaldosteronism | a. Antagonizing aldosterone | b. Substituting aldosterone |
| Renin | ↑ | ↓ | ↑ | ↓ |
| Aldosterone | ↓ | ↓ | ↑ | ↓ |

## Q & A 문제풀이

문제. 다음은 distal tubule과 collecting duct에 작용하는 이뇨제들이다. 빈칸에 증가 또는 감소를 표시하시오.

| | Renin | Aldosterone |
|---|---|---|
| ACEi | (1) | (2) |
| Spironolactone | (3) | (4) |
| Triamterene | (5) | (6) |

풀이) 모두 collecting duct에 작용하는 이뇨제들이지만 RAA system에는 다른 영향을 미칩니다. ACEi는 aldosterone 생성을 억제하므로 aldosterone은 감소하고 이에 대한 보상으로 renin은 증가합니다. 하지만 spironolactone, triamterene의 경우는 aldosterone의 작용을 막기 때문에, 보상적으로 renin이 증가하고 이에 따라 aldosterone이 증가하게 됩니다(그림 8-2 ,5 참고).

# 4. Hyperkalemia의 치료

Hyperkalemia가 의심이 되면 가장 먼저 EKG를 시행해야 합니다. 만약 EKG의 변화가 있다면 전해질 검사 결과가 나오기 전이라도 치료를 즉시 해야합니다.

치료는 급성기 치료와 만성기 치료로 나누는데, **급성기 치료는 potassium을 우리 몸에서 제거하지는 못합니다.** 즉 potassium의 독성을 약화시키는 임시방편이라고 생각을 하면 됩니다. 따라서 급성기 치료후에는 반드시 potassium을 실제로 체내에서 제거하는 만성기 치료를 해야 합니다.

표 8-4와 8-5는 파워내과 신장편에서 인용하였습니다.

## 1) 급성기 치료

**표 8-4. Hyperkalemia의 급성기 치료**

| 종류 | 작용기전 | onset | 작용시간 | 용법 |
|---|---|---|---|---|
| Calcium gluconate | 세포막에 대한 $K^+$ 작용을 antagonize | 0~5분 | 1시간 | 10% calcium gluconate 용액을 2~3분간 정주 |
| Insulin + glucose | $K^+$의 세포 내로의 이동 촉진 | 15~60분 | 4~6시간 | RI 10~20units IV + 50% glucose, 25~50g IV |
| Bicarbonate | 상동 | 15~30분 | 1~2시간 | $NaHCO_3$ 3ampules/L (metabolic acidosis 때만 사용) |
| Albuterol($\beta_2$-agonist) | 상동 | 15~30분 | 2~4시간 | Nebulized albuterol, 10~20mg in 4ml normal saline, 10분이상 inhalation |

정답 (1) 증가 (2) 감소 (3) 증가 (4) 증가 (5) 증가 (6) 증가

## 2) 만성기 치료

만성기 치료를 해야지만 **실제로 potassium을 체내에서 제거**할 수 있습니다. 제가 hyperkalemia의 서론에 언급했던 kalimate가 그 예입니다. 먹일 수도 있는데, 주치의들이 굳이 enema를 선호하는 이유를 잘 모르겠습니다. 보통 인턴이 enema를 한 후에 보호자나 간호사가 막는데, 30분 정도 항문을 막고 있어야지 효과가 있습니다. 보호자나 간호사에게 최대한 오래 막고 있으라고 해도 대부분 5분을 넘기지 못하는 것 같습니다. 따라서 potassium level은 큰 변화가 없고 또 다시 인턴은 새벽에 enema를 하러가야 합니다. 지금도 5g짜리 kalimate 10봉지를 sorbitol 100cc에 섞던 기억이 나는군요. 만성기 치료의 종류는 표 8-5에 정리되어 있습니다.

**표 8-5. 만성기 치료의 종류**

| 종류 | 작용기전 | 작용시간 | 용법 | 체내에서 제거되는 K+양 |
|---|---|---|---|---|
| Loop diuretics | Renal $K^+$ secretion 증가 | 0.5~2시간 | Furosemide, 40~160mg IV or orally | variable |
| Cation-exchange resin [Sodium polystyrene sulfonate(Kayexalate)] | Colon에서 $K^+$ excretion 증가 | 1~3시간 | Oral 15~30g in 20% sorbitol(50~100ml)<br>Rectal 50g in 20% sorbitol | 0.5~1mEq/L |
| Hemodialysis (신기능 저하시 가장 빠르고 효과적) | Extracorporeal $K^+$ removal | 48시간 | $NaHCO_3$ 3ampules/L (metabolic acidosis 때만 사용) | 200~300mEq |
| Peritoneal dialysis | Peritoneal $K^+$ removal | 48시간 | Fast exchange, 3~4L/h | 200~300mEq |

## Q & A 문제풀이

**문제 1. 만성 신부전으로 투석치료를 받고 있는 환자의 심전도이다. 진단은?(KMLE 05')**

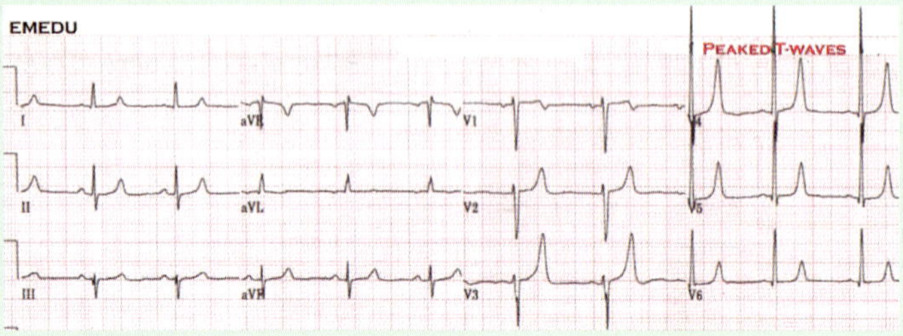


1) 저칼륨혈증　　2)고칼륨혈증　　3) 저칼슘혈증
4) 고칼슘혈증　　5) 고나트륨혈증

풀이) Tall T가 V2~V6까지 존재합니다. T wave는 potassium의 창고이므로 tall T는 hyperkalemia를 의미합니다.

**문제 2. 고칼륨혈증의 치료법 중 혈청 칼륨의 수치를 낮추는 것은?(KMLE 04' )**

가. 포도당과 인슐린 주사　　나. 중탄산나트륨 주사
다 혈액투석　　라. 칼슘 글루코네이트(Calcium gluconate)주사

1) 가, 나, 다　　2) 가, 다　　3) 나, 라
4) 라　　5) 가, 나, 다, 라

풀이) Hyperkalemia의 치료법에는 급성기 치료와 만성기치료가 있습니다. 만성기 치료방법은 모두 체내에서 $K^+$를 제거하기 때문에 serum $K^+$의 level이 낮아집니다. 하지만 급성기 치료방법 중 calcium gluconate주사는 $Ca^{2+}$이 $K^+$과 경쟁적으로 심장에 작용을 하게 해서 $K^+$의 독성을 약화시키는 방법으로 $K^+$의 level의 변화는 없습니다. 하지만 포도당 + insulin이나 중탄산나트륨은 $K^+$을 ECF에서 ICF로 shift를 일으키기 때문에 일시적이지만 serum $K^+$의 level은 낮아집니다.

**문제 3. 만성신부전증으로 외래를 통해 치료받던 55세 남자 환자가 전신 쇠약감을 주소로 내원하였다. 내원 당시 의식은 명료하였고, 흉부 청진상 moist rale이 들렸고, 하지 함요부종이 3+이었다. 심전도 검사상 tall T wave, disappeared P wave를 보였다. 검사실 소견상 ABGA : pH 7.26, $Po_2$ 68mmHg, $Pco_2$ 36mmHg, $HCO_3^-$ 18mEq/L, 혈청검사 : BUN 40mg/dlL Cr 3.6mg/dL, $Na^+$ 132mEq/L, $K^+$ 7.2mEq/L이 었다. 이 환자에서 우선적으로 시행하여야 할 치료는 무엇인가?(KMLE 99')**

1) Ca gluconate 투여　　2) $NaHCO_3$ 투여　　3) Kalimate enema
4) Saline hydration　　5) 응급 복막 투석

풀이) CRF환자에서 hyperkalemia가 생겼습니다. 가장 먼저 급성기 치료 중에 작용시간이 0~5분으로 가장 짧은 calcium gluconate를 투여해야 합니다.

**문제 4. 평소 혈액투석 치료를 받고 있던 만성 신부전 환자가 전신쇠약감과 호흡곤란으로 내원하였다. 당시 혈압은 80/50mmHg, 혈청 칼륨은 8.5mEq/L였고 심전도상 wide QRS를 보였다. 응급조치로 가장 먼저 필요한 것은? (전공의 시험 05')**

1) 혈액투석 2) Kalimate enema 3) Sodium bicarbonate
4) Insulin과 glucose 정주 5) Calcium gluconate 정주

풀이) 3번 풀이 참고

**문제 5. 평소 류마티스 관절염으로 장기간 스테로이드를 복용해오던 56세 여자가 충수돌기절제술을 받고 이틀째 금식중이다. 이전에 복용중이던 약물은 금식 기간동안 복용이 모두 중단된 상태이다. 전해질 검사에서 Serum $K^+$가 3.1mEq/L로 감소하여 생리식염수 1L에 KCl 40mEq/L를 추가하여 주입하던 중 소변량이 감소하였다. 수액의 주입속도를 3배로 증량하였더니 갑자기 의식이 혼미해지면서 무기력해졌다. 그리고 수축기 혈압이 다소 감소하여 빈맥이 발생하여 심전도 검사를 시행한 결과 문제 1번의 ECG와 같은 결과를 얻었다. 이 환자에서 즉시 시행해야 할 처치로 옳은 조합은? (전공의 시험 04')**

가. 10% calcium gluconate 10ml를 5분간 서서히 정맥투여한다.
나. Sodium bicarbonate 100mEq 을 정맥투여한다.
다. Dexamethasone 4mg을 즉시 정맥투여한다.
라. 50% 포도당액 50ml와 속효성 인슐린 10단위를 혼합하여 정맥투여한다.

1) 가, 나, 다 2) 가, 다 3) 나, 라
4) 라 5) 가, 나, 다, 라

풀이) EKG에서 hyperkalemia의 소견이 보이므로 calcium gluconate나 sodium bicarbonate 및 insulin + glucose등을 투여하는 급성기 치료가 필요합니다. 또한 장기간 스테로이드를 복용하다 갑자기 약물을 중단해서 adrenal insufficiency가 발생했으므로 즉시 dexamethasone 등의 스테로이드를 투여해야 합니다.

**정답** 1. 2) 2. 3) 3. 1) 4. 5) 5. 5)